Martin Spiewak

Wie weit gehen wir für ein Kind?

Im Labyrinth der Fortpflanzungsmedizin

MARTIN SPIEWAK

WIE WEIT GEHEN WIR FÜR EIN KIND?

Im Labyrinth der Fortpflanzungsmedizin

Eichborn.

1 2 3 4 06 05

Aktualisierte und erweiterte Neuausgabe, Juni 2005

Umschlaggestaltung: Christiane Hahn
Layout: Tania Poppe
Satz: Fuldaer Verlagsagentur, Fulda
Druck und Bindung: GGP Media GmbH, Pößneck
ISBN 3-8218-5628-9

Verlagsverzeichnis schickt gern:
Eichborn Verlag, Kaiserstraße 66, D-60329 Frankfurt am Main
www.eichborn.de

Vorbemerkung

Das Buch basiert auf Gesprächen mit Patienten, Ärzten und Wissenschaftlern. Viele der betroffenen Paare wollten anonym bleiben. Ich habe ihnen einen anderen Namen gegeben und einige ihrer persönlichen Daten verändert.

Zudem verdanke ich viele Informationen und Erkenntnisse Büchern und Aufsätzen zum Thema. Ein Teil der Literatur, die mir weitergeholfen hat und die Leser eventuell ebenso interessiert, ist im Anhang aufgeführt. Eine detailliertere Liste für jedes Kapitel findet man im Internet unter www.ungewolltekinderlosigkeit.de. Dort habe ich ebenso eine umfangreiche Sammlung von Links zu Fortpflanzung, Unfruchtbarkeit und Kinderwunsch zusammengetragen, auf die direkt zugegriffen werden kann. Auch ich bin über diese Seite per E-Mail erreichbar und freue mich über Kritik und Verbesserungsvorschläge.

Ich möchte mich bei allen Interviewpartnern, besonders jedoch bei den Betroffenen, für ihre Zeit und Offenheit bedanken. Widmen möchte ich dieses Buch meiner Frau Kathrin sowie S+M+S, S+I+J und allen, die trotz Fortpflanzungsmedizin kinderlos geblieben sind.

Martin Spiewak

Inhalt

Einleitung 9

I. Der große Tag 17
Ein Paar beim Embryotransfer

II. Plötzlich siehst du überall Kinder 23
Wie Paare ihre Unfruchtbarkeit erleben
1. Ungewollte Kinderlosigkeit als Lebenskrise 23
2. Das Tabu der Unfruchtbarkeit 35

III. Bald sind sie alle bei uns ... 41
Ursachen ungewollter Kinderlosigkeit
1. Der Einbruch bei den Geburten 41
2. Das Wunder der Zeugung 44
3. Fruchtbarkeit: auch eine Frage des Alters 48
4. Soziale Ursachen ungewollter Kinderlosigkeit 55

IV. »Das größte Wunder der Medizin« 59
Die Entstehung der künstlichen Befruchtung

V. Vom Uni-Institut zum Fertility Center 69
Der Boom der In-vitro-Fertilisation in Deutschland

VI. Ich dachte, an mir kann es nicht liegen 83
Männliche Unfruchtbarkeit: Ursachen und Therapien
1. ICSI – eine Samenzelle reicht zur Befruchtung aus 83
2. Die Spermienkrise 87
3. Auf Spermiensuche im Hoden 94

VII. Ein geheimes, zweites Leben 97
Wie Paare die künstliche Befruchtung erleben
1. Die psychischen Belastungen der Behandlung 97
2. Die mangelhafte Beratung und seelische Betreuung 105
3. Gewinner und Verlierer im Kinderspiel 112

VIII. Besser als die Natur? 117
Wirkungen und Nebenwirkungen der IVF
1. Die Erfolgschancen bei der künstlichen Befruchtung 117
2. Das Embryonenschutzgesetz und seine Folgen 125
3. Mehrlinge – aus Wunschkindern werden Sorgenkinder 130
4. Babys aus dem Eis 139
5. Die medizinischen Gefahren für Patientinnen 142
6. Die Folgen von IVF und ICSI für die Kinder 144

IX. Dann gehen wir eben ins Ausland 151
In Deutschland verbotene Methoden
1. Zur Eizellspende nach Valencia 151
2. Letzte Hoffnung Brüssel: die Präimplantationsdiagnostik 164
3. Der gemietete Leib: auf der Suche nach einer Leihmutter 182
4. Mädchen oder Junge: das Geschlecht à la carte 187

X. Wie sage ich es meinem Kinde? 195
Von Samenspenden und anderen Familiengeheimnissen

XI. Schwanger nach den Wechseljahren 207
Fortpflanzung ohne Altersgrenzen

XII. Ein eklatanter Widerspruch 215
Das Embryonenschutzgesetz und die Praxis der Pränataldiagnostik

XIII. Vom Kinderwunsch zum Wunschkind 229
Ausblick

Glossar 245

Internetlinks 255

Literatur 259

Einleitung

Ein Donnerstagabend im Dezember, der Raum im obersten Stock eines Altbaus in einer deutschen Großstadt füllt sich schnell. Bald sind die Stühle bis auf den letzten Platz besetzt. Noch schnell drängt sich ein Mann im Anzug und mit Aktentasche unter dem Arm zwischen die Reihen und setzt sich neben seine Frau. »Vor Weihnachten ist der Andrang besonders groß«, erklärt der Arzt später. »Da kommen die Gefühle hoch.«

Der Arzt schaut auf die Uhr und gibt seiner Mitarbeiterin ein Zeichen. Das Licht verlöscht und auf der Leinwand erscheint der Anlass der Zusammenkunft: INFORMATIONSVERANSTALTUNG FÜR KINDERWUNSCHPAARE. Einmal im Monat lädt die fortpflanzungsmedizinische Gemeinschaftspraxis interessierte Männer und Frauen in ihre Räume zu einem derartigen Abend. Rund 40 Paare sind heute dem Angebot gefolgt. Zwischen 30 und 40 Jahre sind die meisten alt. Um die Augen sind die ersten Fältchen sichtbar, in den Haaren ein paar graue Strähnen. »Die Ausbildung ist beendet. Sie haben einen guten Job, vielleicht ein Haus. Nur noch ein Kind fehlt jetzt zum Glück«, sagt der Arzt. Mehrere Paare schauen sich an oder drücken sich die Hand.

Wenn das Einfachste der Welt – das, was jedes Lebewesen kann, ohne es jemals zu lernen: sich fortzupflanzen – doch tatsächlich so einfach wäre. Es hat nichts gebracht, die Pille abzusetzen oder das Kondom in der Schublade zu lassen. Viele Monate, mitunter Jahre haben die Paare Sex gehabt, ohne zu verhüten. Sie haben den Verkehr an den fruchtbaren Tagen intensiviert. Sie haben das Rauchen eingestellt, begonnen, gesünder zu leben, Fruchtbarkeitssymbole auf den Nachttisch platziert. Ohne Erfolg. Die Männer schlucken Zinktabletten, die ihre Spermaqualität verbessern sollen. Die Frauen messen morgens ihre Temperatur und bleiben nach dem Sex mit erhobenem Becken liegen, damit das Sperma länger seine Wirkung entfaltet. Die meisten Teilnehmer des heutigen Abends haben das alles hinter sich, doch die ersehnte Schwangerschaft wollte sich nicht einstellen.

Manches Paar hat es bereits mit einer Insemination versucht, dem Einspülen des männlichen Spermas direkt in die Gebärmutter. Als der Arzt nach seinem Kurzvortrag über die menschliche Fruchtbarkeit und ihre Störungen einen Übertragungskatheter herumreicht, geben ihn einige nur nickend weiter. Diese Methode kennen sie bereits. Gebracht hat auch sie nichts. Sie sind – wie fast alle – für den nächsten Schritt gekommen: die In-vitro-Fertilisation (IVF), die Befruchtung von Ei und Samenzelle außerhalb des Körpers.

Das Kinderkriegen ist zum Problem geworden. Bis zu 15 Prozent aller Männer und Frauen warten hierzulande mehr als ein bis zwei Jahre vergeblich auf Nachwuchs. Jährlich nehmen nach Angaben des Bundesgesundheitsministeriums über 200.000 Paare fortpflanzungsmedizinischen Rat in Anspruch. Weitgehend unbemerkt von der Öffentlichkeit hat sich ungewollte Kinderlosigkeit zu einem stillen Volksleiden entwickelt. Sie kommt so häufig vor wie Diabetes oder Rheuma. Jahr für Jahr steigt die Zahl der Fruchtbarkeitspraxen, die sich dem Ziel verschreiben, den ungewollt Kinderlosen doch noch zur guten Hoffnung zu verhelfen. Bereits jedes 80. deutsche Kind wird heute in der Petrischale gezeugt.

Kaum eines der versammelten Paare hätte es sich bis vor kurzem vorstellen können, dass ihr Kind vielleicht einmal dazugehören wird. Sie hätten es nicht für möglich gehalten, mit einem fremden Fachmann und 80 anderen unbekannten Personen über Spermaqualität und Kopulationsfrequenz, Gebärmutterzysten und eingefrorene Eizellen zu sprechen. Und niemals hätten sie geglaubt, die intimste Angelegenheit zwischen zwei Menschen irgendwann einmal Ärzten, Biologen und medizinisch-technischen Assistentinnen anzuvertrauen sowie gegebenenfalls Molekulargenetikern, Psychologen und Mitgliedern von Ethikkommissionen. Doch damals wussten sie auch noch nicht, welche Kraft und Eigendynamik der Wunsch nach einem Kind entwickeln kann – insbesondere dann, wenn die Natur seine Erfüllung verwehrt.

Ins Labyrinth der Fortpflanzungsmedizin gerät man in kleinen Schritten. Die wenigsten, die eine Behandlung beginnen, wissen, wie weit sie das Sehnen nach Nachkommenschaft treiben wird – und was am Ende dabei herauskommt. Dieses Buch soll sie auf dem Weg begleiten. Es möchte informieren, warum immer mehr Männer und Frauen die verschiedenen Methoden der künstlichen Befruchtung in Anspruch nehmen und aufklären, was sie bei der Behandlung erwartet. Es verspricht kritische Informationen, Orientierung und Einblicke in eine medizinische Disziplin, die wie kaum eine andere die Phantasie durch Heilsverheißungen und Horrorvisionen beflügelt.

Einige Paare, die am heutigen Abend da sind – die wenigsten – werden die Praxis nie wieder betreten, überzeugt, dass ein Labor nicht der richtige Ort zum Kinderzeugen ist. Andere werden nach wenigen Monaten die Errungenschaften der modernen Medizin feiern und sich nach einem Babybett umschauen – oder nach zweien: Häufig entspringt der assistierten Zeugung mehrfacher Nachwuchs.

Die beiden in der ersten Reihe links werden sich nach vier vergeblichen Versuchen – seelisch zermürbt und körperlich um ein paar Jahre gealtert – fragen, ob es Sinn macht, mehrere tausend Euro für eine weitere Behandlung aus eigener Tasche zu zahlen. Das Paar in der Mitte rechts wird es mit einem anonymen Samenspender versuchen. Die beiden Eheleute an der Tür werden nach Belgien oder Spanien reisen, um dort zu bekommen, was ihnen in Deutschland von Gesetzes wegen verwehrt wird. Von schlechten Chancen und großen Belastungen spricht der Arzt an diesem Abend nicht. Dafür sagt er: »Nur nicht den Kopf hängen lassen, irgendwann klappt es schon.«

Am Ende werden die meisten Besucher der Informationsveranstaltung mit dem Gefühl nach Hause gehen, nach Jahren des Wartens auf ein Kind endlich etwas tun zu können. Sie werden versuchen, aus den Tabellen und Balkendiagrammen des Gynäkologen ihre persönliche Chance auf eine Schwangerschaft auszurechnen – und zu dem Schluss kommen, dass »60 bis 80 Prozent Erfolg«, von denen der Arzt gesprochen hat, eine viel versprechende Quote ist. Dass die Zeugungshelfer und ihre Patienten nicht immer das Gleiche meinen, wenn sie von Erfolg reden, werden sie erst später lernen. Vorerst zählen nur die Hoffnung und die aufmunternden Abschiedsworte, mit denen sie der Mediziner entlässt: »Viel Glück und Freude mit dem Nachwuchs.«

»Medizinische Normalität«, »fast Routine«, »Behandlung ohne Stigma«: So beschreiben Reproduktionsmediziner heute das Verfahren, mit dessen Hilfe vor knapp 25 Jahren Oliver Wimmelbacher in der Frauenklinik Erlangen-Nürnberg zur Welt kam. Er war das erste deutsche Kind, das nicht im Mutterleib, sondern in vitro (im Glas) gezeugt wurde. Sieht man sich die Zahlen an, dann ist die IVF tatsächlich »normal« geworden: Durchschnittlich alle 50 Minuten wird irgendwo in Deutschland ein IVF-Baby geboren. Weltweit dürften heute fast zwei Millionen Jungen und Mädchen ihre Herkunft der Kunstfertigkeit von Medizinern und Biologen verdanken, mit Pipette, Petrischale und Brutschrank umzugehen. Fast könnte man meinen, die künstliche Befruchtung sei ein medizinisches Kinderspiel und ungewollte Kinderlosigkeit ein anerkanntes Schicksal.

Die Wirklichkeit sieht oft anders aus. Die meisten betroffenen Frauen und Männer verheimlichen ihre Probleme mit dem Kinderkriegen. Bis heute ist die Tatsache unfruchtbar zu sein ein Tabu in dieser Gesellschaft. Für viele Paare, die sich mit der Diagnose Sterilität nicht abfinden wollen, gerät die Behandlung zu einer schweren Belastung – zur »bisher schlimmsten Zeit meines Lebens«, wie eine Betroffene sagte, die beim dritten Versuch schwanger wurde. Noch härter trifft es die Verlierer in dem Spiel. Sie sind so zahlreich wie die Gewinner. Bis heute können die Fertilitätsspezialisten trotz aller Fortschritte nur jedem zweiten Patientenpaar helfen. Die anderen bleiben allein zurück, ohne Kind und in der Regel ohne irgendwelche Hilfe. IVF, das ist für Tausende Männer und Frauen das Kürzel für eines der größten Wunder der Medizin – für ebenso viele andere jedoch die Chiffre für die letzte betrogene Hoffnung auf ein Kind.

Die Verlockungen der Medizin

Es ist nicht eure letzte Chance! Gebt nicht auf! Es gibt immer noch einen Weg! Verlockend klingen die Versprechungen des medizinischen Fortschritts den Patienten in den Ohren. Und tatsächlich: Bis vor wenigen Jahren konnten unfruchtbare Männer keine Kinder zeugen. Dank der ICSI, der Injektion von Samen in die weibliche Eizelle, ist das heute anders. Statt mindestens zehn Millionen Samenzellen für eine erfolgreiche Befruchtung braucht ein Mann heute theoretisch nur noch ein einziges Spermium. Geht es nach Deutschlands Reproduktionsmedizinern, dann wollen sie auch dem Rest der verhinderten Eltern neue Wege bahnen. In einem »Diskussionspapier zu den Vorbereitungen für ein Fortpflanzungsmedizingesetz« haben die Fruchtbarkeitsexperten aufgeschrieben, wie sie sich die Zukunft vorstellen. Demnach dürften Frauen Eizellen für ihre infertilen Geschlechtsgenossinnen spenden und unfruchtbare Eheleute Embryonen adoptieren. Mütter sollen die Möglichkeit haben, das Kind ihrer Tochter auszutragen und Paare ihre Embryonen auf Krankheiten testen lassen.

Die Grundregeln der Fortpflanzung, die mehr als 100.000 Jahre gültig waren, haben ihre Ausschließlichkeit verloren: Heute braucht es für die Zeugung eines Kindes nicht unbedingt einen Mann und eine Frau. Die Natur entscheidet nicht mehr allein, ob und wann die Befruchtung klappt und wie das Resultat aussieht. Die Reproduktionsmedizin kann Zeitpunkt, Paarkonstellation und Ergebnis der Zeugung manipulieren. Mittlerweile gibt es Kinder, die fünf Elternteile haben: einen Samenspender und eine Eizellgeberin als genetische Erzeuger, die Frau, die das Kind austrägt, als biologische Mutter, und als soziale Eltern schließlich das Paar, bei denen das Kind aufwächst. Babymachen nach der Baukastenmethode.

Zugleich eröffnet die Medizin immer neue Möglichkeiten, nicht nur *irgendein* Kind, sondern ein *gesundes* Kind zu bekommen – beziehungsweise ein krankes Kind zu vermeiden. Die Pränataldiagnostik gehört heute zur Schwangerschaft wie der Geburtsvorbereitungskurs und das Einrichten des

Kinderzimmers. Mehr als zehn Prozent aller Schwangerschaften werden heute genetisch untersucht. Zählt man die 40.000 Frauen hinzu, die sich jährlich einer In-vitro-Fertilisation unterziehen, zeigt das, in welchem Ausmaß die Medizin in das Leben vor Schwangerschaft und Geburt eingreift.

Jede neue Technik schürt Hoffnung und stellt die Betroffenen vor neue Fragen: Wie viel Zeit, Geld und Lebenskraft wollen wir für den Traum vom eigenen Kind opfern? Wollen wir es unterstützen, dass sich die Medizin immer weiter von der Natur entfernt? Was bedeutet es für ein Kind, wenn es mit Hilfe Dritter gezeugt wurde? Plötzlich hat man die Wahl. Das bloße Angebot künstlicher Zeugungshilfen setzt viele Paare unter Zugzwang. »Entscheiden müssen und in diesem Sinn kein Schicksal mehr zu haben ist auch ein Schicksal und kein leichtes«, schreibt der Publizist Burkhard Müller. Niemand möchte sich später Vorwürfe machen, nicht alles Menschenmögliche getan zu haben. Mitunter kostet es ebenso viel Kraft Nein zu sagen und sich dem Spruch der Natur zu beugen.

Auch die Politik gerät unter Druck. In Deutschland ringen Parlamentarier und Mediziner, Ethiker und Juristen seit Jahren darum, ob sie das strenge Embryonenschutzgesetz reformieren und für neue Techniken öffnen sollen. In vielen Ländern, die Deutschland umgeben, sind gewisse Verfahren längst erlaubt, die hier nicht angewendet werden dürfen. Mit ihren vielen Verboten steht die Bundesrepublik fast allein in der Welt. Das andere Extrem sind die USA. Im Eldorado der Babymacher bestimmen allein zwei Faktoren das Angebot: Was Ärzte können und Patienten wollen – und bezahlen. Dort dürfen zum Beispiel Tote Väter werden, indem Ärzte Sperma von Verstorbenen ernten und damit ihre Ehefrau befruchten. Ebenso können zwei Männer mit Hilfe einer Leihmutter zu Nachwuchs kommen. Vor dem Gesetz hat das Kind dann zwei Väter und keine Mutter. Es kommt auch vor, dass Frauen im Oma-Alter noch Mutter werden. Der Altersrekord einer Gebärenden liegt zur Zeit bei 64 Jahren. Und schließlich können sich dort die Eltern das Geschlecht ihres künstlich gezeugten Kindes aussuchen.

1978, im Jahr der ersten In-vitro-Zeugung, prophezeite der damalige Präsident der Amerikanischen Chemischen Gesellschaft, Charles D. Price, dass die Fortschritte auf dem Gebiet der Embryologie und Genetik »dereinst alles zwergenhaft erscheinen lassen werden, was Atomphysik und Raumfahrttechnik hervorbrachten«. Er sollte Recht behalten. Es sind die Väter des Fortschritts von damals, die auch heute eine schöne neue Welt optimierter Fruchtbarkeit propagieren. Es sei an der Zeit, dass der Mensch »seine Evolution selbst in die Hand nimmt«, fordert der Entdecker der

Struktur der DNA, James Watson. Und der Erfinder der Pille, Carl Djerassi, verheißt eine Zukunft, in der Menschen ihre Spermien und Eier in jungen Jahren einfrieren lassen, um zu einem beliebigen späteren Zeitpunkt Kinder bekommen zu können. Selbst das Klonen von Menschen und der Eingriff ins Erbgut, um unzulängliche Eigenschaften des Nachwuchses auszumerzen, sind keine bloßen Phantasien wirrer Wissenschaftler mehr.

Patienten als willenlose Marionetten der Medizin?

Deutsche Paare, die sich heute in eine fortpflanzungsmedizinische Behandlung begeben, denken nicht an Genmanipulation. Sie wollen ein eigenes Kind. Der Mehrheit hiesiger Fertilitätsmediziner und Wissenschaftler darf man glauben, wenn sie sagen, sie hätten mit solchen Zeugungsvisionen nichts im Sinn. Sie wollen nur Paaren behilflich sein, ein Kind zu bekommen. Beide wehren sich zu Recht gegen Unkenntnis und Unterstellungen einer Öffentlichkeit, in der heutige Zeugungshilfen und zukünftige Erbgutmanipulation allzu häufig in einen Topf geworfen werden. Dennoch müssen Betroffene wie Ärzte der Tatsache Rechnung tragen, dass alle fortpflanzungsmedizinischen Techniken ein Doppelgesicht haben: Sie lösen Probleme und schaffen gleichzeitig neue. Sie verhindern Leid und können neues Leid entstehen lassen. Was der Einzelne als Fortschritt empfindet, kann die Gesellschaft in seinen Konsequenzen als Fehlentwicklung begreifen. Jedes neue Verfahren hat Kosten – ökonomische, soziale, ethische – und bahnt der nächsten Technik den Weg.

In diesem Sinn passt der Vergleich mit dem Geist aus der Flasche besonders gut: Erst die künstliche Befruchtung ließ Embryonen außerhalb des Mutterleibes entstehen. Seitdem können Mediziner sie beobachten und auswählen. Paare können sie spenden oder verwerfen und Wissenschaftler mit ihnen forschen oder sie manipulieren. Ob Sameninjektion oder Präimplantationsdiagnostik, Stammzellforschung oder Klonen: Die In-vitro-Fertilisation war die Voraussetzung für fast alle Kontroversen um die Biomedizin, die heute die Republik entzweien.

Kaum ein anderes Thema wird derart kontrovers und erbittert diskutiert, mit so viel persönlichem Eifer für die eigene Sache und so wenig Verständnis für die Sicht des anderen ausgefochten wie die Möglichkeiten der Fortpflanzungsmedizin. Ist ungewollte Kinderlosigkeit eine Krankheit? Ab wann gilt der Embryo als menschliches Leben und ist damit schützenswert? Soll man auch Homosexuellen mit künstlichen Methoden zum Nachwuchs verhelfen? Darf eine 50-Jährige noch Mutter werden? Viel stärker als bei anderen Themen hängen die Antworten auf diese Fragen von Biografie und Betroffenheit jedes Einzelnen ab. Unfruchtbare Paare denken darüber anders als kinderlose Singles, Gläubige anders als Agnostiker. Ob man an einer Behinderung leidet, die als unheilbar gilt, oder eine Krankheit hat, für die die Biowissenschaft eine Therapie verspricht; ob man als Forscher ein bestimmtes Projekt vor Augen hat oder als Politiker zukünftige Entwicklungen mitbedenken muss; ob man als Befruchtungsexperte eine hohe Schwangerschaftsrate anstrebt oder als Kinderarzt die Folgen von Mehrlingsgeburten sieht: Stets wird die Haltung zur Fortpflanzungsmedizin eine andere sein.

Hier sollen jene im Mittelpunkt stehen, die in den wissenschaftlichen und politischen Debatten meist nur die Statistenrolle spielen: die betroffenen Paare. Vertreter des Befruchtungsgewerbes rechtfertigen ihr Tun oft mit dem »Leiden ihrer Patienten«. Wer die alltägliche Praxis kennt, weiß jedoch, dass gerade Ärzte häufig mit falschen Versprechungen und einer seelenlosen Medizin zu diesem Leiden beitragen. Kritiker der Reproduktionsmedizin wiederum sehen die Sterilitätspatienten nur als Marionetten eines ominösen Medizinkomplexes. Ihr Wunsch nach einem (gesunden) Kind werde ihnen nur aufgedrängt: von skrupellosen Ärzten und traditionellen Familienvorstellungen.

In diesem Buch sollen die Kinderwunschpaare selbst zu Wort kommen. Insofern dient es als Brücke: zwischen den Hoffnungen und Erfahrungen ungewollt Kinderloser und den Vorurteilen und Ängsten der Öffentlichkeit, zwischen dem Diskurs der Spezialisten und der Neugierde interessierter Laien, die mehr wissen möchten über einen Zweig der Medizin, dessen zukünftige Bedeutung wir gerade erst beginnen zu verstehen.

Wer konkrete Antworten auf seine persönlichen Fragen und Ratschläge für sein persönliches Dilemma erwartet, wird enttäuscht sein. Der Wunsch nach Kindern gehört zu den allgemeinsten und gleichzeitig zu den persönlichsten Bedürfnissen des Menschen. Er ist von der eigenen Einstellung wie von äußeren Einflüssen geprägt. Was einem Paar die Verwirklichung dieses Wunsches wert ist, kann es nur selbst wissen – auch finanziell, denn seit 2004 müssen betroffene Paare kräftig dazubezahlen. Ebenso, wie weit es zu gehen bereit ist. Doch jeder, der sich in das Labyrinth der Fortpflanzungsmedizin begibt, sollte wissen, welche Wege und Umwege es gibt; wie die Chancen stehen, heil und belohnt wieder herauszufinden – und wie groß die Gefahren sind, sich darin zu verlieren. Wenn das Buch dazu beiträgt, hat es seinen Sinn erfüllt. Ganz nach dem Motto: *We are still confused, but on a higher level* – wir haben immer noch keine Lösung, wissen jetzt aber mehr.

I. Der große Tag
Ein Paar beim Embryotransfer

Diesmal braucht sie keine Ausrede zu erfinden. Kein verdorbener Magen, keine verspäteten Handwerker müssen dafür herhalten, dass sie wegen der Untersuchungen und Behandlungen mal wieder etwas später oder gar nicht zur Arbeit kommen kann. Weder muss das Auto schlappmachen noch die Mutter plötzlich krank werden, um die Besuche beim Fortpflanzungsmediziner zu vertuschen. Was sollte sie auch sagen? »Lieber Chef, verehrte Kollegen, mein Mann und ich wünschen uns seit Jahren ein Kind. Doch weil es nicht klappt, versuchen wir es jetzt in vitro. Und dafür muss ich ständig zum Ultraschall und Blutabnehmen zum Arzt und kann nicht pünktlich zur Arbeit kommen.«

Heute haben sie und ihr Mann frei. Sie nehmen es als gutes Zeichen. Der große Tag, an dem die Embryonen übertragen werden sollen, fällt auf einen Samstag. Dennoch ist das Wartezimmer gefüllt. Einige Paare halten sich an den Händen, andere haben sich hinter einer Zeitschrift oder einem Buch verschanzt. Zwei Männer starren ins Leere, die Arme vor der Brust verschränkt. Alles schweigt. Nur ein Kleinkind auf dem Arm seiner Mutter brabbelt vor sich hin. Verstohlene Blicke. »Die hat es einmal geschafft und kommt jetzt zum zweiten Mal«, geht es ihr durch den Kopf. Eigentlich müsste sie sich freuen, ist das Kind doch der Beweis, dass alle Spritzen und Untersuchungen, alle Arzttermine und Notlügen am Ende einen Sinn haben. Stattdessen drängt sich eine Frage auf: »Warum ist die Frau nicht mit einem Kind zufrieden? Jetzt sind doch erst einmal andere an der Reihe. Ich selbst zum Beispiel.« Wunderliche Gedanken, wie so einiges in den vergangenen zwölf Monaten in ihrem Leben etwas wunderlich geworden ist. »Seltsam, wie einen die Behandlung verändert«, hat ihr Mann gesagt.

Dabei ist es noch nicht sehr lange her, da haben beide auf die Frage, ob sie Kinder wollen, noch mit einem unbestimmten »Mal sehen, vielleicht« geantwortet. Nach vielen Jahren Ausbildung hatten beide endlich einen guten Job gefunden. Viel Arbeit gab es, nicht selten auch am Wochenende. Ans Kinderkriegen war nicht zu denken. Erst vor zwei Jahren, nachdem sie zusammengezogen waren, stand die Kinderfrage plötzlich im Raum. Gleich zwei ihrer Kolleginnen waren schwanger geworden. Auch in ihrem Freundeskreis mehrte sich die Zahl der Paare, mit denen man sich nur noch treffen konnte, wenn man das »Kommt doch zu uns, ihr wisst ja, die Kleine« akzeptierte. Ein paar Monate noch ging es hin und her, ob der

Zeitpunkt schon der richtige sei, dann setzte sie die Pille ab. Es war August. Wenn es schnell ging, rechneten sie sich aus, könnte der Nachwuchs im nächsten Sommer da sein. Doch bis zum Sommer kam kein Kind. Auch keines im nächsten Winter. Monat auf Monat folgte die gleiche blutige Enttäuschung.

»In Ihrem Alter ...«, sagte der Arzt und meinte die Frau

Innerhalb von zwei Jahren war aus dem »Mal sehen, vielleicht« erst ein »Irgendwann bestimmt«, dann »In jedem Fall, am liebsten sofort« geworden. Die Kinderfrage hatte sich in einen heftigen Kinderwunsch verwandelt. Doch von einer Untersuchung zur nächsten fand der Gynäkologe stets etwas Neues: Erst leichte Hormonschwankungen, dann ein paar gutartige Geschwülste in der Gebärmutter, später eine leichte Endometriose. Eingeschränkt zeugungsfähig, hieß die Diagnose. Der Befund über seine Samenqualität, den er sich beim Urologen abholte, war der gleiche, nur diesmal lateinisch formuliert: subfertil. Die Beweglichkeit seiner Spermien ließ zu wünschen übrig.

»Sie können wahrscheinlich irgendwann auf natürliche Weise Kinder bekommen«, sagte der Gynäkologe. »Die Frage ist jedoch, wie lange Sie in Ihrem Alter noch warten können.« In Ihrem Alter. Die Worte trafen sie wie ein Schlag. 34 Jahre war sie gerade geworden und fühlte sich kerngesund. Wenn es der Job verlangte, kam sie mit fünf Stunden Schlaf in der Nacht aus. Alt hatte sie sich bis zu diesem Zeitpunkt wirklich nicht gefühlt. Drei Wochen später besuchten sie den Informationsabend der Praxis für kinderlose Paare. Vier Monate später folgte die Trauung, da ihre Krankenkasse nur bei verheirateten Paaren die Kosten einer künstlichen Befruchtung übernimmt. Und heute sitzen sie hier und warten darauf, dass ihr zwei Embryonen übertragen werden.

Gerade kommt die Biologin herein und ruft einen Patienten auf. In der Hand hält sie einen Patientenbogen und einen kleinen weißen Kunststoffbecher. Das Gefäß ähnelt ein wenig den Plastikgläsern, die man im Supermarkt für eine Getränkeprobe bekommt. Die Wartenden sehen dem Patienten hinterher. Alle wissen, wo es hingeht: zur Samenabgabe.

Ihr Mann selbst saß erst vor zwei Tagen in dem kleinen Raum ohne Fenster. Das Mobiliar ist funktional. Ein schwarzer Sessel aus Kunstleder, abwaschbar. Ein Waschbecken und ein kleines Tischchen mit einer Schublade, in der sich die Onaniervorlagen befinden. Als er zum ersten Mal den Raum betrat, hatte er Videofilme erwartet. Stattdessen gibt es Hefte. Für gehobene Ansprüche *Playboy* und *Penthouse*, für härtere Bedürfnisse Billigmagazine. Man könne sich Zeit lassen, sagt die Biologin immer. Zuvor fragt sie noch nach Namen und Geburtsdatum der Frau. So soll sichergestellt werden, dass die Eizellen von Frau Müller nicht versehentlich mit dem Sperma von Herrn Meier befruchtet werden. Dann wird man allein gelassen. Er kontrollierte immer zweimal, ob die Tür auch abgeschlossen war. Nebenan befand sich eine Toilette, da konnte man den Eingang schon mal verwechseln.

»Ich weiß nicht, wie ihr es in so einer Situation schafft, auf Kommando zum Orgasmus zu kommen«, hatte sie ihm gesagt. Doch die meisten Männer sind es gewohnt, von jungen Jahren an zu masturbieren. Auch die fünf Tage so genannter Karenz, in denen man auf Sex verzichten soll, damit sich genügend Spermien ansammeln, helfen, die Aufgabe zu lösen. Wer es dennoch nicht schafft, kann das Sperma zu Hause gewinnen – vorausgesetzt, man wohnt nicht zu weit von der Praxis entfernt. Nur gut eine halbe Stunde bleibt das Ejakulat bei Körpertemperatur frisch. Wenn es gar nicht hilft, darf auch die Ehefrau in der Praxis Hand anlegen, hatte der Arzt gesagt. Doch das käme selten vor. Wer möchte schon unter den Augen der anderen Patienten gemeinsam mit seiner Frau in Richtung Masturbatorium abziehen? Schon im Voraus machte er sich Gedanken. Was die anderen im Wartezimmer wohl denken, wenn es nicht auf Anhieb klappt? Ob sie sich wundern, wo er bleibe?

Sechsmal hatte er in dem Kabuff Samen gespendet, der seiner Frau eine Stunde später übertragen wurde. Sechsmal brachte die Insemination nicht das erwünschte Ergebnis. Obwohl der Zeitpunkt der Vereinigung besser gewählt war als jedes Zusammentreffen im Ehebett. Nach zwei Wochen machte ihre Regel alle Hoffnungen zunichte. »Das macht keinen Sinn mehr«, hatte der Arzt nach dem sechsten Mal gesagt. »Wir sollten die nächste Stufe versuchen.« Die nächste Stufe hieß IVF. Nur eine Befruchtung außerhalb des Körpers konnte jetzt noch helfen.

Bei dem medizinischen Manöver wird zunächst der natürliche Fruchtbarkeitsapparat kurzzeitig außer Funktion gesetzt, um ihn dann mit Hilfe von Hormonen zu Höchstleistungen anzutreiben. Denn statt einer Eizelle wie beim normalen Zyklus sollen die Eierstöcke möglichst ein Dutzend produzieren, die es später zu befruchten gilt. In ihrem Bad stapelten sich Packungen mit Kanülen und Spritzen und die Schachteln mit den Hormonampullen.

Jeden Abend Spritzen in den Oberschenkel

Jeden Abend wiederholten sie das gleiche Ritual: Er brach den Ampullen die Spitze ab und zog die Spritzen auf, sie drückte sich die Medikamente in den Oberschenkel. »Nahezu schmerzlos« sei das Verfahren, heißt es auf der Homepage der Praxis. Wenn sie die Flüssigkeit nur langsam unter die Haut spritzen konnte, weil es wehtat, musste sie an diesen Satz denken. Von Tag zu Tag und Spritze zu Spritze wurde ihre Stimmung gereizter und der Bauch dicker. Die Hormone schlugen aufs Gemüt und schwemmten den Körper auf. Wie ein bisschen schwanger fühlte sie sich. Der Arzt kontrollierte jetzt häufig ihre Blutwerte und mittels Ultraschall die Größe der Follikel und gab Anweisungen zur Hormondosierung.

Nach zehn Tagen war es so weit: Eine letzte Spritze gab dem Körper den Befehl, die Eizellen zum Springen zu bringen. Um 22.00 Uhr, auf die Minute genau, musste die Injektion erfolgen. Exakt 36 Stunden später saßen sie wieder in der Praxis: diesmal zur Eientnahme. »Ein bequemes T-Shirt und etwas zum Trinken sind zur Operation mitzubringen«, hatte es auf dem Informationsblatt geheißen. Vor diesem Schritt hatte sie die meiste Angst, doch er entpuppte sich als der einfachste. Kaum hatte sie auf dem gynäkologischen Stuhl Platz genommen, merkte sie schon, wie das Schlafmittel wirkte. Eine Stunde später fand sie sich in einer Art Krankenzimmer mit drei anderen Frauen wieder. In der Zwischenzeit hatte der Arzt mit einer Nadel durch die Scheidenwand eine Eizelle nach der anderen abgesaugt.

Im Aufwachraum, wo die Frauen immer unter sich sind, kam es das erste Mal in all den Monaten der Behandlung zum Kontakt mit anderen Patientinnen. Eine junge Türkin sprach sie an, wie viele Eier sie habe. Zehn Follikel hatte der Arzt im Ultraschall entdeckt, sagte sie. »Ich nur zwei«, antwortete die Türkin betrübt. »Das wird nichts.« Eine dritte Frau schaltete sich ein. Auch mit zwei Eiern könne man schwanger werden, sagte sie. Beim dritten Versuch hätte es bei ihr genau so geklappt. »Dann sind Sie wegen eines zweiten Kindes hier?«, fragte die Türkin. Nein, lautete die Antwort. Aus der ersten Schwangerschaft sei nichts geworden: Eine Fehlgeburt. Auch zwei weitere IVF-Zyklen seien danach fehlgeschlagen. Alles in allem sei es ihr sechster Versuch, erzählte die Frau. So weit möchte ich niemals gehen, sagte sie sich im Stillen. Doch im gleichen Augenblick spürte sie, dass sie sich in diesem Punkt nicht mehr trauen konnte.

Statt zehn Eizellen erwiesen sich nach der Punktion doch nur sieben als tauglich, von denen sich wiederum vier befruchten ließen. Sie waren enttäuscht, als die Biologin ihnen gestern das Ergebnis per Telefon übermittelte. »Dafür sind zwei Embryonen in einem recht guten Zustand«, sagte die Biologin, »einer sogar in einem sehr guten.« Die Zeugung ihres potenziellen Nachwuchses hatte keiner von beiden miterlebt.

Der magische Augenblick der Vereinigung, den viele als Beginn des menschlichen Lebens ansehen, verläuft unspektakulär: In einer kleinen Schale kommt es über Nacht im Brutschrank zur Verschmelzung von Eizelle und Samen. Ironischerweise ist die Befruchtung selbst der natürlichste Schritt der so genannten künstlichen Befruchtung. Nichts wird den Zellen hinzugefügt, nichts weggenommen. Bei 37 Grad Celsius bleiben sie sich selbst überlassen.

Und nun werden sie eingepflanzt. Noch einmal überlegt sie, ob es richtig ist, sich nur zwei Embryonen transferieren zu lassen. Drei wären auch möglich gewesen und hätten die Chance auf eine Schwangerschaft erhöht. Doch die Angst vor Zwillingen oder gar Drillingen hat sie davon abgehalten.

Erneut erscheint die Biologin. Jetzt ruft sie ihre Namen auf und bittet sie in den Operationsraum. Beim Embryotransfer darf auch der Mann dabei sein. Bevor er den OP betritt, muss er sich einen Kittel umhängen und Plastiküberzieher über die Schuhe streifen. Durch eine separate Tür betritt er den Raum und stellt sich hinter den gynäkologischen Stuhl, auf dem seine Frau bereits mit breiten Beinen Platz genommen hat.

Ihn irritiert es immer wieder, wie er sie da liegen sieht: Die Füße von sich gestreckt, die Schenkel weit geöffnet, wartend auf die Empfängnis. In keinem Augenblick des Verfahrens fühlt er sich so unwichtig wie jetzt. Der Arzt kommt herein, setzt sich vor den gynäkologischen Stuhl und öffnet mit einem Spekulum den Scheidenkanal, sodass er den Gebärmutterhals erkennt. Mit einem »Wir wären so weit« gibt er der Biologin das Kommando. Kurze Zeit später erscheint sie mit dem flexiblen Schlauch, in dem sich die Embryonen befinden. »Max und Moritz«, sagt die Biologin. Beide lächeln. Der Arzt lächelt nicht, er kennt den Spruch schon. Vorsichtig führt er den Katheter ein, spült die Embryonen in die Gebärmutterhöhle und zieht den Schlauch langsam heraus. Der Vorgang ist schmerzlos. Im Nebenraum kontrolliert die Biologin noch einmal, ob nicht einer im Katheter zurückgeblieben ist. Dann ist die Prozedur nach kaum zehn Minuten beendet. Ein paar Augenblicke muss sie noch liegen bleiben, dann darf sie vom Stuhl heruntersteigen.

Bin ich jetzt schwanger? geht es ihr durch den Kopf. Muss ich mich vorsehen? »Leben Sie weiter wie bisher«, sagt der Arzt, der sie noch einmal zu sich bittet. Was jetzt im Körper passiere, könne niemand beeinflussen. »Und lassen Sie sich einen Termin geben für den Schwangerschaftstest in 14 Tagen. Dann wissen wir mehr.«

II. Plötzlich siehst du überall Kinder
Wie Paare ihre Unfruchtbarkeit erleben

1. Ungewollte Kinderlosigkeit als Lebenskrise

Meist kommt die Frage ganz beiläufig. »Haben Sie Kinder?« Nein, antwortet Anita Kelber dann so unangestrengt wie möglich. Sie habe keine Kinder und möchte auch keine haben. »Die Leute denken dann: ›Die will lieber Karriere machen‹«, sagt die 39-Jährige. »So habe ich meine Ruhe.« Ruhe vor den Nachfragen, woran es denn liege. Ruhe vor mitleidigen Blicken. Ruhe vor aufmunterndem Trost. Es klappt schon noch. Macht euch bloß keinen Stress. Es gibt doch noch andere Dinge im Leben. Könnt ihr halt immer länger ausschlafen. »Dann lieber lügen«, sagt Anita Kelber.

So kennen nicht einmal ihre Eltern den wahren Grund, warum die Grafikerin Anita Kelber gemeinsam mit ihrem Mann seit zwei Jahren regelmäßig ins 80 Kilometer entfernte Hamburg fährt. Nur seinem besten Freund hat ihr Mann von den drei vergeblichen Versuchen erzählt, dort in einer Fertilitätspraxis zu einem eigenen Kind zu kommen. Und niemand weiß, dass noch ein Dutzend befruchteter Eizellen in Hamburg lagern. Eingefroren in Stickstoff bei minus 196 Grad.

Was treibt eine wachsende Zahl von Paaren in die Kinderwunschzentren der Fruchtbarkeitsmediziner? Warum lassen sie eine Prozedur über sich ergehen, in deren Verlauf sie ungezählte Stunden beim Arzt verbringen, durchschnittlich 100 Spritzen bekommen, sich Dutzende Male Blut abnehmen und mehrmals in Narkose versetzen lassen? Warum akzeptieren sie, dass künstliche Hormone ihren Körper aufreiben und intimste Vorgänge in eine halb öffentliche Praxis verlegt werden? Und das alles ohne die Gewissheit, am Ende Erfolg zu haben?

Für die Betroffenen ist die Antwort klar: Es ist der geplatzte Traum vom eigenen Kind. »Es ist, als ob einem etwas genommen wird, was man zwar niemals besaß, doch immer sicher war, es irgendwann zu haben«, beschreibt Marina Thomsen das Gefühl. »Es ist etwas Existenzielles, das einen in seinem Innersten trifft«, sagt Petra Kostner. Laut Anita Kelber ist es »etwas, das man niemandem erklären kann, der selbst nicht erlebt hat, wie es ist, kein Kind zu bekommen, wenn man sich eines wünscht« – weder jenen Menschen, die niemals Nachwuchs wollten, noch Eltern, denen es als das Normalste von der Welt erscheint, Kinder zu haben, und das Simpelste, welche zu bekommen.

Dass Unfruchtbarkeit häufig quälend und psychisch bedrohlich ist, daran zweifeln Experten heute nicht mehr. Die Erkenntnis, keine eigenen Kinder bekommen zu können, löst bei vielen Paaren eine schwere Lebenskrise aus, sagt der Psychotherapeut Tewes Wischmann. Er leitet die Heidelberger Kinderwunsch-Sprechstunde, bei der Hunderte infertiler Männer und Frauen Rat gesucht haben. Seine Erkenntnis: »Nicht wenige Paare bringt die ungewollte Kinderlosigkeit an die Grenzen ihrer seelischen Belastbarkeit.« Gerade für Frauen kann die Botschaft steril zu sein zu den »schlimmsten Ereignissen ihres Lebens« gehören, sagt auch der Leiter der Abteilung für Medizinische Psychologie der Universität Leipzig, Elmar Brähler. Studien aus den USA, bei denen emotional besonders erschütternde Erlebnisse gemessen wurden, haben ergeben, dass Infertilität zu den stressvollsten Lebenssituationen gehören kann – vergleichbar nur mit dem Verlust eines Partners oder dem Tod eines Kindes.

Kinderwunsch: natürlicher Trieb oder gesellschaftlicher Zwang?

Zu allen Zeiten galt ungewollte Kinderlosigkeit als großes Unglück. »Es waren einmal ein Mann und eine Frau, die wünschten sich schon lange vergeblich ein Kind.« So fangen Märchen an, die das Schicksal unfruchtbarer Paare beschreiben. Ob Rapunzel, Dornröschen oder Daumensdick: Zeugungsunfähigkeit gehört zu den häufigsten Motiven der Fabeldichtung. Ganze Bibliotheken der Weltliteratur erzählen vom Elend der ungewollten Schwangerschaft – und fast ebenso viele Bücher vom Elend der Sterilität.

»Ihr Frauen mit Kindern könnt nicht an uns denken, an uns Kinderlose. Ihr bleibt frisch, unwissend, so wie der, der im Süßwasser schwimmt, nicht weiß, was Durst ist«, klagt die Protagonistin in García Lorcas Drama *Yerma* (zu deutsch: die Öde) das Leid einer unverstandenen Unfruchtbaren. Ein islamisches Sprichwort heißt: In einem Haus ohne Kinder wohnt der Tod. In der Bibel bestraft Gott die Menschen mit Zeugungsunfähigkeit, um Ehebruch zu verhindern (»Denn der Herr hatte jeden Mutterschoß im Hause Abimelechs verschlossen ...«, 1. Mose 20) oder um Ungerechtigkeit zu sühnen (»Als der Herr sah, dass Lea zurückgesetzt wurde, öffnete er ihren Mutterschoß, während Rahel unfruchtbar blieb.« 1. Mose 29). Eine große Schar von Nachkommen galt dagegen als »Kindersegen« Gottes. Gleichzeitig kennt schon die Bibel Wege, die Schmach der Kinderlosigkeit zu lindern. So lässt Sarah ihre Magd von ihrem Mann Abraham schwängern. Diese bringt das Kind auf den Knien Sarahs zur Welt und so gilt es als Sarahs eigenes. Ein früher Fall von Leihmutterschaft.

Es hat immer schon spezielle Bevölkerungsgruppen gegeben, die ohne Nachkommen blieben: Nonnen, Priester oder in der arabischen Welt Eunuchen. Doch eine Ehe ohne Elternschaft war in allen Gesellschaften lange Zeit undenkbar. Kam es dennoch dazu, sollten Wallfahrten, Gebetssprüche und Kräutermixturen Abhilfe schaffen. Der Psychoanalytiker Gion Condreau weist darauf hin, dass kaum eine andere »menschliche Unvollkommenheit« so sehr mit abergläubischem Zauber verbunden war wie die schicksalhafte Kinderlosigkeit. Und noch 1953 meinten in einer Umfrage 73 Prozent aller Bundesdeutschen, Kinderlose seien »vom Glück ausgeschlossen«.

Heute werden Frauen hierzulande nicht mehr verstoßen oder sozial geächtet, weil sie unfruchtbar sind. Kinderlosigkeit bringt anders als früher im Alter keine Armut mit sich, im Gegenteil. Gewollte Kinderlosigkeit ist eine anerkannte Lebensoption, die sich finanziell auszahlt. Doch sie ist etwas völlig anderes als Zeugungsunfähigkeit, die heute die gleiche Krise auslösen kann wie von jeher.

Das reproduktive Unvermögen rührt am Innersten des Menschen: an Sexualität und Potenz, tief verwurzelten Bildern von Männlichkeit und Weiblichkeit und schlussendlich an purer Biologie. Der Mensch gehört zu den Lebewesen, deren Hauptbestimmung es ist – Darwin dixit – seine Spezies zu erhalten, sprich sich fortzupflanzen. Dabei braucht man nicht so weit zu gehen wie die Soziobiologie. Jener Zweig der Verhaltensbiologie führt nahezu das gesamte menschliche Tun nur auf einen Instinkt zurück: die Art zu erhalten, die eigenen Gene zu verbreiten und möglichst viele Nachkommen zu zeugen. Wir sind keine »bloßen Reproduktionsmaschinen«, wie etwa der Biologe Robin Baker in seinen Büchern behauptet. Vielmehr verfügt der Mensch – im Unterschied zum Tier – über die Fähigkeit, sich gegen seine natürlichen Bedürfnisse und Instinkte zu entscheiden: etwa den Kinderwunsch zugunsten anderer Lebensziele zurückzustellen, aufzugeben oder umzudeuten.

Man kann auch ohne Kinder glücklich werden. Es gibt Frauen (und Männer), die sich bewusst gegen Nachwuchs entscheiden. Weil ihnen andere Dinge wichtiger sind im Leben. Weil sie meinen, ihr Beruf lasse ihnen keine Zeit für Kinder. Weil sie sich selbst nicht als Eltern vorstellen können. Weil sie »schlaflose Nächte« mit guten Gesprächen und leckerem Rotwein verbinden wollen statt mit Babygeschrei. Die Hamburger Autorin Susie Reinhardt hat in ihrem Buch *FrauenLeben ohne Kinder* dutzende Gründe zusammengetragen, warum es Kinderlose angeblich besser haben. Dennoch sind Paare oder allein stehende Menschen, die zufrieden ohne Kinder leben, kein Beweis dafür, dass ungewollte Kinderlosigkeit leicht zu überwinden ist. Der Streit um den Leidenswert von Unfruchtbarkeit währt seit Beginn der In-vitro-Fertilisation (IVF). Dahinter stecken neben persönlichen Ansichten auch wirtschaftliche Interessen. Definiert man Kinderlosigkeit nicht als Krankheit, sondern als eine Lebensform von vielen, dann müssen nicht die gesetzlichen Krankenkassen die teuren Therapien gegen die Unfruchtbarkeit bezahlen. Die künstliche Befruchtung wäre eine Art Luxusmedizin, für die Betroffene aus eigener Tasche aufkommen müssten. In der Tat gibt es Länder wie etwa die USA, wo eine In-vitro-Fertilisation in den meisten Fällen nicht erstattet wird. Wenn in Deutschland darüber diskutiert wird, wie die öffentlichen Gesundheitskassen entlasten werden könnten, gehört die Kinderwunschbehandlung stets zu den potentiellen Sparkandidaten. So müssen seit Anfang 2004 Patienten die Hälfte der Kosten einer künstlichen Befruchtung selbst tragen.

Der Umstand, kinderlos zu sein, löse keine Schmerzen aus, heißt es dann. Unfruchtbarkeit sei »nicht mit unmittelbaren Einschränkungen des körperlichen Wohlbefindens verbunden«, schreiben etwa Monika Fränznick und Karin Wieners in ihrem Buch *Ungewollte Kinderlosigkeit*. Es handele sich vielmehr nur »um einen psychischen Leidensdruck und eine soziale Konfliktsituation«. Doch seit wann sind seelische Beschwerden keine Krankheit? Nicht sehen können tut auch nicht weh – niemand zweifelt jedoch daran, dass Blindheit eine Krankheit ist. Zudem liegen die Ursachen der Sterilität in der Regel in körperlichen Defiziten: fehlende Spermien, verwachsene Eileiter, Hormonstörungen. Die Weltgesundheitsorganisation (WHO) hat das anerkannt und ungewollte Kinderlosigkeit als Krankheit definiert. »Das Bedürfnis Kinder zu haben, ist normal. Ebenso wie es normal ist, zu leiden, wenn man das Bedürfnis nicht befriedigen kann«, sagt der Berliner Gynäkologe und Psychotherapeut Heribert Kentenich.

Nicht »traditionelle Weiblichkeitsbilder« oder »konventionelle Lebensentwürfe« stecken deshalb hinter dem Besuch beim Fertilitätsmediziner, wie feministisch motivierte Kritiker der Reproduktionsmedizin mutmaßen. Vielmehr gehört die Fähigkeit sich fortzupflanzen zur Identität des Menschen und ist Teil seines Selbstbildes. Eher ist die Ansicht, der Wunsch nach Kindern sei Frauen nur von der Umwelt aufgedrängt, ein Produkt neuerer gesellschaftlicher Lebensumstände, in denen gewollte Kinderlosigkeit eine Wahlmöglichkeit ist. »Das regt mich am meisten auf: Wenn Leute fragen, warum ich unbedingt ein Kind haben möchte«, sagt Petra Kostner. »Eine Schwangere fragt das auch niemand. Es ist das Natürlichste der Welt.«

Die ersten Reaktionen: Schock und Unglauben

Doch was für ein Schock, wenn das »Natürlichste der Welt« nicht funktioniert! Psychologen haben verschiedene Seelenzustände ausgemacht, die Menschen durchleben, wenn sie von ihrer Unfruchtbarkeit erfahren. Am Anfang stehen Unglauben und Bestürzung. Martin Klöppel erinnert sich noch genau an die Situation, als ihm klar wurde, dass er niemals eigene Kinder haben wird. Der Ingenieur aus Duisburg war mit dem Auto unterwegs, als das Handy klingelte. Es war die Sprechstundenhilfe seines Urologen. Das Ergebnis der Spermaprobe sei da, der Arzt möchte ihn gerne sprechen. Der Arzt kam schnell zur Sache. »Da ist nichts mehr«, sagte er. »Wie, nichts?«, fragte Klöppel. Man habe keine Spermien gefunden, hieß es am anderen Ende der Leitung. Noch Tage danach hoffte Martin Klöppel, es sei ein Irrtum. »Ich dachte, die rufen jetzt gleich an und entschuldigen sich, weil sie mich verwechselt haben.« Doch der Anruf blieb aus.

Verleugnung, Fassungslosigkeit und Angst lösen sich gegenseitig ab. Viele Paare beherrscht ein Gefühl, man habe ihnen den Boden unter den Füßen weggezogen. »Wie in Trance« sei er nach der Nachricht des Urologen durch die Welt gegangen, sagt Martin Klöppel. Andere Betroffene sprechen von einem »Sprung im Selbstbild«. Es ist das Unvorhersehbare, das der Diagnose Unfruchtbarkeit ihre Wucht verleiht.

Jeder Mensch geht davon aus, Kinder zeugen zu können. Fruchtbarkeit gehört zum Elementarbestand menschlicher Fähigkeiten, wie Sehen, Hören oder Gehen. Dass man die Fähigkeit viele Jahre nicht auf die Probe stellt, tut dem keinen Abbruch. Gerade Männer verwechseln ihre Potenz mit einem Beleg uneingeschränkter Zeugungskraft nach dem Motto: Im Bett klappt es, warum sollte es mit dem Kinderkriegen nicht ebenso funktionieren? Frauen dagegen sind seit der Pubertät aufs Verhüten getrimmt und glauben allein deshalb, fertil zu sein. Sie kommen nicht einmal auf die Idee, dass das Kinderkriegen ein Problem sein könnte. »Viele Frauen haben Angst, dass sie schwanger werden, wenn sie einmal nicht aufpassen mit dem Verhüten«, sagt der Ulmer Reproduktionsmediziner Friedrich Gagsteiger. Als Vorsichtsmaßnahme sei die Strategie sinnvoll. »Schwierig wird es, wenn man mit der gleichen Erwartung an den Kinderwunsch herangeht.« Anders als viele automatisch annehmen, ist mit der großen Sicherheit heutiger Kontrazeptiva, eine Schwangerschaft zu verhindern, keine hundertprozentige Sicherheit verbunden, schwanger zu werden, wenn man die Mittel in der Schublade lässt. »Wie oft hatte ich früher geglaubt, ich sei schwanger, wenn ich die Pille vergessen hatte und die Regel tatsächlich etwas später kam«, erinnert sich Petra Kostner. Sie habe sogar überlegt, ob sie das Kind austrage oder doch lieber abtreibe. Auf die Idee, dass sie sich die Pille hätte sparen können, weil ihre geschlossenen Eileiter das verlässlichste Verhütungsmittel sind, war sie nicht gekommen.

Sterilität spielt im Lebensentwurf nur in seltenen Fällen eine Rolle, etwa wenn man in jungen Jahren wegen einer Krebsbehandlung beide Eierstöcke oder Hoden verloren hat. Normalerweise jedoch dreht sich die Kinderfrage um das Ob und Warum oder das Wann und mit Wem. Darüber was wäre, wenn es nicht klappt, denkt niemand nach. »Natürlich hatte ich von Unfruchtbarkeit gehört«, sagt Petra Kostner. »Dass ich jedoch selbst betroffen sein könnte, hatte ich mir niemals vorstellen können.« Die trügerische Gewissheit, jederzeit schwanger werden zu können, lässt die Familiengründung planbar erscheinen.

Bei Petra Kostner »stimmte alles«, als sie sich mit 33 Jahren fürs Kinderkriegen entschied. Es gab einen Mann, mit dem sie ihr Leben verbringen wollte, genügend Geld, um eine gemeinsame Wohnung zu kaufen. Und im Job als Marketingassistentin ging es gerade nicht so recht voran. »Es war der ideale Moment, schwanger zu werden.« Gerade Frauen planen die Kinderphase nach ein paar Jahren im Beruf häufig als eine Art »natürlicher Auszeit«, sagt die Psychologin Petra Thorn, die kinderlose Paare berät. »Sie wollen nachdenken, wie es weitergehen soll mit Arbeit und Leben.« Da kommt ein Kind gelegen, als Grund für eine gesellschaftlich anerkannte Langzeitpause vom Job.

Auch Beatrix Kallwein war nach acht Jahren Arbeit im Krankenhaus an einem solchen Punkt angelangt: Sollte sie weiterhin auf eine Karriere in der Klinik setzen oder lieber als niedergelassene Ärztin in eine Praxis wechseln? War der stressige Dienst im Krankenhausbetrieb auch die nächsten 30 Jahre das Richtige oder sollte sie sich vielleicht nach etwas ganz Neuem umsehen? »Schwangerschaft und Erziehungszeit erschienen mir eine gute Phase, diese Fragen für mich klar zu bekommen«, so Kallwein. Wieder andere Frauen haben das Kinderkriegen wegen des Jobs von Jahr zu Jahr verschoben. Nun – endlich einigermaßen in der Firma etabliert – meinen sie, eine Pause wagen zu können.

»Der Glaube an die beliebige Planbarkeit einer Schwangerschaft ist bei vielen Paaren stark ausgeprägt«, weiß der Bonner Reproduktionsmediziner Hans van der Ven. Pech, wenn sich der Körper nicht an das Timing hält. Wenn der mentale Zwischenzustand der »Vorschwangerschaft« zur Dauerveranstaltung zu werden droht, gerät die Statik des Lebensentwurfs ins Wanken. Je schöner der Plan, je enger das Zeitfenster zum Kinderkriegen, desto größer der Druck, wenn es nicht klappt. Das Leben wird zum Balanceakt. Die Kostners wollten sich eine Eigentumswohnung zulegen: Sollten sie nun ein Kinderzimmer vorsehen oder besser nicht? Bei Beatrix Kallwein wurde im Krankenhaus eine Oberarztstelle frei: Sollte sie sich bewerben oder nicht? Und der nächste Urlaub: Konnte man die Klettertour mit Freunden in den Alpen einplanen oder war die Schwangerschaft bis dahin vielleicht doch geglückt? Viele Paare sehen sich plötzlich gezwungen, ihr Leben zweigleisig zu planen. Und ganz im Hinterkopf macht sich die schlimmste aller Fragen breit, die man anfangs nicht auszusprechen wagt: Was machen wir mit unserem Leben, wenn der Kinderwunsch niemals in Erfüllung geht?

Der Neid wird zum zuverlässigen Begleiter

Vielen typischen Paaren mit Nachwuchsproblemen – Mitte 30, der Job gesichert, das Leben wohl organisiert – fällt es besonders schwer, das Urteil der Natur zu akzeptieren. Bisher haben sie gelernt, dass man organisieren, nachdenken und sich anstrengen muss, um etwas zu erreichen. Nun läuft diese Strategie plötzlich ins Leere. Bisher glaubten sie, der Regisseur ihres eigenen Lebens zu sein. Jetzt lässt sie der bislang unauffälligste und zuverlässigste Schauspieler im Stich: der eigene Körper. Die Familienplanung gleitet einem aus den Händen. Der Feind sitzt in den eigenen Reihen.

»Wenn dein Körper nicht mitspielt, kannst du nichts machen. Das ist das Schlimmste«, beschreibt Petra Kostner den plötzlichen Kontrollverlust. Immer habe sie »gekämpft«: Abitur und Examen geschafft; neben dem Studium gejobbt, um sich das Leben zu finanzieren; nach dem Politikexamen mit viel Mühe einen Job gefunden. Probleme gab es immer, doch sie hat sie beiseite geräumt. Verschlossene Eileiter dagegen lassen sich nicht einfach beseitigen, beschädigte Eizellen nicht reparieren. »Wünsche spornen normalerweise zu größerer Leistung an«, sagt die Hamburger Psychologin Susanne Quitmann, »beim unerfüllten Kinderwunsch funktioniert das nicht.« Man könnte öfter miteinander schlafen. Doch das hilft wenig. Was bleibt ist Warten und Hoffen – nicht gerade die bevorzugte Verhaltensweise von modernen jungen Menschen, die bislang von Schicksalsschlägen verschont geblieben sind. Für viele unfruchtbare Paare bedeutet der ausbleibende Nachwuchs die erste schwere Lebenskrise.

Sich in Geduld zu üben fiele leichter, würde man nicht ständig an den Kinderwunsch erinnert. Doch plötzlich wird aus einem der kinderärmsten Länder der Welt ein wahres Babyparadies. Beim Einkaufen lächeln einem Säuglinge entgegen. Im Fernsehen werben 25-Jährige Models mit einem muttermilchfetten Wonneproppen im Arm für Babywindeln. Die Kollegin führt ihren Säugling vor. Und jeden Tag ziehen Kinderwagen und Schwangere an einem vorüber, als hätten sie sich verabredet, einen zu demütigen. »Wenn ich gerade wieder einmal meine Regel bekommen hatte, konnte ich kaum auf die Straße gehen, so sehr hatte ich Angst davor, Kinder zu sehen«, beschreibt Miriam Bleibtreu ihre schwärzesten Stunden.

Zu allem Überfluss häufen sich gerade jetzt die Nachrichten aus Freundeskreis und Verwandtschaft: dass Kusine X schwanger ist, Freundin Y in Kürze ihren zweiten Jungen erwartet und das Mädchen von Z schon in den Kindergarten kommt. Der Postbote bringt Geburtsanzeigen mit Babyfotos, auf Geburtstagsfeiern von Freunden häufen sich die Kinderwagen. Jeder Babybesuch erinnert an das eigene Unvermögen, jeder pralle Bauch an die eigene Leere. Gleichzeitig wächst die Angst, auf die eigene Kinderlosigkeit angesprochen zu werden. »Kinder sind ein Alltagsthema wie Sport oder Wetter«, sagt die Psychologin Petra Thorn. »Da kann eine harmlose Unterhaltung schnell bedrohlich werden.«

Der Neid wird in diesen Jahren zum zuverlässigen Begleiter, das Warum-andere-und-nicht-ich-Spiel zur häufigen Beschäftigung. »Warum kriegen Leute Kinder, die eigentlich keine mehr wollen, weil sie schon zwei haben, und wir bekommen keine?«, beschwert sich Kai Pastor. »Warum werden Frauen schwanger, die Kette rauchen und ich nicht, die es sich abgewöhnt hat?«, klagt Miriam Bleibtreu. Am Ende habe sie sich nur noch über Geburtsnachrichten freuen können, wenn die Mütter über 40 waren – eine Marke, die auch sie ansteuert.

Je länger das Wunschkind auf sich warten lässt, desto höher steigt der Panikpegel. Selbst Frauen, die lange Zeit keine Kinder haben wollten, erscheint ein Dasein ohne Nachwuchs nicht mehr vorstellbar. Vor einigen Jahren noch haben sie die Augen verdreht, wenn das Thema auf Schwangerschaftsgymnastik und Babynahrung kam. Nun würden sie alles geben, um selbst mitreden zu können. Plötzlich wird ihnen klar, was die Preisgabe des Kinderwunsches bedeutet. Nicht nur ein eigenes Baby werden sie niemals in den Armen tragen. Auch das Kleinkind, den Grundschüler und den Pubertierenden wird man niemals kennen lernen. Den erwachsenen Sohn und die erwachsene Tochter ebenso wenig. »Schön, dass es dich gibt«, sagen Peter Bleibtreus Eltern immer zu ihm, wenn er zu Besuch kommt. Lange Zeit schenkte er dem Satz keine Aufmerksamkeit. Elternsprüche eben. Nun fragt er sich, wem er so etwas sagen könnte, wenn er einmal alt ist.

Auch von dem sozialen Umfeld, das Kinder mit sich bringen – befreundete Eltern, Spielkameraden, später eventuell Enkel – bleiben Kinderlose ausgeschlossen. »Ich erinnerte mich nach vielen Jahren wieder daran, wie schön ich es immer fand, wenn das Haus voller Leute war«, sagt Beatrix Kallwein. Schon sah sie sich mit ihrem Mann in der großen Wohnung alleine sitzen und Trübsal blasen.

Das fehlende Kind wird zur biografischen Leerstelle. Das zukünftige Leben erscheint plötzlich ebenso steril wie der eigene Körper. Manche Paare erleben die Phase wie eine vorweggenommene Midlifecrisis. Sie zweifeln daran, dass ihnen das Leben jetzt noch viel bieten kann, oder fragen sich, ganz philosophisch: Wofür das alles? Was hinterlasse ich in dieser Welt? »Man fällt in die Vor-Emma-Zeit zurück«, umschreibt Barbara Brassel diesen Zustand wachsender Kindfixierung. Sie hat ihre siebenjährige Kinderwunschbiografie in einem Buch verarbeitet. Brassel beschreibt darin unter anderem, wie das ganze Leben Stück für Stück nur noch einem Ziel untergeordnet wird: Mutter zu werden. Sie verlor den Spaß an Kinobesuchen oder Ausflügen, entfremdete sich ihren Freunden.

Längst nicht alle unfreiwillig Kinderlosen wirft die Fertilitätskrise derart aus der Bahn. Doch die Bonner Psychologieprofessorin Anke Rohde kennt viele Paare aus ihrer Kinderwunsch-Sprechstunde, die »noch vor nicht langer Zeit glücklich waren und nun ihr bisheriges Leben in Frage stellen«. Sie suchen nach Gründen für ihre Unfruchtbarkeit und haben Schuldgefühle. Zu viel geraucht oder zu extensiv gelebt, egoistisch die Berufsziele verfolgt, zu sehr auf Sicherheit gesetzt und zu lange mit dem Kinderzeugen gewartet: Wer die selbstquälerische Ursachenforschung nur lange genug betreibt, findet immer einen Anlass für Selbstvorwürfe. Besonders Frauen, die zuvor abgetrieben haben, fühlen sich schuldig. Sie interpretieren die ausbleibende Schwangerschaft oftmals als Strafe: Weil sie damals kein Kind wollten, dürfen sie heute keines bekommen.

Betroffene, denen es gelingt, Gewissensbisse abzuwehren, fallen leicht ins andere Extrem: Sie fühlen sich um eine Hälfte des Lebens betrogen. So schwankt man auf der Suche nach einem Schuldigen für die Unfruchtbarkeit zwischen Opfer- und Täterrolle hin und her – selbst wenn man weiß, dass die Natur keine Schuldigen kennt.

Die Angst vom Partner verlassen zu werden

Ist der Mann der Verursacher, hat er gegenüber seiner Partnerin ein besonders schlechtes Gewissen, muss sie doch die Hauptlast der Sterilitätsbehandlung tragen. Petra Thorn zitiert in ihrer Broschüre über männliche Unfruchtbarkeit einen Betroffenen mit folgenden Worten: »Ich fühlte mich so schlecht, weil meine Frau das ganze unwürdige Verfahren durchmachen musste, obwohl es an mir lag.« Diverse Studien haben gezeigt, dass Männer mit Fruchtbarkeitsstörungen ängstlicher und unsicherer sind als Geschlechtsgenossen mit normaler Fertilität. Viele der Betroffenen gaben an, sie fühlten sich in ihrer Männlichkeit bedroht und hätten das Gefühl, etwas wieder gutmachen zu müssen. Als Kai Pastor, der unter Spermienmangel leidet, erfuhr, dass eine Samenspende nicht von der Krankenkasse bezahlt wird, bestand er darauf, alle Kosten der Behandlung zu übernehmen.

Dennoch leiden Frauen in der Regel stärker unter der ungewollten Kinderlosigkeit als Männer. Sie heften sich leichter den Makel an, ohne eigene Kinder »keine richtige Frau zu sein« – selbst wenn die Ursache der Sterilität nicht bei ihnen liegt. Die Gründe dafür liegen auf der Hand: Zum einen sind sie es, die Schwangerschaft und Geburt erleben – oder eben vergeblich darauf warten. Ein Mann bekommt nun einmal keine Kinder und kann deshalb auch nicht den Verlust dieser existenziellen Erfahrung beklagen. Zum anderen werden Frauen wesentlich häufiger mit dem Thema Kinder konfrontiert. Die Regel, dass Männer über den Job sprechen und Frauen über Kinder, stimmt tendenziell auch heute noch. Kinder sind ein Frauenthema, Kinderlosigkeit auch.

In den Selbsthilfegruppen zur ungewollten Kinderlosigkeit tauchen nur selten Männer auf. Die diversen Internetforen sind fast reine Frauenclubs, in denen diese nicht selten über das schlechte Sperma ihrer Männer diskutieren. Kommt der unerfüllte Kinderwunsch gegenüber Dritten zur Sprache, nehmen Frauen häufig sogar dann die Verantwortung für die Kinderlosigkeit auf sich, wenn sie selbst gesund sind. »Wenn ich gefragt werde, woran es denn liege, erzähle ich immer etwas von Hormonen und Myomen, aber niemals, dass es bei ihm nicht klappt«, sagt Monika Pastor.

Männer versuchen häufig, den Leidensdruck zu dämpfen, indem sie das Thema umgehen oder die Dringlichkeit des Wunsches herunterspielen. Sie sagen schneller einmal: Wenn es nicht klappt, machen wir uns das Leben anders schön. Frauen interpretieren solche Worte leicht als frühes Aufgeben. Sie fühlen sich in ihrer Verzweiflung nicht ernst genommen. »Mein Mann meint, ich solle mir nicht so viel Hoffnung machen«, sagt Claudia Herbart, die für eine Eizellspende bis nach Spanien reiste (Kapitel 9). »Dabei war meine Hoffnung das wichtigste, was ich hatte.« Tewes Wischmann von der Heidelberger Kinderwunsch-Sprechstunde erlebt die unterschiedlichen Bewältigungsstrategien immer wieder. Er spricht von festen »Rollenaufteilungen«, die die Beziehung stabilisieren können, ebenso jedoch das Paar entzweien: »Die Frau wirft ihrem Mann vor, er kümmere sich zu wenig um die Sache. Der Mann kontert, sie steigere sich in den Kinderwunsch zu sehr hinein.« Beide fühlen sich unverstanden.

Die Angst, vom anderen verlassen zu werden, kann dagegen beide quälen – je nachdem, wer der Verursacher der Sterilitätskrise ist. »Ich habe mir immer Gedanken gemacht, dass er sich eine andere sucht, mit der er endlich Kinder haben kann«, sagt Marina Thomsen. Zwar beruhigten sie die Bekundungen ihres Mannes, auch nach sechs vergeblichen IVF-Versuchen niemals an diese Möglichkeit gedacht zu haben. Doch völlig los ist sie ihre Angst bis heute nicht geworden. »Das Schlimme ist: Ein bisschen könnte ich ihn verstehen, wenn er geht.«

Häufig passiert jedoch das Gegenteil: Viele Paare schweißt die Krise zusammen. Sie empfinden die Unfruchtbarkeit als Bewährungsprobe, die sie gemeinsam – und mitunter gegen eine als bedrohlich empfundene Umwelt – durchstehen müssen. »Man fühlt sich wie unter einer Glocke, möchte den anderen schützen und selbst geschützt werden«, beschreibt Barbara Brassel ihre Partnerschaft während der Sterilitätsbehandlung. Laut einigen Studien ist die Zufriedenheit mit der Partnerschaft bei ungewollt Kinderlosen langfristig sogar höher als bei Paaren mit Kindern.

Belastend bleibt die Phase dennoch – gerade für das Sexualleben. »Früher ging es beim Sex niemals ums Kinderkriegen«, erinnert sich Kai Pastor, »jetzt plötzlich nur noch.« Der Kinderwunsch droht die Erotik auf ihre biologische Grundfunktion zu reduzieren: die Fortpflanzung. An den fruchtbaren Tagen ist Dauerverkehr angesagt, in der restlichen Zeit »tote Hose«.

Blockiert die Seele den Kinderwunsch?

Sexualstörungen und Schuldgefühle, Angst vor dem Verlassenwerden und Neid auf andere Paare mit Kindern: Angesichts solcher Befunde bietet sich Psychoanalytikern ein weites Feld. Die Jünger der Lehre Freuds haben es intensiv bespielt. Die Auswirkungen sind bis heute zu spüren und belasten viele ungewollt Kinderlose zusätzlich. Noch immer ist die Ansicht weit verbreitet, innere Blockaden würden eine Schwangerschaft verhindern. Besonders empfänglich für solche psychologischen Erklärungen sind ungewollt Kinderlose, bei denen die Diagnose heißt: »Es tut mir Leid, Sie scheinen gesund.«

Früher galten bis zu 50 Prozent aller betroffenen Paare als idiopathisch steril, das heißt, die Ärzte konnten die Unfruchtbarkeit medizinisch nicht erklären. Und wo das Übel keine körperlichen Wurzeln hat, so die simple

Schlussfolgerung, muss es an der Psyche liegen. Der Fortschritt der Reproduktionsmedizin hat in den vergangenen Jahren neue Ursachen für Sterilität dingfest machen können, und zwar häufig beim Mann. Heute ist die idiopathische Sterilität auf circa zehn Prozent gesunken. Die Ansicht, psychische Konflikte würden Unfruchtbarkeit auslösen, gilt als widerlegt. Die Wissenschaft spricht von einer »Entpathologisierung von Sterilitätspatienten«.

Doch in den Medien und bei vielen Gynäkologen halten sich hartnäckig Restbestände des Bildes von unfruchtbaren Männern und Frauen, die kinderlos bleiben, »wenn die Seele Nein sagt«. So lautet auch der Titel eines einflussreichen Buches aus dem Jahr 1991. Anhand verschiedener Erlebnisberichte beschreibt die Autorin Ute Auhagen-Stephanos, warum Frauen vergeblich auf Nachwuchs hoffen. Es sind immer die gleichen Erklärungsmuster: Nicht verarbeitete Traumata in der Kindheit, Hassgefühle gegenüber der eigenen Mutter, Konflikte mit dem Vater. Der Kinderwunsch gilt als »egoistisch«, »ambivalent« oder »übersteigert«, als nicht normal also. So macht die Autorin als eine »Hauptursache der psychosomatischen Unfruchtbarkeit« zum Beispiel den unverarbeiteten Neid verantwortlich, den eine Frau als Kind auf ihre Mutter und deren Gebärfähigkeit spüre. Das Rezept liefert sie gleich mit: Die betroffenen Frauen müssten »die Wahrheit hinter dem Kinderwunsch und die Ursachen seiner psychosomatischen Verweigerung herausfinden«. Manfred Stauber, einer der Väter der psychosomatisch orientierten Fertilitätsmedizin in Deutschland, bezeichnete die »durchschnittliche Sterilitätspatientin als stark depressiv und narzisstisch gestört«. Ihre empfundene »Hilf- und Wertlosigkeit soll durch ein eigenes Kind ausgeglichen und überkompensiert werden«.

Man fragt sich, worüber man sich mehr wundern soll: Über die krude Beweisführung oder die große Empfänglichkeit, mit der Frauenärzte, Betroffene, aber auch Wissenschaftler solche Erklärungsmuster teilweise bis heute aufnehmen. Tatsächlich kennt jeder Reproduktionsmediziner psychisch auffällige Patienten oder Paare mit schwer gestörten Beziehungen. Immer wieder gibt es Fälle, wo ein künstlich gezeugtes Kind eine Ehe kitten soll. Doch sie sind selten – und kommen nicht häufiger vor als bei fertilen Paaren.

Alle Untersuchungen, die fruchtbare und unfruchtbare Gruppen miteinander vergleichen, kommen zur Erkenntnis, dass sich Menschen mit Fertilitätsstörungen nicht von der Normalbevölkerung unterscheiden. »Im Durchschnitt erscheinen Paare mit unerfülltem Kinderwunsch psychopathologisch unauffällig«, heißt es in einem Artikel des Jenaer Medizinpsychologen Bernhard Strauß, der die wichtigsten internationalen Studien zum Thema zusammenfasst. Menschen mit Fruchtbarkeitsstörungen seien nicht emotional labiler als andere. Sie hätten keine größeren Probleme mit ihrer Rolle als Frau oder Mann und keine auffälligen Partnerschaftsbeziehungen. Nur während der akuten Phase des Kinderwunsches und der Sterilitätstherapie zeigen infertile Paare Auffälligkeiten: Ihr Sexualleben ist häufig beeinträchtigt. Zudem neigen besonders Frauen zu Depressionen. »Beides kann jedoch als Folge und nicht als Ursache der Kinderlosigkeit gewertet werden«, so Strauß. Im Klartext: Paare haben seelische Probleme, weil sie keine Kinder bekommen können. Nur ganz selten stimmt die Gleichung umgekehrt.

2. Das Tabu der Unfruchtbarkeit

Die Erkenntnis, dass ungewollte Kinderlosigkeit in der Regel organische und keine psychischen Ursachen hat, ist jedoch scheinbar nicht sehr weit verbreitet. »Seid nicht so verkrampft«, »Nur nicht dran denken, dann klappt es schon«, »Im Urlaub funktioniert es am besten«: Einen dieser Sprüche haben fast alle betroffenen Paare bereits gehört. »Die meisten meinen es nicht böse, aber es verletzt dennoch«, sagt Marina Thomsen. Acht Jahre lang hat die heute 32-Jährige Bankangestellte aus Hamburg vergeblich versucht, Kinder zu bekommen. Sie hat ihre Erfahrungen gesammelt, wie Freunde und Angehörige auf die Kinderkrise reagieren. »Viele Erlebnisse waren negativ«, so ihre Bilanz. Unwissenheit und Desinteresse, platte Ermunterungen und Scherze: Wie viele ungewollt Kinderlose fühlte sie sich oft nicht verstanden, wenn sie anderen von ihren Problemen mit dem Kinderkriegen erzählte. »Die meisten überfordert das Thema«, folgert Thomsen.

Oft kommt es gar nicht so weit. Noch gilt Verschweigen als die sicherste Strategie, peinliche Erklärungen zu vermeiden und sich vor Kränkungen zu schützen. Unfruchtbarkeit ist noch immer ein Tabu. Obwohl jedes sechste Paar in Deutschland in irgendeiner Weise betroffen ist, spielen Zeugungsprobleme im Alltag kaum eine Rolle. Als Marina Thomsen ihre Selbsthilfegruppe ungewollt Kinderloser auf einer Gesundheitsmesse vorstellte, stand sie die meiste Zeit allein da: »Die Stände anderer Gruppen für Aids, Krebs oder Diabetes waren gut besucht. Zu uns traute sich scheinbar kaum jemand.«

Den meisten Menschen geht es wie den Paaren anfangs selbst: Sie können sich kaum vorstellen, dass ein Mensch keine Kinder bekommen kann und reagieren hilflos oder peinlich berührt, wenn sie davon erfahren. Anita Kelber versuchte einer Freundin zu erklären, wie sie sich fühlte. Die Freundschaft zerbrach. »Sie glaubte, sie müsste mir gegenüber ein schlechtes Gewissen haben, weil sie selbst Kinder hat.« Kelber merkte, wie die Freundin sie im Gespräch nicht mehr richtig anschaute, ihr aus dem Weg ging.

Hinzu kommt, dass viele ungewollt Kinderlose es ihren Freuden und Verwandten nicht einfach machen. Einerseits möchten sie gefragt werden, um von Befindlichkeit und Therapie zu erzählen. Anderseits ist ihnen Mitleid zuwider. Andeutungen bezüglich der Familienplanung gelten nun mal als Druck und Einmischung. Fragt hingegen niemand, wie es mit dem Kinderwunsch aussieht, heißt es, die anderen seien zu feige, das Thema anzusprechen. »Man wird extrem empfindlich und versteht jede Äußerung oder Nichtäußerung als Angriff«, sagt Marina Thomsen.

Besonders reizbar reagieren die Betroffenen, wenn sie unter den Verdacht geraten, rein dem Lustprinzip zu folgen. Paare ohne Kinder gelten häufig als vermögend, selbstbezogen, ja kinderfeindlich. Sie würden sich, heißt es, aus der Verantwortung für künftige Generationen stehlen und lieber dem leichten Luxusleben frönen, statt das Geld in den Nachwuchs zu stecken. Wenn sie beide arbeiten und erfolgreich sind, ist es umso schlimmer: Dann ist das Feindbild des egoistischen Doppelverdienerpaares perfekt. Eigentlich sind sie es, die sich vom Schicksal betrogen fühlen, doch plötzlich heißt es, sie selbst würden die Gemeinschaft betrügen. Sie müssen sich rechtfertigen für etwas, was sie nicht sein wollen: kinderlos. »Doppelbediente« nannte Susanne Mayer sie in der *ZEIT*.

Martin und Andrea Klöppel waren das einzige Paar in der Familie, das lange Zeit keinen Nachwuchs hatte. Immer wieder kam bei Familientreffen die Rede darauf, wann sie denn »endlich einmal dran seien«. Dass hinter der Kinderlosigkeit etwas anderes steckte, als »sich zu zweit ein schönes Leben zu machen«, konnten sich die Verwandten nicht vorstellen. Am einfachsten schien es den Klöppels, den Ball aufzugreifen: »Wir erzählten absichtlich von unserer letzten großen Reise und dem neuen teuren Auto und freuten uns, wenn die anderen neidisch wurden.« Die Wahrheit hätten sie Geschwistern und Eltern nicht zumuten können, glaubt Martin Klöppel. So weiß bis heute nur seine Mutter, dass die einjährige Enkelin das Produkt einer Samenspende ist. Als sie es erfuhr, machte sie sich Vorwürfe wegen der bohrenden Fragen zum Thema Nachwuchs, mit denen sie Sohn und Schwiegertochter traktiert hatte.

Das Beispiel ist typisch: Häufig sagen Betroffene selbst Familien oder Freunden nicht viel mehr, als »dass es bei uns nicht so einfach geht«. Die harte Diagnose Unfruchtbarkeit bekommen sie nicht über die Lippen. Hält die ungewollte Kinderlosigkeit längere Zeit an, sondern sich manche Paare immer mehr ab. Die Unfähigkeit mitzureden, wenn es um Kinder geht, und die Angst vor Verletzungen entfremden sie von bisherigen Freunden, gerade wenn diese alle Nachwuchs haben. Kinder schweißen Freundschaften zusammen, doch zwischen Kinderlosen und Eltern können sie ein Trennungsgrund sein. Barbara Brassel fühlte sich auf Geburtstagsfeiern immer mehr als Außenseiterin. »Kinder waren das Gesprächsthema Nummer eins. Ich stand nur blöd daneben«, sagt sie. Nach sieben Jahren erfolgloser Kinderwunschbehandlung haben die Brassels sich fast ihrem gesamten alten Bekanntenkreis entfremdet. Sie haben sich neue Freunde gesucht – nicht wenige von ihnen sind selbst Betroffene, die sie über das Internet kennen gelernt haben.

Fertilitätsmediziner weisen darauf hin, dass die künstliche Befruchtung medizinisch etabliert sei und gesellschaftlich anerkannt. Früher seien Patienten »verschämt in die Praxis gekommen«, berichtet der Essener Reproduktionsmediziner Thomas Katzorke. Und der Hamburger IVF-Arzt Robert Fischer erinnert sich daran, dass niedergelassene Gynäkologen den Betroffenen die neuen Methoden der Fruchtbarkeitshilfe verheimlicht hätten. »Nur durch die Zeitung sind viele Paare auf uns aufmerksam geworden«, sagt Fischer. Heute ist das anders. Zum 20. Jahrestag der Geburt von Louise Brown hat Fischers Fertility Center Hamburg die Fischauktionshalle der Hansestadt gemietet. 2500 Eltern und Kinder kamen zu der öffentlichen Veranstaltung zusammen. Einige IVF-Eltern geben mittlerweile den Namen ihres Arztes in Geburtsanzeigen an. In Gerichtsserien im Fernsehen streiten sich Paare um Embryonen. In der Doku-Soap »Wunschkinder« des ZDF redeten Männer und Frauen offen über ihre Hoffnung, mit Hilfe künstlicher Befruchtung zu Nachwuchs zu kommen.

Langsam schwindet die Scham. Doch sie ist noch lange nicht verschwunden. Gegenüber dem Arbeitgeber gehen fast alle Betroffenen auf Nummer sicher: Sie denken sich eine Ausrede aus, warum sie wegen der Behandlung zu spät kommen, oder lassen sich krankschreiben. Doch auch das birgt ein Risiko: Denn wenn der Absender der Krankschreibung Fertility Center heißt, fürchten einige Frauen, dass sich der wahre Grund ihres Fehlens in der Firma herumspricht. »Der Wunsch nach Geheimhaltung kann bisweilen groteske Formen annehmen«, schreibt Thomas Steck in seiner *Praxis der Fortpflanzungsmedizin*. Doch die Angst ist nicht ganz unberechtigt. Immer wieder wird von Abmahnungen oder Kündigungen berichtet, wenn Frauen wegen häufiger Arzttermine der Arbeit fernbleiben.

»Gerade in kleinen Firmen sollte man vorsichtig sein«, rät Paarberaterin Petra Thorn.

Anita Kelber ist heute froh, dass sie bei der Arbeit niemandem etwas von ihrem Kinderwunsch erzählt hat. Als Möchte-gern-Schwangere, so ihre Befürchtung, würde sie nicht mehr als voll einsatzfähig und belastbar gelten. Ihre Karriere als Grafikerin bekäme einen Knick, aber »wenn ich schon keine Kinder bekommen kann, will ich doch wenigstens einen guten Job«.

Die unwissende Öffentlichkeit

Paare behalten es häufig für sich, dass sie versuchen, mit künstlicher Befruchtung ein Kind zu bekommen. Einige belassen es bei Andeutungen wie »wir versuchen es jetzt mit etwas Nachhilfe« oder »ich bekomme ein paar Hormone«. Das hört sich harmloser an, als wenn Worte wie Insemination, In-vitro-Fertilisation oder Embryotransfer fallen, zumal viele Nichtbetroffene nur wenig über die gängigen Methoden der Fortpflanzungsmedizin wissen und falsche Vorstellungen davon haben. »Man muss jedes Mal wieder bei null anfangen, um zu erklären, warum es nicht klappt und wie die Behandlung aussieht«, sagt Barbara Brassel. Der Begriff Retortenbaby ist noch immer negativ besetzt. »Die Leute bringen vieles durcheinander«, sagt Peter Bleibtreu. »Sie verwechseln ICSI mit Genmanipulation oder denken, wir wollen einen kleinen Klon züchten.«

Ein Grund dürfte in der Berichterstattung der Medien liegen. Sie berichten selten über die konventionellen Verfahren der Sterilitätstherapie, dafür aber umso mehr über seltene und umstrittene Methoden wie die Präimplantationsdiagnostik (Kapitel 9) oder die Embryonenforschung. »Die oft zitierten Gefahren eines Missbrauchs von Embryonen werden als tatsächlich stattfindende Ereignisse präsentiert«, schreibt die Bonner Psychologieprofessorin Anke Rohde, die Zeitungsartikel zum Thema Reproduktionsmedizin auswertete. Sie spricht von einer »effektvollen Vermischung von Reproduktionsmedizin und Gentechnologie«. Unkenntnis und Vorurteile der Öffentlichkeit würden die »ohnehin hohe Belastung einer Sterilitätsbehandlung häufig noch verstärken«.

Andererseits machen Betroffene, die ihre Unfruchtbarkeit nicht verheimlichen, bessere Erfahrungen, als sie erwartet haben. Als Marina Thomsen ihren Chef in die Krankheit einweihte und ihm von der zeitraubenden Therapie berichtete, traf sie auf Verständnis. Für jeden Behandlungstermin bekam sie frei. Allerdings litt der Bruder des Chefs selbst unter Unfruchtbarkeit. Dessen Frau hatte ihr Kind nur durch eine künstliche Befruchtung bekommen können. Martin Klöppel erging es ähnlich. Als er einem Freund seine Samenschwäche beichtete, machte auch der ihm ein Geständnis: Ihm fehle ein Hoden und auch seine Frau musste Hormone nehmen, damit es mit dem Nachwuchs klappte. Der Freund selbst hatte sich nicht getraut, es zu erzählen.

»Man glaubt, man ist die einzige mit solchen Problemen, weil man mit niemandem redet«, sagt Marina Thomsen. Nach und nach trauten sich die Thomsens aus der Deckung – und stießen auf immer mehr Paare, die ebenso Probleme mit dem Kinderkriegen hatten. Christian Thomsen machte gleich drei Fälle in seiner Firma aus, Marina Thomsen erfuhr von einer alten Freundin aus der Schule, dass sie keine Kinder bekommen kann. Als beide dann noch begannen, sich auf den Internetseiten zum Thema ungewollte Kinderlosigkeit umzutun, konnten sie kaum glauben, wie vielen es ähnlich erging wie ihnen. »Irgendwann hast du das Gefühl, dass es kaum noch Menschen gibt, die ihre Kinder auf normale Weise bekommen können.«

III. Bald sind sie alle bei uns ...
Ursachen ungewollter Kinderlosigkeit

1. Der Einbruch bei den Geburten

Im September 2001 überraschte eine ungewöhnliche Kampagne die Bürger von New York, Chicago und Seattle. In den Stadtbussen war das Bild einer auf den Kopf gestellten Babyflasche zu sehen. In Form einer Sanduhr sollte sie das Verrinnen der besten Jahre zum Kinderkriegen symbolisieren. Daneben stand eine Warnung im Stil der Hinweise auf Zigarettenpackungen: »Fortschreitendes Alter verringert Ihre Fähigkeit, Kinder zu bekommen.« Die Amerikanische Gesellschaft für Reproduktionsmedizin (ASRM) wollte mit den Anzeigen auf die »weitverbreitete Unkenntnis hinweisen, wie sehr Alter die Fruchtbarkeit beeinflussen kann«, erklärte der Präsident der Medizinerorganisation Michael Soules die Aktion. Andere Plakatmotive warnten vor weiteren Gefahren für die menschliche Fruchtbarkeit wie Geschlechtskrankheiten, Rauchen oder Übergewicht. Die Kampagne mit dem Namen »Schütze deine Fruchtbarkeit« entsprang den Bitten vieler Patientinnen, »andere Frauen darüber zu informieren, wie sehr ein falscher Lebensstil die Empfängnisfähigkeit beeinflussen kann«, so die Ärzte der ASRM (zu den Ursachen männlicher Unfruchtbarkeit siehe Kapitel 6).

Hierzulande ist eine derartige Initiative schwer vorstellbar. Ein publizistischer Feldzug des Berliner Familienministeriums mit dem Motto: »Deutsche, bekommt eure Kinder früher!« Unmöglich. Eine solche Kampagne würde zu sehr an die Aktionen der Nationalsozialisten erinnern, die mit dem Slogan »Schenk dem Führer ein Kind« deutsche Frauen zur Gebärfreude animierten. Spätestens seit damals haben sich Staat und Öffentlichkeit aus dem Kinderkriegen herauszuhalten – auch wenn das Thema angesichts der demographischen Entwicklung in Deutschland zunehmend in den Blickpunkt rückt. Denn Aufklärung ist auch in Deutschland notwendig.

Das durchschnittliche Alter der Erstgebärenden stieg in den vergangenen 30 Jahren kontinuierlich, von 25 Jahren im Jahr 1961 auf 29,4 Jahre im Jahr 2003. Ebenso wuchs die Gemeinde der Spätgebärenden: Waren 1990 nur 5 Prozent der Mütter über 35 Jahre alt, lag die Zahl im Jahr 2003 bereits bei 16 Prozent. Dagegen ist die absolute Kinderzahl stetig gesunken: Deutsche Frauen bekommen im Durchschnitt nur noch 1,34 Kinder. Im Jahr 2003 erreichte die Geburtenrate damit einen neuen Tiefstand, sie sank auf den »niedrigsten Wert überhaupt«, so die Demographen. Auf 1000 Einwohner bezogen verzeichnet Deutschland (mit Slowenien) die niedrigsten Geburtenrate Europas.

Weil die Entwicklung in Deutschland bereits sehr lange anhält, sind die Auswirkungen dramatischer. Um die derzeitige Bevölkerungszahl zu halten, müsste jede Frau 2,08 Kinder gebären, oder aber es müssten jedes Jahr rund 400.000 Ausländer nach Deutschland einwandern. Weder das eine noch das andere wird geschehen. Der demographische Niedergang der Bundesrepublik könnte »rückblickend einmal als ein Vorzeichen für den Abschied unseres Landes aus seiner tausendjährigen Geschichte gedeutet werden, ohne dass diese Gefahr den heutigen Zeitgenossen überhaupt bewusst war«, schreibt der Bevölkerungswissenschaftler Herwig Birg. Viele deutsche Krankenhäuser haben sich auf diese Tendenz eingestellt: Ihre Geburtsstationen sehen mittlerweile aus wie Wellness-Clubs. Mit Infoabenden, Unterwassergeburt und Schwangerenschwimmen werben sie um jede Gebärende.

Dabei verschieben sich die Gründe für den Kinderschwund. Anders als früher nimmt die Zahl der Köpfe nicht mehr innerhalb der Familien ab. Vielmehr gibt es immer weniger Frauen, die überhaupt noch Kinder bekommen. Während der Anteil der Familien mit zwei Kindern seit einigen Jahren relativ stabil bleibt, geht die Anzahl der Einzelkinder zurück. Der Gesamttrend ist dramatisch: Jede vierte nach 1960 geborene Frau ist kinderlos geblieben. Von den nach 1970 Geborenen wird es wahrscheinlich jede dritte sein, schätzen Bevölkerungswissenschaftler. Damit nimmt Deutschland eine absolute Spitzenstellung ein. In diesem Punkt hat das Kabinett der letzten Bundesregierung unter Kanzler Gerhard Schröder Vorbildfunktion für die Deutschen: Von den sieben Frauen in der Regierung hatten vier keinen eigenen Nachwuchs.

Dabei bleibt es für die meisten Menschen in Deutschland ein Lebensziel Eltern zu werden. In einer 1999 erstellten Umfrage im Rahmen des großen Forschungsverbundes Fertilitätsstörungen des Bundesministeriums für Bildung und Wissenschaft antwortete die Mehrheit der Interviewten, zwei sei die ideale Kinderzahl. Nur zehn Prozent hielt ein Leben ohne Kinder für erstrebenswert (14 Prozent Männer, 5 Prozent Frauen). Die Familie erfreut sich also in unserer Gesellschaft – auch bei jüngeren Generationen – weiterhin hoher Wertschätzung.

Dennoch ist Kinderlosigkeit, in früheren Zeiten eine Ausnahme, heute zum Massenphänomen geworden. Warum aber wächst die Zahl der Kinderlosen: Weil viele Menschen sich keinen Nachwuchs mehr wünschen – oder weil sie keinen bekommen können? Wächst das Heer der Unfruchtbaren so unaufhaltsam, dass eintritt, was ein Hamburger Reproduktionsmediziner angesichts stetig steigender Behandlungszahlen halb ironisch, halb erwartungsvoll sagte: »Irgendwann sind alle bei uns«? Oder ist die zunehmende Infertilität nur eine Erfindung der Befruchtungsexperten, um ihre Praxen zu füllen? Und wer hat Schuld an der Kinderlosigkeit: die Gesellschaft, die Umwelt oder die Frauen und Männer selbst, die aus Egoismus und Karrieresucht das Kinderkriegen vergessen?

Gewollt oder ungewollt kinderlos?

Hinter diesen Fragen verbergen sich keine bloßen akademischen Zahlenspiele, sondern soziale und wirtschaftliche Interessen. Mediziner und Betroffenenorganisationen setzen das Ausmaß ungewollter Kinderlosigkeit möglichst hoch an, Krankenkassen und Kritiker der Fortpflanzungsmedizin eher niedrig. Entscheidend ist hierbei, was man unter ungewollter Kinderlosigkeit versteht. Die WHO spricht von einer Krankheit, wenn eine Frau innerhalb von ein bis zwei Jahren Geschlechtsverkehr ohne Verhütung nicht schwanger wird. Weltweit leiden nach WHO-Angaben rund 15 Prozent aller Paare unter irgendeiner Form von Unfruchtbarkeit. In Deutschland wären demnach mehrere Millionen Menschen betroffen. Der Bundesverband Reproduktionsmedizinischer Zentren, der die Interessen der deutschen Fertilitätsmediziner vertritt, spricht bereits von einer Fertilitätsstörung, wenn nach einem Jahr ungeschützten Verkehrs keine Schwangerschaft eintritt. In besonderen Fällen – etwa wenn die Frau über 35 Jahre alt ist – raten die Sterilitätstherapeuten bereits nach einem halben Jahr des Wartens zu ärztlicher Betreuung.

Willkürlich nennt der Medizinsoziologe Elmar Brähler von der Universität Leipzig die Zahlen der WHO, eine »nicht auszurottende Propaganda«. Den Zeitraum von einem Jahr hält er für viel zu kurz, um von Unfruchtbarkeit zu sprechen. Brähler verweist auf Studien, nach denen 30 Prozent aller Mütter mit Kindern länger als ein Jahr auf eine Schwangerschaft warten mussten. Nach den Kriterien der deutschen Fortpflanzungsmediziner waren sie alle einmal ungewollt kinderlos – und hätten behandelt werden müssen. Die meisten Kinderlosen, so Brähler, leben bewusst ohne Nachwuchs oder aber nur vorübergehend. Es gebe keinen Beleg, dass die Unfruchtbarkeit zunimmt. Überspitzt formuliert lautet seine und vieler anderer Kritiker Botschaft: Die Reproduktionsmedizin behandelt häufig Paare, die nicht krank sind, sondern sich nur etwas länger mit dem Kinderkriegen gedulden müssten.

Da für die heutige Bundesrepublik Zahlen fehlen, führt Brähler eine Umfrage für die neuen Bundesländer an, die 1992 erhoben wurde. Demnach lebten dort nur fünf Prozent aller Paare zwischen 35 und 39 Jahren ohne Kinder zusammen, sei es nun gewollt oder ungewollt – eine Angabe, die historische Studien zum Thema Kinderlosigkeit und Umfragen aus anderen Ländern bestätigen. Brähler schätzt, dass auch heute in Deutschland nicht mehr als drei Prozent aller Kinderlosen aus medizinischen Gründen ohne Nachwuchs bleiben.

Leben nun also drei Prozent, 15 Prozent oder gar 30 Prozent Unfruchtbare in Deutschland? Die Antwort ist wie vieles bei der menschlichen Fortpflanzung komplizierter, als es auf den ersten Blick aussieht. Unterschiedliche Faktoren prägen das menschliche Reproduktionsverhalten: biologische Konstanten ebenso wie medizinische Fortschritte, gesellschaftliche Veränderungen und wandelnde Umweltbedingungen. Und nicht selten sind alle Einflussgrößen miteinander verbunden. Doch bevor wir dieses Paket aufschnüren, unternehmen wir einen langen Ausflug in die Biologie.

2. Das Wunder der Zeugung

In den Eierstöcken jeder fruchtbaren Frau lagern rund 250.000 unreife Eizellen. Das Fortpflanzungsdepot ist bei jeder Frau schon vor ihrer Geburt angelegt, bereits als Fötus. Eine Schwangere, die ein Mädchen erwartet, trägt insofern nicht nur ihre Tochter in sich, sondern bereits die Keimzellen, aus denen einmal Enkel entstehen können. Während der geschlechtsreifen Jahre werden aus dem Speicher alle drei bis vier Wochen knapp zwei Dutzend Eizellen in beiden Eierstöcken für die Reifung zur Verfügung gestellt. An ihrer Außenschicht verfügen die Keimzellen über Rezeptoren für das so genannte Follikelstimulierende Hormon (FSH), das sich zu Beginn des Zyklus über sie ergießt. Das Eibläschen, welches das meiste FSH aufnehmen kann, gelangt zur vollen Reife. Die anderen sterben ab.

Kurz vor dem Eisprung ist das Bläschen ungefähr zwei Zentimeter groß und gefüllt mit einer Flüssigkeit, in der der Zellkern wie ein Ballon schwebt. Reifen bei einer Frau bei einer künstlichen Befruchtung durch die Hormonstimulation statt einem Ei 10 oder 20 Eizellen, spricht man von einer »Superovulation«. Wie ein prall gefüllter Beutel Apfelsinen erscheinen die Follikel, die darauf warten mit der Punktionsnadel geerntet zu werden, dann in der Vergrößerung des Ultraschalls. Im natürlichen Zyklus übernimmt der Eileiter diese Funktion. Wie ein Trichter nähert er sich dem Follikel und nimmt die gereifte Eizelle auf. Es kommt zum Eisprung. Nun beginnt – vorangetrieben durch feine Härchen an der Wand des Eileiters – eine rund 20-stündige Reise in Richtung Gebärmutter, während der die Eizelle darauf wartet, mit einem Samenfaden zusammenzutreffen.

Spermien liegen, anders als die Eizellen, nicht bereits bei der Geburt vor, sondern entwickeln sich erst im Hoden und im Nebenhoden – gesteuert übrigens von den gleichen Hormonen wie bei der Frau. Drei Monate dauert der Vorgang. Jeden Tag schließen ihn bis zu 100 Millionen Samenfäden ab, die im Nebenhoden auf die nächste Ejakulation warten. Hier erfahren sie ihre letzte Reifung.

Beim Geschlechtsverkehr werden die Samenfäden gemeinsam mit einem Sekret direkt vor dem Gebärmutterhals deponiert. Hier treten sie den Weg durch Gebärmutterhals, Gebärmutterhöhle und Eileiter in Richtung Eizelle an. Dabei werden sie – anders als häufig angenommen – nicht von ihrem Schwanz vorwärtsgetrieben. Die pumpende Bewegung der Gebärmutter, die sich zusammenzieht, stößt sie voran. Nur in den fruchtbaren Tagen macht das Genitalsekret den ersten Teil der Strecke gleitfähig und durchlässig. Ansonsten verhindert es, dass Fremdkörper in den Körper der Frau eindringen. Von den viele Millionen zählenden Samenfäden gelangen nur einige hundert an ihren Bestimmungsort. Die meisten kommen nicht voran, finden den richtigen Weg nicht oder sterben ab. Eine bestimmte Anzahl von ihnen wird in der Gebärmutterschleimhaut eingelagert, damit es auch noch einige Stunden nach dem Geschlechtsverkehr zur Befruchtung kommen kann.

Dennoch ist der Moment des Geschlechtsverkehrs entscheidend für die Zeugung. Das optimale Zeitfenster beträgt 72 Stunden: der Tag nach dem Eisprung und die 48 Stunden davor. Findet der Geschlechtsverkehr früher statt, ist die Chance schwanger zu werden minimal. Danach ist es unmöglich. Allerdings zeigen Untersuchungen immer wieder, dass Kinderwunschpaare – einige Studien sprechen von fast jedem zweiten Paar – gerade an diesen fruchtbaren Tagen *nicht* miteinander schlafen. Stattdessen messen sie die Temperatur nach dem Aufwachen und timen den Beischlaf, wenn das Thermometer ein paar Zentigrade mehr anzeigt. Genau dann jedoch ist der beste Zeitpunkt verpasst. Es bleiben jetzt nur noch 12 bis 24 Stunden mit einer geringeren Befruchtungsfähigkeit.

Petra Kostner, die eine Selbsthilfegruppe für kinderlose Paare gegründet hat, ist überrascht, »wie wenig Frauen über ihren eigenen Körper wissen«. Immer wieder tauchen elementare Fragen auf, die niemand in der Gruppe beantworten kann. Auch Frauenärzte beklagen, dass Biologieunterricht und Sexualberatung in den Medien bei vielen Patientinnen wenig Spuren hinterlassen. In einer Studie der Berliner Charité verfügten nur 13 Prozent der Patientinnen über genaues Wissen zu Zyklus, Verhütung und Konzeption. Fast jede zweite Frau kannte nicht den richtigen Zusammenhang zwischen Körpertemperatur und Eisprung.

Sobald ein Spermium auf die Eihülle trifft, bleibt es an ihr kleben. Es kommt zu einer chemischen Reaktion, in deren Folge der Samenfaden die gummiartige Eihülle und die Membran der weiblichen Keimzelle durchbricht. Erst in diesem Moment wird das Spermium durch die Bewegungen seines Schwanzes vorangetrieben. Es bahnt sich einen kleinen Tunnel, dringt in die Eizelle vor und stößt dabei Schwanz und Membran ab. Nun liegen sich zwei Zellkerne mit jeweils einem halben Chromosomensatz gegenüber, die so genannten Vorkerne.

In diesem Stadium dürfen Ärzte und Wissenschaftler mit der befruchteten Eizelle noch anstellen, was sie möchten: Sie dürfen sie manipulieren, auswählen oder verwerfen. 24 bis 48 Stunden später ist es ihnen nach dem Embryonenschutzgesetz verboten. Dann nämlich sind die beiden Kerne miteinander verschmolzen. Ein genetisch einzigartiges Geschöpf ist entstanden, wie es so niemals zuvor existierte und niemals wieder existieren wird.

Fehlgeburten, die niemand merkt

Der Embryo ist vier bis sechs Tage im Eileiter unterwegs, bevor er die Gebärmutter erreicht. Während dieser Zeit finden die ersten Zellteilungen statt. Kurz vor der Einnistung sieht er aus wie eine reife Brombeere, die so genannte Blastozyste. Die Phase, die nun folgt, ist aus vielen Gründen gefährlich, schreibt der amerikanische Anthropologe Peter T. Ellison in seiner Naturgeschichte der menschlichen Reproduktion. Der Embryo muss Signale aussenden, damit es nicht zu einer Menstruation kommt und er fortgespült wird. Er muss eine Beziehung zum Blutkreislauf der Mutter aufbauen, um ihrem Immunsystem zu entkommen, denn schließlich ist er ein Fremdkörper, der normalerweise von den Abwehrzellen der Frau vernichtet wird. Wahrscheinlich sendet der Embryo zum einen Stoffe aus, die eine solche Abstoßung verhindern. Zum anderen ist das Immunsystem der werdenden Mutter während dieser Zeit heruntergefahren. Beides sind Gründe dafür, dass sowohl eine Eizellspende wie auch eine Leihmutterschaft möglich sind (Kapitel 9). Bekommt eine Frau bestimmte Wirkstoffe künstlich zugeführt, akzeptiert ihr Körper neun Monate lang das genetische Material einer fremden Frau. Es gibt Vermutungen, dass eine zu große Ähnlichkeit des Blutes beider Partner die Abstoßung verursacht. Deshalb praktizieren einige Kinderwunschpraxen eine so genannte Partnerimmunisierung. Die Wirksamkeit dieser Methode sei bislang jedoch nicht erwiesen, sagt Michael Ludwig vom Endokrinologikum in Hamburg.

Der erste Kontakt zum Organismus der Mutter wird über die Gebärmutterschleimhaut aufgebaut, das so genannte Endometrium. Es baut sich in jedem Zyklus wieder neu auf, bereitet sich auf die Ankunft eines Embryos vor – und wird mit der Menstruation ausgeschieden, wenn es zu keiner Schwangerschaft kommt. Gelangt der Embryo zur rechten Zeit in die Gebärmutter und gelingt die perfekte Interaktion zwischen ihm und dem Endometrium, beginnt ein neues Leben, das neun Monate später das Licht der Welt erblicken kann.

Angesichts der komplizierten Choreographie von Gehirn, Drüsen und Organen bei der Reifung einer Eizelle, der vielen Unwägbarkeiten, bis ein Spermium sich mit einem Ei vereint, und des schmalen Zeitfensters, in dem eine Befruchtung möglich ist, kann es nicht erstaunen, dass das System störanfällig ist. Ja, es gleicht einem Wunder, dass es überhaupt zu einer Schwangerschaft kommen kann. Viele Kinderwunschpatienten, die sich das erste Mal mit dem Vorgang beschäftigen, fragen sich, warum nicht alle Menschen Probleme haben, Kinder zu bekommen. »Wenn es in meiner Firma einen derart komplizierten Fertigungsprozess geben würde, könnte nichts Gescheites dabei herauskommen«, vermutet Martin Klöppel, der als Ingenieur in einem Chemieunternehmen arbeitet. Er hat Recht. Nur vergisst er eines. Die Ingenieure der Fabrik haben nur einige Jahre Zeit, den Fertigungsprozess auszutüfteln. Der Evolution standen Millionen Jahre zur Verfügung.

Dennoch scheitern die meisten Versuche, neues Leben zu zeugen, auch im normalen Zyklus. Selbst wenn die Bedingungen optimal sind – beide Partner sind gesund, unter 30 Jahre alt und der Zeitpunkt ist auf den Tag genau korrekt terminiert –, liegt die Wahrscheinlichkeit, schwanger zu werden, nur zwischen 20 und 30 Prozent. Spermien schaffen den Weg zur Eizelle nicht oder scheitern dabei, sich mit ihr zu vereinen. Mal ist der Embryo geschädigt, weil seine Zellteilung falsch verläuft. Mal baut sich die Gebärmutterschleimhaut zu schnell wieder ab. Selbst wenn bis dahin alles nach Plan verläuft, bleibt das Wagnis der so genannten Nidation: Warum sich ein Embryo vollständig einnistet, während ein anderer als frühe Fehlgeburt abstirbt, können Wissenschaftler bis heute nur bruchstückhaft erklären. Auch bei der künstlichen Befruchtung ist die Einnistung eine Art

Blackbox, eines der »größten verbliebenen Rätsel«, so der spanische Reproduktionsmediziner Carlos Simón.

Der amerikanische Epidemiologe Allen J. Wilcox hat bei einigen hundert gesunden Frauen mit Kinderwunsch über mehrere Zyklen die Monatsblutungen protokolliert und den Hormonspiegel gemessen, der eine Schwangerschaft anzeigt. Von den 198 Frühschwangerschaften endeten 59, also 31 Prozent, als Fehlgeburt. 43-mal kam es zum Abgang, bevor die jeweilige Schwangerschaft im Ultraschall diagnostiziert werden konnte. In den meisten Fällen wussten die Frauen nicht einmal, dass sie kurzzeitig schwanger waren. Sie merkten nur, dass ihre Regelblutung ein paar Tage später einsetzte und stärker ausfiel als sonst.

Australische Wissenschaftler setzten noch einen Schritt früher an. Sie versuchten die Abortrate vor der Einnistung zu entdecken. Dafür haben sie die Konzentrationen von Proteinen im mütterlichen Blut gemessen, die der Embryo aussendet, um ihre Immunabwehr zu unterlaufen. Die Forscher stellten 18-mal auffällige Werte fest, die auf die Existenz eines Embryos hinweisen. Doch nur in vier Fällen kam es zu einer Schwangerschaft. Der Rest endete mit einem Abort – wahrscheinlich wegen schwerer Chromosomenschäden des Embryos. Es scheint, so schreibt Peter T. Ellison, dass die Mutter die »genetische Kompetenz des Embryos« testen würde. Und zwar möglichst früh, sodass sie weder Zeit noch Ressourcen in die Schwangerschaft investiert hat. Mindestens ein- bis zweimal im Leben lässt der Körper einen Embryo in diesem Test durchfallen. So oft, schätzen Experten, erlebt jede Frau – meist unwissentlich – in ihrem Leben eine Fehlgeburt. Vorausgesetzt, sie ist gesund und es kommt überhaupt so weit.

3. Fruchtbarkeit: auch eine Frage des Alters

Vier Jahre lang hatte Anita Kelber vergeblich versucht, auf natürliche Weise schwanger zu werden. Erst die Verhütungsmittel abgesetzt, dann Verkehr an den fruchtbaren Tagen. Als auch dies nichts brachte, riet die Frauenärztin, den Zeitpunkt vor dem Eisprung noch genauer einzukreisen. Also, jeden Morgen Temperatur messen und Sex nach strengem Plan. »Am Anfang hat es noch Spaß gemacht«, erinnert sie sich. »Zum Schluss war es nur noch lästig.«

Ihre Hormonwerte waren normal, der Zyklus regelmäßig. Die Gynäkologin riet dazu, noch ein halbes Jahr abzuwarten. Doch Anita Kelber glaubte, keine Zeit mehr zu haben. Eine Bauchspiegelung gab ihr Recht. Beide Eileiter waren verklebt. Selbst wenn sich einige Spermien ihren Weg bahnten: Niemals konnte ein Embryo in die Gebärmutter gelangen. Verklebte Eileiter sind die klassische Ursache für ungewollte Kinderlosigkeit und bis heute mit die häufigste. Kein Arzt konnte Anita Kelber die Ursache ihres Leidens erklären. Wahrscheinlich waren irgendwann einmal Bakterien in den Unterleib gelangt. Die nachfolgende Entzündung hatte sie nie bemerkt, doch sie hatte Anita Kelber steril gemacht.

Weitere organische Fehlfunktionen, die eine Schwangerschaft erschweren oder unmöglich machen, sind Verwachsungen, Geschwülste in der Gebärmutter (Myome) oder eine so genannte Endometriose. Dabei wächst die Schleimhaut bei jedem Zyklus nicht nur in der Gebärmutter, sondern auch an anderen Stellen des Bauchraumes, unter anderem an den Eierstöcken. Der Zusammenhang zwischen Endometriose und Kinderlosigkeit ist noch nicht genau erforscht, es scheint jedoch belegt, dass er existiert.

Den größten Ursachenkomplex jedoch bilden hormonelle Störungen. Sie sind so vielgestaltig wie der Einfluss der Hormone bei der Befruchtung: Von der Eizellreifung über den Eisprung bis zum Aufbau der Gebärmutterschleimhaut kann jeder Abschnitt des Zyklus aus dem Gleichgewicht geraten. Die tieferen Ursachen hierfür sind ebenso vielförmig: Mal ist die Hirnanhangsdrüse oder die Schilddrüse schuld, mal fallen die Eierstöcke aus und es kommt zu vorzeitigen Wechseljahren. Auch Tumore, Über- oder Untergewicht können Hormonstörungen auslösen. Der Arzt oder die Frau selbst bemerken sie meist dadurch, dass die Menstruation unregelmäßig auftritt oder ganz ausbleibt. Eine recht häufige Sterilitätsursache ist das so genannte polyzystische Ovar-Syndrom (PCO), bei dem es an den Eierstöcken zu einer Ansammlung von verkümmerten Eibläschen kommt. Bei leichteren PCO-Erkrankungen kann neuerdings ein sonst gegen Diabetes eingesetztes Medikament helfen.

All diese Sterilitätsursachen sind so alt wie die Menschheitsgeschichte. Schon immer gehörten verschlossene Eileiter, eine unregelmäßige Menstruation oder Geschwülste an den Fortpflanzungsorganen zu den Geißeln der Frau. Auch die Häufigkeit ihres Auftretens dürfte sich nicht maßgeblich geändert haben. Sehr wohl verändert hat sich ihre Wirkung. Und das hängt mit dem Alter zusammen, in dem Frauen heute Kinder bekommen. Der Trend zur späten Mutterschaft stellt das größte Fruchtbarkeitsrisiko dar, und die wichtigste Ursache, warum die Zahl künstlicher Befruchtungen ständig steigt.

Über das Kinderkriegen hatte sich Petra Kostner nie große Gedanken gemacht. Nicht, dass sie keine gewollt hätte. »Es war einfach nie ein Thema«, sagt die Berlinerin. Und warum sollte sie sich auch darüber Gedanken machen? Es gab so viel anderes zu tun. Erst das Studium, dann dreieinhalb Jahre im ersten Job. Da war sie 30 Jahre alt und hatte gerade mit ihrem langjährigen Freund Schluss gemacht. Es folgten ein paar Bekanntschaften, die mal ein paar Wochen dauerten, mal ein halbes Jahr, nichts Ernstes. Alle unerwünschten Nebenwirkungen wurden mit der Pille stets gut verhütet. »Bis Michael kam« – und sich Petra Kostner nach zwei Jahren des Zusammenwohnens auch ein Leben zu dritt vorstellen konnte. Heirat, Pille abgesetzt, Pläne geschmiedet für die Zukunft als Familie – nun ging alles ganz schnell.

Nur der Nachwuchs ließ auf sich warten. Eine Bauchspiegelung und eine Spermauntersuchung brachten die mögliche Erklärung: Ein verklebter Eileiter und ein Myom bei ihr, mäßige Spermienzahl bei ihm. Die Ärzte diagnostizierten eine eingeschränkte Chance spontan schwanger zu werden. Petra Kostner war 34 Jahre alt, nur wenig älter als die durchschnittliche IVF-Patientin in Deutschland. Und plötzlich nahm sie etwas wahr, auf das sie bis dahin überhaupt nicht geachtet hatte: das Ticken ihrer biologischen Uhr.

Heute wird das Kinderkriegen auf einen bestimmten Zeitpunkt zwischen Ende 20 und Ende 30 terminiert, den andere Umstände vorgeben als die Biologie: der Beruf und die Beziehung, das Freiheitsbedürfnis und die Finanzlage. Erst steht bei den meisten Paaren die Ausbildung auf dem Lebensplan, dann der Job oder auch ein Jahr im Ausland. Ein Kind hat da keinen Platz. Mal fehlt das Geld, dann die geräumige Wohnung oder schlicht der richtige Partner: Es gibt viele Gründe, den Kinderwunsch vor sich herzuschieben. »Typischer Fall von berufstätigem Paar, bei dem es nie richtig passte«, antwortete die Fernsehmoderatorin Gaby Bauer – bei der Geburt ihrer Zwillinge 38 Jahre alt – in einem Interview auf die Frage, warum sie so lange mit dem Kinderkriegen gezögert hatte. »Kinder wären ja ganz schön, sagt man, aber jetzt noch nicht.« Die bereits zitierte Umfrage des Forschungsverbundes Fertilitätsstörungen zeigt, wie sich die Haltung zur Familiengründung innerhalb weniger Jahre ändern kann: Zwischen 25 und 35 Jahren bewerten noch 38 Prozent der befragten Frauen Kinderlosigkeit als idealen Zustand. Ab Mitte 30 dagegen wandelt sich die Meinung schlagartig: Dann wollen nur noch elf Prozent ohne Kinder leben. Doch nun fängt für viele das Problem an. Denn wenn der Kopf endlich Ja sagt,

sagt der Körper zunehmend Nein. Viele Frauen denken erst an die Familiengründung, wenn es die Natur kaum noch vorgesehen hat.

Die »Fertilitätskiller« wie Myome und dergleichen hatten nun rund zwei Jahrzehnte Zeit, sich im Fortpflanzungsapparat auszubreiten. Wechselnde Geschlechtspartner konnten Bakterien in den Körper tragen, sich ansammelnde Umweltgifte den Hormonhaushalt beeinflussen. Auch Verhütungsmittel und unbemerkte Fehlgeburten können einen negativen Einfluss auf die Empfängnisfähigkeit haben. Jahr für Jahr addieren sich die Risikofaktoren und die Gefahr einer Fruchtbarkeitsstörung steigt. Hätte Petra Kostner versucht, mit 20 ein Kind zu bekommen, hätte es durchaus sein können, dass ihre Eileiter noch nicht verschlossen waren. Auch Endometriose kommt bei jüngeren Frauen viel seltener vor als bei älteren, da sich die Gebärmutterschleimhaut mit jeder Menstruation weiter ausbreiten kann.

Das biologisch erfolgreichste Alter für die Fortpflanzung sind die Jahre bis 25, erklärt der Ulmer Frauenarzt Friedrich Gagsteiger. Danach nimmt die Zeugungsfähigkeit ab: erst wenig bis 30 Jahre, dann stärker bis 35. Die Fruchtbarkeitskurve fällt steil ab. Mit jedem zusätzlichen Jahr sinkt die Wahrscheinlichkeit schwanger zu werden um einige Prozent. Mit über 40 können Frauen nur noch in seltenen Fällen ein Kind bekommen. »Viele Frauen, die zu uns kommen, sind aber genau in diesem kritischen Alter: zwischen 35 und 40 Jahre«, so Gagsteiger.

Diese Erkenntnisse sind relativ neu und stammen aus der Reproduktionsmedizin selbst. Hier können Forscher unter kontrollierten Laborbedingungen die direkte Abhängigkeit zwischen dem Alter einer Frau und ihrer Fruchtbarkeit feststellen. Erstmals gelang dies französischen Wissenschaftlern, die 1982 im *New England Journal of Medicine* eine Untersuchung veröffentlichten, welche die Erfolgsrate von Samenspenden testete: Hier zeigte sich, dass Frauen über 35 wesentlich geringere Aussichten auf eine Schwangerschaft hatten als jüngere. Wollten die Fertilitätsmediziner Frauen über 40 zu einem Kind verhelfen, glich ihr Versuch einem Glücksspiel. Eine Studie des israelischen Reproduktionsexperten Raphael Ron-El weist bei 41- bis 45-Jährigen IVF-Patientinnen eine Schwangerschaftsrate von 12,4 Prozent auf. Doch nur jede dritte Schwangerschaft mündete in eine Geburt, der Rest waren Aborte.

Die biologische Uhr lässt sich nicht zurückdrehen

Diese Daten offenbaren eine weitere Gesetzmäßigkeit der Biologie, die mit dem Alter zu tun hat. Während eines Frauenlebens reduziert sich die Zahl der Eizellen in einem Schwindel erregenden Maße. Im Mutterleib verfügt ein weiblicher Fötus noch über sieben Millionen unreifer Eizellen. Bei der Geburt sind nur noch eine Million übrig. Bis zur Pubertät schrumpft die Zahl noch einmal auf 250.000. Mit jedem Jahr werden es weniger Eizellen, Tausende sterben den raschen Zelltod, bis die ovarielle Reserve schließlich versiegt. Zwar büßen auch Männer mit den Jahren einen Teil ihrer Zeugungskraft ein; doch dieser Prozess beginnt erst langsam Mitte 30. Zudem erlaubt es die große Zahl männlicher Keimzellen, bis ins hohe Alter Nachwuchs zu zeugen. Bei Frauen jedoch ist das Eizellreservoir im Durchschnitt mit Mitte 40 weitgehend erschöpft. Der individuelle Zeitpunkt der altersbedingten Unfruchtbarkeit lässt sich eventuell vorab herausfinden, und zwar mit Hilfe eines Ultraschallbildes der Eierstöcke. Ihre Größe könnte einen Hinweis geben, so neuere Studien, wie lange eine Frau sich mit der Familienplanung Zeit lassen kann. Warum geschlechtsreife Frauen weniger Keimzellen haben als Föten und weshalb die Natur Frauen – anders als Männern – eine Zeugungsfrist setzt, ist nicht geklärt. Evolutionsbiologisch könnte die Botschaft folgende sein, spekuliert der Anthropologe Peter T. Ellison: Frau, kümmere dich lieber um die bereits existierenden Kinder und bringe dich und deine Nachkommenschaft nicht durch eine weitere Geburt in Gefahr. Pech für die Frau, wenn es vorherige Geburten gar nicht gegeben hat. Dann hat die Fruchtbarkeitsfalle zugeschnappt.

Nicht nur die Menge der Eizellen schwindet mit dem Alter, ebenso die Qualität. Schon seit langem ist bekannt, dass Spätgebärende ein höheres Risiko tragen, ein Kind mit einer Chromosomenanomalie, wie etwa dem Downsyndrom, zur Welt zu bringen. Bei einer 20-Jährigen Mutter liegt die Gefahr bei 1 zu 2000, bei einer 45-Jährigen dagegen bei 1 zu 32. Erst seit der Entwicklung der In-vitro-Fertilisation wissen wir, dass die Schädigungsraten viel höher sind, die meisten Embryos jedoch bereits im Mutterleib absterben. Das erklärt die bereits erwähnte hohe Frühabortrate. Schuld an der Anomalie ist ein technischer Lapsus innerhalb der reifen Eizelle, bevor sie sich mit dem Spermium vereint: Ihr Chromosomensatz teilt sich anders als vorgesehen nicht vollständig. Vielmehr bleiben die beiden Teile eines Chromosomenpaares zusammenkleben. Der aus einer solchen Eizelle entstehende Embryo verfügt dann über drei statt über zwei Chromosomen. Deshalb heißt das Downsyndrom auch Trisomie 21, denn es liegt eine Verdreifachung des 21. Chromosoms vor.

Wie viele Eizellen im Schnitt solche Chromosomenschäden aufweisen – Mediziner sprechen von Aneuploidie –, darüber gehen die Angaben auseinander. Tatsache ist, dass die Menge fehlprogrammierter Eier parallel zum

Alter der Frau ansteigt. Am Ende bleibt von den wenigen noch vorhandenen Eizellen kaum mehr eine übrig, die fähig ist, gesunde Nachkommen zu zeugen. Der Ulmer Frauenarzt Gagsteiger vergleicht den Eischwund mit dem Apfelsinenverkauf auf dem Markt: »Die guten Früchte werden zuerst genommen. Am Ende des Tages bleiben nur noch wenige übrig. Und die sind meistens auch noch schadhaft.« Nur eine (in Deutschland verbotene) Eizellspende könnte den betreffenden Frauen noch helfen: Die Keimzelle einer jüngeren Frau erhöht die Aussicht einer Spätentschlossenen beträchtlich, doch noch zu Nachwuchs zu kommen (Kapitel 9).

Ansonsten gilt für alle Frauen im fortgeschrittenen Alter die Warnung des amerikanischen Reproduktionsmediziners Zev Rosenwaks: »Wir können die biologische Uhr nicht zurückdrehen.«

Doch was heißt schon fortgeschrittenes Alter? »Ich fühle mich nicht alt«, sagt Anita Kelber, die gerade 39 geworden ist. Dreimal in der Woche treibt sie Sport. Wer sie sieht, könnte sie für fünf Jahre jünger halten. Doch Fühlen und Aussehen können die Natur nicht überlisten. Ein 39-Jähriger Körper trägt 39-Jährige Eizellen in sich. »Viele Frauen denken, ihre biologische Uhr hört irgendwann auf zu ticken, wenn sie in den Vierzigern sind und es bis dahin keine Probleme gibt«, sagt der Frauenarzt Heribert Kentenich. »Dass der Prozess jedoch viel früher beginnt, ist ihnen nicht bewusst.« Andere Angehörige wissen zwar, dass sie ab Mitte 30 zu einer Risikogruppe gehören. Sie glauben jedoch, die Gefahr beziehe sich allein darauf, behinderten Nachwuchs in die Welt zu setzen – nicht aber, überhaupt keine Kinder mehr bekommen zu können.

Eine Studie der *American Infertility Association* mit dem Titel »Was deine Mutter dir nicht über Fruchtbarkeit gesagt hat ...« nennt das Altersrisiko das am »besten gehütete schlimme Geheimnis«. Als die Organisation fragte, wann die Fortpflanzungsfähigkeit abnimmt, verschätzten sich die meisten Frauen um fünf bis zehn Jahre. Fast alle hielten ein gutes Allgemeinbefinden fälschlicherweise auch für einen Beleg für Fruchtbarkeit. Beim Thema Verhütung dagegen wussten 90 Prozent aller Testpersonen die richtigen Antworten. Eine Studie der Abteilung für Medizinische Psychologie der Universität Leipzig aus dem Jahr 2005 bestätigt den Befund: 28 Prozent der Befragten glaubten, die weibliche Fruchtbarkeit würde erst mit 40 Jahren abnehmen. 33 Prozent meinten sogar, man könne bis 45 problemlos Kinder bekommen. Elmar Brähler, der Autor der Studie, schlägt seit langem vor, bereits in der Schule nicht nur über Pille und Präservativ aufzuklären, sondern auch über die besten Jahre für die Familienplanung.

Der Essener IVF-Arzt Thomas Katzorke berichtet, dass immer wieder

Paare in seine Kinderwunschpraxis kommen, bei denen ein Partner eine Sterilisation rückgängig gemacht hat, und »die sich nun wundern, dass es nicht auf Anhieb klappt mit dem Schwangerwerden«. Auch Frauen, die eine Abtreibung durchführen lassen, finden sich einige Jahre später nicht selten in einer IVF-Klinik wieder. Von seinen Patientinnen über 35 hat jede dritte bis vierte Frau, die sich nun dringend ein Kind wünscht, bereits einmal abgetrieben, schätzt der Berliner Reproduktionsmediziner Heribert Kentenich.

Manchmal liegt zwischen der gewollten und der ungewollten Kinderlosigkeit nur ein halbes Jahr. Doch je älter eine Frau wird, desto ungeduldiger reagiert das Paar, wenn es mit dem Kinderzeugen nicht auf Anhieb klappt – und desto eher wendet es sich an einen Fertilitätsexperten. Insofern trägt der Altersfaktor gleich dreifach dazu bei, die IVF-Praxen zu füllen: Er verringert die Chance der Frauen, auf natürlichem Weg schwanger zu werden, er vermehrt ihre Fruchtbarkeitsstörungen und er erhöht die Angst der Paare, am Ende vor einer leeren Wiege zu stehen. Die Angst ist real: Immerhin bleibt ein Drittel der Paare, die nach dem 35. Lebensjahr heiraten, ohne Kinder – die meisten gegen ihren Willen.

Viele Kinderwunschpatienten sind nicht völlig unfruchtbar. Vielmehr sind sie subfertil, das heißt in ihrer Fähigkeit Kinder zu bekommen eingeschränkt. Doch die Einschränkung wiegt umso schwerer, je älter die Frau ist und je weniger Zeit ihr zum Kinderzeugen bleibt. Eine Frau, die nur über einen durchgängigen Eileiter verfügt, halbiert ihre Aussicht, schwanger zu werden. Kommt eine Spermienschwäche des Mannes hinzu, schrumpfen die Chancen des Paares noch einmal. Versucht ein solches Paar im Alter von 20 Jahren Kinder zu bekommen, wird sich der Nachwuchs wahrscheinlich einstellen. Irgendwann findet ein Spermium den Weg in den richtigen Eileiter. Wer mit Paaren spricht, die ihre Kinder im Vor-IVF-Zeitalter bekommen haben, erfährt, dass einige von ihnen vier, sechs oder zehn Jahre gebraucht haben, bis es endlich geklappt hat. Eine Frau mit 34 jedoch kann sich keine zehn Jahre mehr Zeit lassen. Dafür ist das Risiko zu groß, ihr Warten könnte vergeblich sein – und das Angebot der Reproduktionsmedizin zu anziehend, schneller für Abhilfe zu sorgen. Zwei Jahre sollten sie jedoch schon warten, wenn keine bekannten Gründe der Unfruchtbarkeit vorliegen. Das legt eine neue Studie nahe, die auf der Jahreskonferenz 2002 der European Society of Human Reproduction and Embryology (ESHRE) vorgestellt wurde. Forscher aus Italien und den USA verfolgten 782 Paare aus verschiedenen Ländern Europas bei ihrem Bemühen, Kinder zu bekommen. Rund jedes sechste Paar wartete im ersten Jahr vergeblich, schwanger zu werden und zwar abhängig vom Alter: bei Frauen zwischen 19 und 26 Jahren waren es nur acht Prozent, bei Frauen zwischen 35 und 39 Jahren 18 Prozent. Die gute Nachricht: die Hälfte aller dieser Frauen bekam ohne Hilfe dennoch ein Baby. Sie wurden innerhalb des zweiten Jahres schwanger – egal wie alt sie waren.

4. Soziale Ursachen ungewollter Kinderlosigkeit

Kritiker werfen den Reproduktionsmedizinern vor, sie würden die Nachfrage nach künstlicher Befruchtung anheizen. Zum einen, indem sie zu schnell behandeln. Zum anderen, indem sie viele Paare erst in die altersbedingte Fruchtbarkeitsfalle locken. »Medizin und Medien suggerieren«, moniert Elmar Brähler, »dass der persönliche Kinderwunsch bis ins hohe Alter relativ unkompliziert realisiert werden kann.«

Richtig daran ist, dass jede IVF-Patientin moderne Karrierefrauen kennt, die noch spät schwanger wurden: Madonna gebar ihre Tochter Lourdes mit 38, Sohn Rocco mit 41. Die japanische Kronprinzessin Masako war 37, als sie das erste Mal Mutter wurde. Die US-Starfotografin Annie Leibovitz durfte sich gar mit 52 Jahren noch über ein spätes Mutterglück freuen. Ebenso stimmt es, dass kaum ein Fertilitätsmediziner ein Paar mit der Begründung zurückschickt, es doch noch mal ein Jahr lang ohne technische Hilfe zu versuchen. Im Gegenteil, sagt der Leiter der Heidelberger Kinderwunsch-Sprechstunde Tewes Wischmann: »Je besser die Erfolgsaussichten eines Paares, desto günstiger ist es für das repromedizinische Zentrum.« Denn jede schnelle Schwangerschaft schlägt sich in der Erfolgsstatistik des Zentrums nieder.

Andererseits gibt es den umgekehrten Fall auch: dass Frauen zu lange warten und erst in fortgeschrittenem Alter die Kinderwunschpraxis aufsuchen – und damit die Statistik verhageln. Drei Jahre lang vertröstete die Gynäkologin Anita Kelber mit aufmunternden Worten und banalen Tipps zum Schwangerwerden. »Sie sagte mir, ich solle Geduld haben, es wird schon klappen«, erinnert sich Kelber. Erst als sie zu einem anderen Frauenarzt wechselte, schickte der sie zur Bauchspiegelung und es wurde ein Eileiterverschluss festgestellt. Laut dem deutschen IVF-Register warten die meisten Frauen, die eine Sterilitätsbehandlung vornehmen, zwei bis fünf Jahre, ehe sie sich für eine künstliche Befruchtung entscheiden.

Die Fortpflanzungsmediziner wollen von ihrer Rolle als Verführer denn auch nichts wissen. Vielmehr stellen sie sich als Opfer des Trends hin, als »Erfüllungsgehilfen der Selbstverwirklichungswünsche von Frauen«, wie

Thomas Katzorke formuliert. »Akademikerin, Anfang 40, im Job alles erreicht, in erster Ehe geschieden, will jetzt mit ihrem neuen Partner ein Kind und ich soll es einrichten«, so beschreibt der Essener IVF-Arzt einen Typ von Patientin, den er »mindestens einmal am Tag« vor sich sitzen hat. Die gedankenlose Karrieristin mag es geben – typisch ist auch sie nicht. Kaum eine Frau plant eine späte Mutterschaft bewusst ein und spekuliert für den Notfall auf den Fruchtbarkeitsdoktor. Typisch ist jedoch, dass der rechte Zeitpunkt zur Zeugung stets aufs Neue verschoben wird. Die bereits erwähnte Umfrage zum Thema Fertilitätsstörungen belegt es. Zwanzigjährige, die gefragt wurden, wann sie ihr erstes Kind bekommen möchten, antworteten: mit 26 Jahren. Probanden zwischen 21 und 30 Jahren gaben als ideales Gebäralter 29 an. Und für die Befragten zwischen 31 und 40 Jahren war 36 der beste Zeitpunkt.

Man sieht, dass es weder für die Zunahme der ungewollten Kinderlosigkeit noch für den Anstieg der künstlichen Befruchtungen einfache Erklärungen gibt. Vielmehr ist die Expansion der Reproduktionsmedizin ein Paradebeispiel dafür, wie private Bedürfnisse und gesellschaftliche Bedingungen, biologische Zwänge und Einkommensinteressen von Ärzten miteinander verwoben sind. Einst diente sie als letzte Zuflucht für einige wenige hoffnungslose Fälle. Heute ist sie zur Hilfsdisziplin für Paare geworden, die sich erst spät zum Kinderkriegen entscheiden konnten.

Diese Entwicklung ist jedoch nicht ohne den Wandel zu verstehen, welchen die Frauenrolle und damit die Familienplanung in den vergangenen Jahrzehnten erfahren hat. Elisabeth Beck-Gernsheim hat diese historische Revolution anschaulich beschrieben. Die so genannte »Kinderfrage«, so der Titel ihres immer noch zeitgemäßen Buches, stellt sich nämlich erst seit ungefähr 40 Jahren. Davor bekam man Kinder einfach, ohne viel zu fragen, und zwar meist relativ bald, nachdem man früh geheiratet hatte. Was früher die Natur bestimmte, fällt heute dank der modernen Empfängnisverhütung in die Kategorie Lebensplanung.

Ohne die Pille keinen IVF-Boom

Die größte reproduktionsbiologische Neuerung des vergangenen Jahrhunderts, die Pille, hat der zweitgrößten – der In-vitro-Fertilisation – erst zur Blüte verholfen. Mit der einen wurde zum ersten Mal effektiv verhindert, dass Frauen schwanger werden, die andere sorgt dafür, dass sie es – Jahre später – doch noch können. Das erscheint paradox, hat jedoch in der Geschichte der Heilkunst seine Logik: Eine medizinische Innovation löst ein

Problem und schafft gleichzeitig ein neues – das eine weitere medizinische Technik zu lösen versucht. So betrachtet stimmt die Aussage: Die Medizin schafft sich ihre eigenen Kunden. Erst die modernen Verhütungsmittel befreiten die Frauen von der Last früher Mutterschaft und räumten den Weg frei für Ausbildung und Berufseinstieg. »Familie und Kinder sind zwar immer noch Teil des Lebensplans«, so Beck-Gernsheim, »aber sie sind nun nicht mehr *das* vorrangige Ziel, auf das sich alle Wünsche und Erwartungen richten.« Aus einem biologischen Zwang wird (Entscheidungs-)Freiheit und damit wieder ein Problem – nämlich wann man Kinder bekommen und wie man sie mit dem Beruf vereinbaren soll.

Bis heute sind Kinder Karrierekiller – für Frauen wohlgemerkt. Denn die Erziehung des Nachwuchses ist Frauensache geblieben, besonders in Deutschland, wo nicht einmal fünf Prozent aller Väter Erziehungsurlaub nehmen. Und das, wo laut OECD-Statistik gerade einmal zehn Prozent aller Kinder unter drei Jahren fremdbetreut werden (in Dänemark sind es 64 Prozent) und wo man für die Kindertagesstätte bezahlen muss, für ein Universitätsstudium hingegen nicht.

»Heute ist ein Kind für berufstätige Frauen eine Art Luxus, den man sich nur leisten kann, wenn privat und beruflich alles eingetütet ist, beinahe eine Trophäe, die man der feindlichen Umwelt abgetrotzt hat«, schreibt die Journalistin Dorothee Nolte im *Tagesspiegel*. Dabei müssen Frauen nicht »karrieregeil« sein, um sich in eine Lage zu bringen, in welcher der Job die Fruchtbarkeit gefährdet. In gewissen akademischen Jobs – bei Ärzten, Anwälten, Universitätsdozentinnen – gehört Kinderlosigkeit zum Berufsrisiko. Sechs Jahre lang studierte Beatrix Kallwein Medizin, dem folgten zweieinhalb Jahre praktische Ausbildung. Nach einem Jahr Jobsuche fand sie schließlich eine Stelle als Assistenzärztin in einem Krankenhaus in Hannover. Ohne die Facharztausbildung, die noch einmal fünf Jahre dauerte, wollte sie sich auf das Abenteuer Kind nicht einlassen. »Wofür hatte ich sonst studiert und unzählige Prüfungen gemacht?«, fragt sie. Als sie alles beisammen hatte, war sie 34 Jahre alt und die biologische Uhr war bereits gefährlich vorangeschritten.

Da die Ausbildungszeiten nirgends auf der Welt so lang sind wie in Deutschland, nimmt es nicht wunder, dass gerade Akademikerinnen häufige Kunden der In-vitro-Medizin sind. Von den (westdeutschen) Frauen zwischen 30 und 39 Jahren ohne Berufsabschluss sind laut *Family and Fertility Survey* nur etwa 15 Prozent kinderlos. Bei den Akademikerinnen der gleichen Altersgruppe sind es 37 Prozent. Setzt sich der Trend fort, wird im Jahr 2010 fast jede zweite Frau mit Hochschulabschluss nie ein eigenes Kind haben. Wie in einer Stadt alles zusammenkommt, zeigen die Zahlen für Berlin, der Hauptstadt der Kinderlosen. Durchschnittlich leben hier fünfmal mehr kinderlose Frauen als etwa in Thüringen. Gleichzeitig ist Berlin die Stadt mit den meisten Hochschulen, der höchsten Abtreibungsrate und den meisten reproduktionsmedizinischen Zentren in Deutschland. In 20 Arztpraxen und Kliniken bieten Ärzte hier eine künstliche Befruchtung an. Das sind fast doppelt so viele Einrichtungen wie in den neuen Bundesländern insgesamt (ausgenommen Ostberlin).

Insofern hat die Bremer Frauenbeauftragte Ulrike Hauffe recht, wenn sie sagt: »Frauen reparieren mit ihrem Körper einen gesellschaftspolitischen Versorgungsskandal«, den Missstand nämlich, nicht einfacher in frühen Jahren Kinder bekommen zu können. Auch IVF-Arzt Kentenich mahnt selbstkritisch, die Reproduktionsmedizin dürfe nicht Altersprobleme der Frauen lösen, und fordert mehr Unterstützung für berufstätige Mütter: »In der DDR war das besser organisiert, da konnten Frauen mit 23 Kinder bekommen und dennoch studieren oder in ihrem Job vorankommen.«

Doch man sollte sich keine Illusionen machen. Selbst wenn das Studium kürzer wird, Zehntausende neuer Kinderkrippen entstehen, die deutschen Männer die Freuden des Wickelns entdecken und das Kindergeld verfünffacht wird: Kinder werden immer ein »biografisches Risiko« bleiben, das viele Paare weiterhin möglichst lange vermeiden möchten.

Eine Ursache für die späte Nachwuchsplanung – eine der wichtigsten und am wenigsten beachteten überhaupt – kann ohnehin niemand lösen. Auch dieses Problem hat viel mit neuen Freiheiten und alten Zwängen zu tun: das Partnerproblem. Zunehmend mehr Männer und Frauen finden den geeigneten Lebenspartner, mit dem sie eine Familie gründen möchten, eben erst zu einem Zeitpunkt, zu dem man in früheren Zeiten bereits an Enkel dachte. Bei einer Umfrage der Zeitschrift *Eltern* von Anfang 2005 gaben 44 Prozent der befragten kinderlosen Frauen an, sie hätten keinen Nachwuchs, weil ihnen der geeignete Lebenspartner fehlt. »Was soll man denn machen?«, fragt Miriam Bleibtreu. »Der Mann, mit dem man Kinder haben möchte, steht eben nicht an jeder Ecke.« Ihre erste Ehe ging schief, viele Jahre lang hatte sie keinen festen Partner. Erst als sie 39 war, tauchte ihr Märchenprinz auf. Doch ihr Mann brachte einen entscheidenden Defekt mit in die Ehe: Seine Spermien waren fast allesamt verkrüppelt. Nur eine künstliche Befruchtung konnte ihr noch helfen, Mutter zu werden.

IV. »Das größte Wunder der Medizin«
Die Entstehung der künstlichen Befruchtung

Die Schwangere war unter falschem Namen in die Klinik aufgenommen worden. »Rita Ferguson« stand an der Tür des schönsten Zimmers der Geburtsstation. Auch die Daten in der Krankenakte der 32-jährigen Frau waren gefälscht, und zwar vom Chef der gynäkologischen Abteilung des Allgemeinen Distrikthospitals zu Oldham höchstpersönlich. Geburtshelfer Patrick Steptoe hatte seiner Patientin eingeschärft, weder Freunden noch Fremden die Umstände ihrer Schwangerschaft anzuvertrauen. Dennoch brachte der *Evening Chronical* bereits kurze Zeit später die Nachricht, welche die Medien in Aufregung versetzte und die Medizin verändern sollte: Eine namentlich nicht bekannte Frau, berichtete das Lokalblatt von Oldham, erwarte im Krankenhaus der Stadt ein *test-tube-baby*, ein Retortenbaby.

Damit war das Geheimnis von Doktor Steptoe und Lesley Brown in der Welt – und die Welt kam nach Oldham. Eine internationale Reporterschar fiel in die 200.000 Einwohner zählende Stadt im Nordwesten Englands ein. Pressevertreter verkleideten sich als Ärzte, Handwerker und Fensterputzer, um der Schwangeren näher zu kommen. Ein Krankenhausmitarbeiter beschwerte sich, dass, »wenn man irgendetwas zur Seite räumt, dahinter sofort ein Journalist auftaucht«. In den letzten zwei Wochen vor der Entbindung hielten zwei Polizisten rund um die Uhr Wache vor dem Zimmer der Erstgebärenden.

Kurz vor Mitternacht am 25. Juli 1978 war es so weit: Lesley Brown, Ehefrau des Lastwagenfahrers Gilbert Brown, gebar per Kaiserschnitt ein Mädchen. Die Eltern nannten es Louise: Den zweiten Namen durfte sich Dr. Steptoe aussuchen. Er wählte Joy, Freude. Das »größte Wunder der Medizin«, wie die BILD-Zeitung zwei Tage später schrieb, war vollbracht.

Das Glücksgefühl von Arzt und Eltern war verständlich. Neun Jahre hatte das Ehepaar vergeblich versucht, auf natürlichem Weg ein Baby zu zeugen. Gilbert Brown hatte bereits ein Kind aus erster Ehe. An ihm konnte es also nicht liegen. Für Lesley Brown begann eine Odyssee von einem Frauenarzt zum nächsten. Schließlich stellte ein Gynäkologe die Ursache der Kinderlosigkeit fest: Eileiterverschluss. Die Medizin könne in derartigen Fällen nicht helfen, so die niederschmetternde Diagnose, weder ihr noch Zehntausenden anderen Frauen, die unter der gleichen Störung litten.

Doch Lesley Brown gab sich nicht geschlagen. Sie las Bücher und Zeitungsartikel über Unfruchtbarkeit, schaute sich jede Fernsehsendung zum Thema an – und stieß schließlich auf Patrick Steptoe, einen der bekanntesten Gynäkologen des Landes. Das Verfahren, das der Arzt dem Paar vorschlug, schien recht einfach zu sein. Im Prinzip ging es nur darum, die verschlossenen Eileiter zu umgehen, Lesley Browns Eizellen im Labor zu befruchten und wieder einzusetzen. Dass eine derartige künstliche Befruchtung noch niemals funktioniert hatte, erfuhr Brown erst später. Sie habe gemeint, sagte sie nach ihrer Entbindung, es hätte es schon »hundertmal gegeben, dass Kinder geboren wurden, die außerhalb des Mutterleibes empfangen worden waren«.

Für Patrick Steptoe, der kurz vor der Geburt offiziell in den Ruhestand getreten war, und seinen Forscherkollegen Robert Edwards bedeutete die Geburt den Endpunkt von fast zwei Jahrzehnten Arbeit. Edwards war wie so viele Fruchtbarkeitsexperten über die Tiermedizin zur menschlichen Reproduktionsforschung gestoßen. In seiner Doktorarbeit hatte sich der Forscher aus Cambridge mit Mäuseembryonen beschäftigt. 1960 hatte er sich zum ersten Mal gefragt, so schreibt er in seinem zusammen mit Steptoe verfassten Bericht über den Fall Louise Brown, ob es möglich wäre, menschliche Eizellen extrakorporal zu befruchten, um die »Embryonen dann wieder in den Leib einer Frau einzupflanzen«. Diesem Ziel widmete er in den nächsten achtzehn Jahren seine Forschungen.

Dass er am Ende Erfolg hatte, ist einer außergewöhnlichen Mischung aus wissenschaftlicher Ausdauer, medizinischer Bedenkenlosigkeit und Glück zu verdanken – sowie den Erkenntnissen, die andere Forscher vor ihm auf dem Gebiet der Tiermedizin erlangt hatten. Schon Ende des 19. Jahrhunderts versuchten Gelehrte, die Mechanismen der Fortpflanzung von Säugetieren zu verstehen und zu manipulieren. Um den landwirtschaftlichen Ertrag zu erhöhen, versuchten sie Kühe mit dem Sperma besonders guter Zuchtbullen zu besamen. Zudem übertrugen sie Embryonen von hochwertigen Tieren in die Gebärmutter weniger wertvoller Artgenossen, um die Edelkühe möglichst schnell zur erneuten Produktion von Nachwuchs zu bringen.

Der Traum der Forscher: die Fortpflanzung kontrollieren

Genau hundert Jahre vor dem »Wunder von Oldham« hatte der Österreicher Samuel Leopold Schenk damit experimentiert, Eizellen von Häsinnen auszuwaschen und diese im Labor mit dem Sperma männlicher Tiere zu vereinen. Um die natürliche Umgebung zu simulieren, benutzte er dazu Gewebeteile aus der Gebärmutterschleimhaut der Tiere. Dieses Verfahren, die so genannte Co-Kultivierung, wird auch heute noch stark verbessert in einigen IVF-Zentren bei menschlichen Eizellen angewendet. Die Befruchtung misslang zwar, doch Schenk hatte bewiesen, dass man Eizellen isolieren konnte.

Der nächste Schritt gelang amerikanischen Forschern. Sie töteten einen schwangeren Angorahasen und pflanzten die Embryonen einer dunkleren Rasse ein. Vier Wochen später gebar die Häsin Nachwuchs in Angoraweiß. Doch erst knapp 50 Jahre nach Schenk konnte der US-amerikanische Genetiker und Tierphysiologe Gregory Pincus erstmals unter dem Mikroskop beobachten, wie ein Spermium die Hülle einer Eizelle durchdringt und es zu einer Befruchtung kommt. Später mischte er männliche mit weiblichen Keimzellen und transferierte den Cocktail zurück in die Eileiter eines Kaninchens. Das Tier wurde trächtig; seine Nachkommen wiesen keine Schädigungen auf.

Schon damals vollzogen sich die Experimente nicht in einem Klima wissenschaftlicher Unschuld. Bereits 1937 kommentierte das *New England Journal of Medicine* in einem Editorial, dass man angesichts der neuen Erkenntnisse »noch sehr viel weiter denken dürfe«. So könne man sich vorstellen, Spermien danach zu trennen, ob ihr Geschlechtschromosom ein X oder ein Y vorweist, also ein Mädchen oder einen Jungen zeugt. »Wird es also möglich sein«, fragte die angesehene Fachzeitschrift, »je nach Wunsch einen Sohn oder eine Tochter zu bekommen? Es scheint wahrhaftig, als ob das Eisen noch heiß ist und als ob bald ein neues Glied der Kette geschmiedet wird, mit der die Menschheit versucht, die Natur unter Kontrolle zu bringen.«

Doch die Vorfreude, dass beim Menschen funktioniert, was beim Tier geklappt hat, kam Jahrzehnte zu früh – obwohl genau diese Aussicht Forscher wie Robert Edwards antrieb. Die Reproduktionsexperten mussten feststellen, dass das humane Fortpflanzungssystem viel komplexer und empfindlicher ist als das tierische. Bis heute haben Endokrinologen und Fertilitätsmediziner das fein abgestimmte Zusammenspiel von Geweben, Drüsen, Organen und Gehirn noch lange nicht endgültig ergründet. Wie schwer musste es also für Edwards und seine Kollegen sein, die Vorgänge im Labor zu simulieren!

Die Jahre von 1960 bis 1978 wurden von der Trial-and-error-Methode bestimmt. Es galt zumindest Teile der komplizierten Kreisläufe und Rückkoppelungseffekte zu verstehen, die im Gange sind, wenn aus Spermium und Eizelle ein überlebensfähiger Fötus wird. Dazu dienten nicht nur Kaninchen als Versuchsmaterial, deren Bauchhöhle Edwards unter anderem dazu benutzte, menschliche Eizellen aus dem Krankenhaus ins Labor zu transportieren. Auch Frauen selbst wurden zu Versuchskaninchen. Hunderte von Embryonen wurden verbraucht. Mindestens 60 Versuche anderer Frauen schwanger zu werden misslangen, bevor Lesley Brown das Mutterglück ereilte. Bis zum ersten australischen IVF-Kind mussten über 100 Frauen das Experiment durchlaufen, inklusive Hormonstimulation, dreimal täglichen Spritzen, Bauchschnitt und mehrwöchigem Krankenhausaufenthalt.

Offiziell diente jeder Versuch dazu, eine Schwangerschaft herbeizuführen, aber angesichts der minimalen Erfolgsaussichten kann man das Forschungsvorhaben ebenso gut als Menschenversuch bezeichnen. Dennoch fanden Edwards und Steptoe immer wieder Frauen, die sich für das Experiment zur Verfügung stellten – im Namen der Wissenschaft und in der Hoffnung, doch noch ein Kind zu bekommen. Auch seinen Körper setzte Edwards für die Forschung ein. Der Befruchter von Cambridge scheute sich nicht, eigenes Sperma zu verwenden, um Eizellen zu Testzwecken zu befruchten.

Dennoch ging es nur schleppend voran. So blieb es für Edwards lange Zeit ein Rätsel, warum sich der menschliche Samen – anders als im Tierversuch – im Körper der Frau mit den Eizellen vereint, nicht jedoch in der Petrischale. Die Keimzellen nur zu gewinnen und dann zusammenzuschütten, reichte nicht aus: Nichts passierte. Der Forscher vermutete, irgendetwas im Eileiter oder in der Gebärmutter müsse die Spermien so verändern, dass sie für die Befruchtung bereit sind. In der Hoffnung, dass sie sich dort weiterentwickelten, injizierte Edwards die Spermien in den Fortpflanzungstrakt von Affen. Vergeblich. Ein anderes Mal fragte er bei Steptoe an, ob dieser ihm nicht Material aus Eierleiteroperationen zur Verfügung stellen könnte. In dem herausoperierten Tubengewebe wollte Edwards dann nach Spermien suchen. Steptoe musste die Frauen jedoch dafür fragen, ob sie bereit sind, am Abend vor der Operation noch mit ihrem Mann Geschlechtsverkehr zu haben. Auch dieser Gedanke führte nicht weiter. Nach endlosen Versuchen brauten Edwards und ein junger Kollege eine Mixtur aus Kochsalz, Traubenzucker, Follikelflüssigkeit und weiteren Zutaten zusammen, die sich schließlich als das richtige Kulturmedium herausstellte. Erst diese chemische Umgebung bereitete die Spermien darauf vor, in die äußere Schicht der Eizelle einzudringen.

Der weltweite Wettstreit um das erste Retortenbaby

In einem Artikel in der wissenschaftlichen Zeitschrift *Nature* gaben Edwards und Steptoe 1969 bekannt, dass es ihnen erstmals gelungen war, Eizellen unter Laborbedingungen zu befruchten. Bis zu diesem Zeitpunkt hatten sich neben den beiden Engländern nur wenige andere Wissenschaftler mit dem Thema befasst. Embryonenforschung galt als ein schwieriges Gebiet, auf dem Erfolge nur mühsam zu erringen sind. Viele Mediziner waren damals überzeugt, dass es der Menschheit niemals gelingen würde, menschliches Leben außerhalb des Mutterleibes zu zeugen. Das sollte sich jetzt ändern. Der *Nature*-Artikel gab den Startschuss für das Wettrennen von Forschergruppen weltweit: Wer würde das erste Reagenzglasbaby zur Welt bringen? Insbesondere in den USA und Australien machten Biologen und Mediziner den beiden Engländern nun Konkurrenz. Die australische Forschungsgruppe meldete bereits 1973 einen bevorstehenden Erfolg. Es blieb jedoch bei einer so genannten chemischen Schwangerschaft. Nur veränderte Hormonwerte der Frau hatten kurzzeitig angedeutet, dass sich ein Embryo eingenistet hatte.

Mit der Konkurrenz wuchs auch die Kritik. Seit die Bemühungen, den menschlichen Schöpfungsakt im Labor zu wiederholen, einer größeren Öffentlichkeit bekannt wurden, steigerten sich Begeisterung und Entsetzen zugleich. Die einen feierten einen künftigen Triumph der Wissenschaft über die ungewollte Kinderlosigkeit und prophezeiten unzählige glückliche Eltern. Andere, wie etwa der Erzbischof von Canterbury, erkannten in der Arbeit der beiden Bioingenieure Teufelswerk und warfen den Forschern vor, »Gott ins Handwerk zu pfuschen«.

Es ist interessant, wie sehr die Auseinandersetzungen von damals den Konflikten von heute gleichen. Selbst die Akteure sind teilweise noch dieselben. So gehörte der Ethikprofessor und Mediziner Leon Kass damals zu den Wortführern der Kritiker in den USA, heute ist er Vorsitzender des Rates für Bioethik von Präsident Georg Bush. Niemand könne mit Sicherheit sagen, kritisierte Kass, welche Folgen die Befruchtung außerhalb des Mutterleibes für den Embryo haben würde. Zudem sei nicht auszuschließen, dass die künftigen Kinder Missbildungen aufweisen. Kass forderte die Forscher auf, ihre Arbeit so lange einzustellen, bis Untersuchungen an Affen und anderen Säugetieren die Unbedenklichkeit der Forschung belegt hätten. Bis dahin nämlich basierten die meisten Erkenntnisse von Edwards und Kollegen auf Experimenten mit niederrangigen Tieren. Die bei anderen medizinischen Neuerungen üblichen Versuche mit Primaten glaubten die Forscher überspringen zu können.

Mit ihrem Mut zur Lücke erwiesen sich die beiden Briten als stilbildend. Auch andere reproduktionsmedizinische Neuerungen wie die ICSI-Methode (Kapitel 6) wurden beim Menschen angewendet, ohne dass ihr einwandfreies Funktionieren in Tierstudien belegt worden war. Doch Edwards und Steptoe hatten keine Zeit mehr, die Konkurrenz saß ihnen im Nacken. Kritiker Kass hatte wohl nicht Unrecht, als er vermutete, dass »diejenigen am schnellsten sein würden, die alle Vorsichtsmaßnahmen den anderen überließen und auf ihr Glück vertrauten, dass ihr Sieg nicht mit einem missgebildeten oder retardierten Kind enden würde«. Von staatlicher Seite erhielten Edwards und Steptoe denn auch kein Geld für ihr Projekt. Der britische *Medical Research Council* teilte ihnen mit, ihr Vorhaben sei verfrüht, »angesichts der fehlenden Voruntersuchungen an Primaten und des derzeitigen Mangels an detaillierten Kenntnissen der möglichen Risiken«.

Auch in den eigenen Reihen meldeten sich Kritiker zu Wort. Für sie waren Edwards und Steptoe Hasardeure der Heilkunst, die sich um die Folgen ihres Tuns kaum Gedanken machten. James D. Watson, einer der beiden Entdecker der menschlichen Erbsubstanz DNA, tadelte die Experimente als Menschenversuche und sagte »viele Fehler« voraus. Auf einem Kongress warf er Edwards vor, dieser könne seine Arbeit nur fortsetzen, wenn er die Notwendigkeit eines »Kindsmordes« einkalkuliere. Zudem vertrat er die Meinung, dass das In-vitro-Verfahren nichts mit einer medizinischen Therapie zu tun habe. Er wies darauf hin, dass unfruchtbare Frauen durch die IVF-Methode zwar eventuell ein Kind bekommen können, doch unfruchtbar bleiben. Heute hat Watson seine Meinung geändert und ist zu einem Propagandisten der gentechnischen Verbesserung des Menschen geworden.

Der Wunsch nach einem Kind sei ein soziales oder ein psychologisches Problem, kein medizinisches, kritisierte in ähnlicher Weise Paul Ramsey von der Universität Princeton. »Wenn die Medizin«, so der Theologe, »dazu übergeht, Wünsche zu behandeln statt Krankheiten, gibt es dann noch einen Grund, warum Ärzte sich sträuben sollten, auf die Wünsche von Eltern einzugehen, die lieber ein Mädchen möchten als einen Jungen, lieber ein blondes Kind als ein rothaariges, lieber ein Genie als einen Trottel?«

Steptoe rechtfertigte sich stets, er habe mit solchen Phantasien nichts im Sinn. Ihm sei nur daran gelegen, Frauen zu helfen, deren »Eileiter nicht in der Lage sind, ihre kleine Aufgabe zu erfüllen«. Zumindest Edwards jedoch sah durchaus die Reichweite des gemeinsamen Forschungsprojektes. Er wusste, wenn es einmal geglückt war, im Labor eine Schwangerschaft zu erzielen, konnte man mit dem Embryo auch weiter gehende Untersuchungen vornehmen. Bereits im Dezember 1970 warfen er und seine Frau, Ruth Fowler, in einem Artikel mit der Überschrift »Menschliche Embryonen im Labor« für den *Scientific American* einen Blick in die Zukunft. Die

In-vitro-Fertilisation diene nicht nur dem Kampf gegen die Unfruchtbarkeit, schrieben sie, sondern könne ebenso dazu beitragen, missgebildete Föten zu vermeiden. Dafür müsse man nur mehrere Eizellen befruchten, um dann zu schauen, welcher Embryo sich am besten entwickelt, erklärten sie, die heutige Präimplantationsdiagnostik (PID) vorwegnehmend. Auch die Geschlechtsauswahl des Nachwuchses, »die bei Kaninchen bereits erreicht sei«, rückte in dem Artikel in den Bereich des Denkbaren – wobei die Methode erst einmal dazu dienen sollte, geschlechtsgebundene Erbkrankheiten wie etwa die Bluterkrankheit zu verhindern. Alle weiteren Anwendungen der Embryonenforschung müssten jedoch allein danach beurteilt werden, »welche Vorteile sie versprechen«, forderten die beiden.

Das Geheimnis, warum sich Eizellen einnisten

Zum Zeitpunkt dieser frühen Kontroversen, acht Jahre vor der Geburt von Louise Brown, mussten derlei Aussichten den meisten wie Sciencefiction erscheinen. Mehr als befruchtete Eizellen in der Schale hatten die Forscher nicht vorzuweisen. Die letzte und größte Hürde bestand darin, dass sich diese Embryonen in der Gebärmutter einnisteten und zu einem Kind heranwuchsen. Doch niemand kannte den richtigen Zeitpunkt, um den Laborembryo in den Körper der Frau zu übertragen. Ebenso unklar war, inwiefern man den Fertilisierungsprozess mit Medikamenten unterstützen könne.

Die Hormonforschung hatte in den Jahren zuvor beträchtliche Fortschritte gemacht. Als Verhütungsmittel hatte sie unter anderem die Antibabypille hervorgebracht. Ebenso hatten Forscher Wirkstoffe gefunden, welche die Eizellproduktion im Körper der Frauen anregen. Wenn man Frauen mehrmals am Tag ein Stimulationsmedikament spritzte, konnten die Mediziner statt nur einer Eizelle wie im natürlichen Zyklus mehrere Eier ernten. Dadurch hofften Steptoe und Edwards, die Chancen auf eine Schwangerschaft zweifach zu erhöhen: Zum einen konnten sie nun eine Vielzahl von Eizellen befruchten. Dadurch brauchten sie die künstliche Befruchtung nicht bereits kurz nach der Punktion abzubrechen, wenn sich die eine, im natürlichen Zyklus gewonnene Eizelle nicht mit dem Spermium vereinte. Zum anderen konnten sie nun mehrere Embryonen einsetzen und so die Aussicht erhöhen, dass sich zumindest ein Keimling einnistete.

Die Grundidee war richtig – eine Schwangerschaft wollte sich dennoch nicht einstellen. Ein Versuch nach dem anderen schlug fehl. Im Jahr 1975 kam es endlich zu einem Erfolg: Der Schwangerschaftstest einer Frau zeigte ein positives Ergebnis. Doch kurze Zeit später folgte die Ernüchterung: Der Embryo hatte sich nicht in der Gebärmutter, sondern im Eileiter festgesetzt und musste operativ entfernt werden. Wieder zeigte sich, dass die Forscher nur einzelne Abschnitte des Fruchtbarkeitszyklus verstanden. Sie hatten nicht bedacht, dass ein Eingriff an einer Stelle des Kreislaufes Folgen an einem anderen Punkt haben könnte. Es schien nämlich so, dass die Hormone, die eine zusätzliche Produktion der Eizellen anregten, gleichzeitig die Vorgänge in der Gebärmutter beeinflussten: Sie verkürzten die Zeit, in der die Gebärmutterschleimhaut bereit ist, den Embryo zu empfangen.

Was also tun? Eine Möglichkeit, das Problem zu lösen, wäre die Embryonen einzufrieren und auf den nächsten Zyklus zu warten. Doch die heute gebräuchliche Technik des Einfrierens – die so genannte Kryokonservierung – stand erst am Anfang ihrer Entwicklung und hatte bis dahin nur bei Tieren Erfolg gehabt. Für ein anderes medizinisches Manöver hätten die beiden Forscher zwei verschiedene Frauen benötigt: Sie hätten die eine Frau stimulieren können, um eine große Zahl von Eizellen zu gewinnen, die sie der anderen Frau – befruchtet und zum rechten Zeitpunkt – eingesetzt hätten. Eine solche Embryonenspende ist heute zum Beispiel in den USA möglich. Damals schien diese Methode Steptoe und Edwards angesichts wachsender Kritik jedoch zu heikel.

Nach weiteren Jahren des Experimentierens mit Medikamenten für die Patientinnen, um ihre Gebärmutterschleimhaut länger zu aktivieren, gaben sie sich schließlich geschlagen: Sie verzichteten auf die fruchtbarkeitsfördernden Medikamente und stellten sich mit einer Eizelle zufrieden. So kam es, dass die ersten im Reagenzglas gezeugten Kinder aus einem natürlichen Zyklus entstanden. Im November 1977 wurde Lesley Brown eine Eizelle entnommen. Dass es neun Monate später zu einer Geburt kam, erscheint auch im Nachhinein noch wie ein Wunder. Wenn bei einer IVF heute nur ein Ei zur Verfügung steht, ist die Aussicht auf eine Schwangerschaft minimal. Auch damals hatte die Methode nur bei Lesley Brown Erfolg. Bei drei weiteren Frauen stellte sich in den nächsten Monaten zwar ebenso eine Schwangerschaft ein, doch zwei von ihnen endeten mit einer Fehlgeburt. Beim dritten Fötus wurde ein Downsyndrom entdeckt und Steptoe trieb das Kind ab.

Die Tatsache, dass Steptoe einerseits Abtreibungen durchführte, andererseits kinderlosen Paaren in Experimenten ungewissen Ausganges Nachwuchs in Aussicht stellte, stieß von Anfang an auf Kritik. Steptoes Rechtfertigung: »Ich will allen Frauen helfen, die zu mir kommen, denen, die kein Kind wollen, und denen, die eines wollen, aber keines bekommen können.« Dass der Arzt für alle Umstände mitunter die Wünsche der Frauen vorwegnahm, erfuhr Lesley Brown am eigenen Körper. In der 16. Woche nahm er bei ihr eine Fruchtwasseruntersuchung vor. Ihr Einverständnis hatte er zuvor nicht eingeholt. Das Risiko, dass das erste IVF-Kind behindert zur Welt käme, schien Steptoe zu groß. Doch der Test ergab keine Hinweise auf eine Schädigung des Fötus, und die Abtreibung konnte entfallen. Gut fünf Monate später kam ein gesundes, 2700 Gramm schweres Mädchen auf die Welt. Es unterschied sich in keiner Weise von anderen Babys, die Doktor Steptoe zur Welt gebracht hatte. Der englische Gynäkologe und sein Partner Edwards hatten auf Sieg gesetzt – und gewonnen. Die Frage war nun, ob es ein Glückstreffer bleiben sollte.

V. Vom Uni-Institut zum Fertility Center

Der Boom der In-vitro-Fertilisation in Deutschland

Es gibt Nachrichten, bei denen man sich noch Jahrzehnte später daran erinnert, wo man sie erfahren hat. Thomas Katzorke kam gerade von einer Reise zurück, als er im Radio hörte, dass in England das erste im Labor gezeugte Kind geboren worden war. Damals ahnte er noch nicht, dass die Neuigkeit sein berufliches Leben verändern sollte. Katzorke arbeitete als Assistent an der medizinischen Fakultät der Universität Essen. Jeden Tag war er dort in der Kinderwunsch-Sprechstunde mit Paaren konfrontiert, die jahrelang vergeblich versucht hatten, Nachwuchs zu bekommen. Helfen konnte den Paaren in der Regel niemand. Auch vermochte er sich 1978 nicht vorzustellen, dass der Erfolg der englischen Doktoren Edwards und Steptoe irgendwann einmal auch seinen Patienten nützlich sein könnte. »Ich dachte, das ist eine einmalige Sache. Die wird vielleicht hier und dort wiederholt werden, aber niemals zu einer Standardbehandlung«, erinnert sich Katzorke. Der Mediziner sollte sich irren. Heute ist Katzorke Teilhaber einer der größten privaten Fruchtbarkeitspraxen Deutschlands. Jedes Jahr werden hier mehr als 2000 Laborzeugungen durchgeführt. Und Katzorkes Zentrum für Reproduktionsmedizin in Essen ist nur eine von über 100 Einrichtungen in der Bundesrepublik, die sich auf die Techniken der künstlichen Befruchtung spezialisiert haben.

Dem stark gewachsenen Angebot entspricht die erhöhte Nachfrage – und wie so oft in der Medizin beeinflussen sich beide gegenseitig. Die Zahl der künstlichen Zeugungsversuche ist in den vergangenen Jahren stetig gestiegen. Über 100.000 IVF-Behandlungen gab es in Deutschland im Jahr 2003. Vor sieben Jahren waren es nur halb so viele, vor 14 Jahren nicht einmal ein Viertel. Die Steigerungsraten sind nicht allein damit zu begründen, dass heute im Gegensatz zu früher die Mehrzahl der Fertilitätspraxen ihre Behandlungen dem deutschen IVF-Register meldet. So gehört die Reproduktionsmedizin zu einer der größten Wachstumsbranchen des deutschen Gesundheitsbetriebes. Weit über 100.000 im Labor gezeugte Kinder wachsen mittlerweile in Deutschland heran. Weltweit könnte man mit den Retortensprösslingen eine Großstadt von beachtlichen Dimensionen füllen.

Die meisten Helfer bei Unfruchtbarkeit verdienen ihr Geld erwartungsgemäß in den USA: 370 Kliniken produzieren dort Nachwuchs aus der Retorte. Zieht man die Bevölkerungszahl in Betracht, heißt der Befruchtungsweltmeister jedoch Israel. Die jüdische Religion gilt als äußerst tolerant gegenüber den modernen Fortpflanzungstechniken. Eine möglichst hohe Geburtenrate wird in dem von Feinden umgebenen Land als überlebenswichtig angesehen. Das beschert dem Land die weltweit höchste Dichte an Reproduktionskliniken. Finanziert wird das millionenschwere Geschäft vom staatlichen Gesundheitssystem. Die Krankenversicherung bezahlt jedem Paar so viele Behandlungen, wie nötig sind, bis es zwei Kinder hat. In Europa haben die skandinavischen Länder die höchste Geburtenrate nach künstlicher Befruchtung, mit Island an der Spitze. Nach einer Erhebung der *European Society of Human Reproduction and Embryology (ESHRE)* stammen dort knapp vier Prozent aller Kinder aus der Retorte. Deutschland nimmt international gesehen einen Mittelplatz ein. Hier haben bisher zwischen ein und zwei Prozent der Kinder die ersten Stunden ihres embryonalen Lebens in einer Glasschale verbracht.

Aber nicht nur in den wohlhabenden Ländern des Westens verhilft die künstliche Befruchtung sterilen Ehepaaren zur Elternschaft. Auch aus Chile, Malaysia oder Ägypten werden seit Anfang der neunziger Jahre Geburten nach »extrakorporaler Befruchtung und Embryotransfer« gemeldet, wie es technisch heißt. Es geht zwar etwas zu weit, die künstliche Befruchtung als normal zu bezeichnen, aber in jedem Fall ist sie inzwischen zu einer täglich Tausende Male praktizierten Form menschlicher Fortpflanzung geworden.

Minimale Erfolgsaussichten, aber Tausende von Interessenten

Vor 25 Jahren war dieser Boom in keiner Weise vorhersehbar. Die Skepsis, die Thomas Katzorke mit anderen Medizinern der Branche teilte, war durchaus berechtigt. Denn nur in Einzelfällen endeten die Behandlungen in jenen Jahren mit einer Schwangerschaft, noch seltener mit einem Kind. Bei 16 weiteren Frauen, die Steptoe und Edwards kurze Zeit nach Lesley Brown im Labor befruchteten, versagte die Methode. Es dauerte noch zwei Jahre, bis das nächste in vitro gezeugte Kind geboren wurde, diesmal in Australien. In Deutschland und Frankreich kamen die ersten »Retortenkinder«, wie sie damals genannt werden, 1982 zur Welt. Mitte der achtziger Jahre wurden weltweit nicht mehr als schätzungsweise 500 IVF-Kinder gemeldet – die Zahl der Kliniken und Praxen, die das neue publicityträchtige Verfahren in ihr medizinisches Angebot aufgenommen hatten, dürfte nur wenig niedriger gewesen sein.

Die geringen Erfolgsquoten hielten die Wissenschaftler nicht davon ab sich auszumalen, welche reproduktiven Kombinationen man sich in Zukunft vorstellen kann. Bereits Anfang 1980 diskutieren Experten in Kiel auf einer der ersten internationalen Tagungen zur In-vitro-Befruchtung über die medizinischen Möglichkeiten und juristischen Konsequenzen von Leihmutterschaft und Embryonenadoption. Die wirrsten Pläne präsentierte schon damals ein Veterinärmediziner namens Richard Seed. Er schlug vor, eine fruchtbare Frau vom Mann einer infertilen Patientin besamen zu lassen und den Embryo dann nach wenigen Tagen in die unfruchtbare Frau »umzupflanzen«. Zwanzig Jahre später war Seed der erste Mediziner, der nach der Geburt von Klonschaf Dolly versicherte, schon bald einen Menschen klonen zu wollen. Beide Male blieb es bei Ankündigungen. Andere Voraussagen in Kiel, die damals ebenso absurd erschienen, wurden dagegen zumindest in den USA Wirklichkeit: Ein Wissenschaftler prophezeite Eizell- und Embryonenbanken, bei denen Paare wie in einem Supermarkt ihren künftigen Nachwuchs einkaufen könnten. Wohlgemerkt, zu diesem Zeitpunkt war erst ein einziges IVF-Kind geboren: Louise Brown. Noch 1985 zeigte eine in den USA veröffentlichte Untersuchung, dass die Hälfte der amerikanischen In-vitro-Kliniken nicht eine einzige Geburt vorweisen konnte – was die behandelten Frauen in der Regel nicht wussten.

Doch selbst wenn die niedrigen Erfolgsquoten bekannt waren: An Patientinnen mangelte es den Reproduktionsmedizinern von Beginn an niemals. Innerhalb kürzester Zeit standen nach der Geburt des ersten australischen IVF-Kindes über 2000 Frauen auf der Warteliste der Melbourner *Monash University*, die bereit waren, jahrelang auf einen Behandlungsversuch zu warten. In Deutschland war es ähnlich. Am 16. April 1982 brachte die Schneiderin Maria Wimmelbacher aus Langensendelbach in der Frauenklinik in Erlangen einen 4150 Gramm schweren Säugling zur Welt. Die Medien berichteten in aller Ausführlichkeit, vorneweg das ZDF und die Zeitschrift *Quick*, die Exklusivrechte hatten – und Frauen, die ihren Kinderwunsch bereits fast aufgegeben hatten, schöpften wieder Hoffnung. Es dauerte nur drei Monate, bis die Erlanger Klinik ihre Warteliste schließen musste. Wollte das dortige IVF-Team auch nur einem Teil der 1200 Anfragen gerecht werden, hatte es für fünf Jahre Arbeit. »Die Frauen wollen schwanger werden«, erklärte der Erlanger Oberarzt Siegfried Trotnow den Ansturm. »Dafür lassen sie sich rädern und vierteilen.«

Von der IVF-Abteilung im Krankenhaus zum Fertility Center

In den frühen Jahren der künstlichen Befruchtung beherrschten die Universitätskliniken die reproduktionsmedizinische Szene. Die Behandlungen waren teuer, mit großem Aufwand verbunden und selten erfolgreich. Reich werden konnte man damit nicht. Die ersten deutschen IVF-Babys kamen deshalb alle in Hochschulkliniken zur Welt, die meisten in Erlangen, Kiel und Lübeck. Doch relativ bald änderte sich das Bild. Die Zahl interessierter Paare wurde größer, die Wartelisten wurden länger. Und langsam wuchsen auch die Erfahrungen und Erfolge mit den neuen Techniken der Befruchtungsmedizin – und die Aussicht mit ihnen Geld zu verdienen. Einer der ersten, der das erkannte, war Freimut Leidenberger. 1979 gab Leidenberger seine Stelle als Oberarzt in der Abteilung für Hormonstörungen an der Hamburger Uniklinik auf, um sich als Arzt selbstständig zu machen: mit der ersten Praxis Deutschlands, die sich auf Endokrinologie und Reproduktionsmedizin spezialisierte. Auf die IVF setzte er damals – ein Jahr nach der Geburt von Louise Brown – noch keine allzu große Hoffnung: »Ich wusste nicht, ob das in zwei oder in zehn Jahren in Deutschland interessant wird«, erinnert sich Leidenberger heute. Er kannte jedoch die Nachfrage der betroffenen Paare. »Da gab es einen Riesenbedarf, den niemand abdeckte«, so Leidenberger.

Im angeschlossenen Labor bot er Deutschlands Gynäkologen einen damals neuen Service an: Sie erhielten nicht nur die Analyse der Blutprobe, sondern zugleich eine Beurteilung der Befunde. Gleichzeitig veranstaltete er Fortbildungen in den neuen Fachgebieten für niedergelassene Ärzte. Die Kollegen dankten es ihm und schickten Proben wie Patientinnen in seine Praxis nach Hamburg. 1983 glückte in seinem Zentrum eine der ersten ambulanten In-vitro-Fertilisationen. »Unverschämt viel Geld« (O-Ton Leidenberger) verdiente der Schwabe mit Hormonlabor und Befruchtungspraxis. Er gründete ein eigenes wissenschaftliches Institut für Hormon- und Fortpflanzungsforschung und wurde später Finanzier von Start-up-Firmen für Biotechnologie.

Leidenberger blieb nicht der einzige Wissenschaftler, der in die Selbstständigkeit strebte. Auch Thomas Katzorke in Essen und mit ihm viele andere Universitätsassistenten, Privatdozenten und Professoren flohen aus den Hochschulen. Mehr Geld, mehr Freiheit, mehr Perspektiven – das sind die Gründe, die universitäre Fertilitätsexperten dazu bewegten, eine private Praxis zu eröffnen.

Neue Techniken vereinfachen die Behandlung

Eine künstliche Befruchtung ist auch heute noch körperlich belastend. Seelisch bringt sie viele Frauen an den Rand ihrer Ressourcen. Doch kein

Vergleich zu den Anfangsjahren der Therapie! In der Rückschau ist es kaum vorstellbar, wie sich eine Behandlungsmethode wie die In-vitro-Fertilisation durchsetzen konnte. Schwer belastende Medikamente, tägliche Voruntersuchungen und ein Krankenhausaufenthalt von bis zu einer Woche standen damals einer Erfolgsaussicht von gerade einmal fünf Prozent gegenüber. Es gibt dafür nur eine Erklärung: Für Frauen mit verschlossenen Eileitern existiert keine andere Alternative, zu eigenen Kindern zu kommen. Sie ergreifen jeden Zipfel Hoffnung.

Als Petra Becker 1987 ihre Behandlung beginnt, weiß sie, dass sie für die Behandlung ihren Urlaub opfern muss. Wochen vorher schon wird sie mit Hormonen behandelt. Die letzten zehn Tage vor dem Eingriff muss sie täglich in der Klinik zur Ultraschalluntersuchung vorstellig werden. Um den Hormonspiegel festzustellen, der den bevorstehenden Eisprung ankündigt, wird ihr kurz vor der Eientnahme alle sechs Stunden Blut abgenommen. »Einmal hatte man den richtigen Zeitpunkt verpasst«, erinnert sich Becker. »Die ganze Untersuchung musste noch einmal von vorn beginnen.«

In jenen Jahren mussten die Operationsteams mitunter auch am Sonntag oder in der Nacht zusammengetrommelt werden, um die Eizellen zu entnehmen, so Robert Fischer, langjähriger Mitarbeiter in der Praxis Leidenberger. Mit einem Schnitt nahe dem Nabel öffnete der Arzt die Bauchdecke und saugte die wertvollen Keimzellen ab. Es folgten zwei Tage Bettruhe bis zur Implantation der befruchteten Eier. »Danach musste ich einige Stunden mit dem Kopf nach unten liegen bleiben«, so Becker. Letztlich waren alle Strapazen umsonst. Petra Becker beendete die Behandlung wie die meisten Frauen in jenen Jahren: ohne Kind. »Damals haben wir noch jede Geburt mit Sekt gefeiert«, sagt IVF-Arzt Fischer. Zu Thomas Katzorke in die Praxis kamen Patienten aus ganz Deutschland. Sie mieteten sich für die Behandlung für zwei Wochen in einem nahe gelegenen Hotel ein. Kinderferien in Essen.

Die erste große Erleichterung brachte dann die so genannte Vaginalsonde. Mit ihrer Hilfe konnte man die Eizellen nun mit einer dünnen Nadel durch die Scheidenwand entnehmen. Der Eingriff durch die Bauchdecke wurde überflüssig, der stationäre Aufenthalt im Krankenhaus ebenso. Auch das Liegen nach dem Einpflanzen der Embryonen verkürzte sich auf eine halbe Stunde. Als Katzorke die ersten Erfahrungen mit ambulanten Punktionen auf einem Kongress vorstellte, erntete er noch die Kritik einiger Universitätsprofessoren. Eine IVF gehöre ins Krankenhaus, so ihre Meinung. Bald darauf war davon keine Rede mehr.

Plötzlich war mit der Fortpflanzungsmedizin Geld zu verdienen

Für die Reproduktionsmedizin hatte der Auszug aus den Universitätskliniken in den privaten Bereich Folgen: ökonomische wie auch solche, die das Selbstverständnis der Ärzte betreffen. Zum einen spielen wirtschaftliche Gründe als Motiv ärztlichen Handelns nun eine größere Rolle. Niedergelassene Ärzte beziehen im Gegensatz zu den Angestellten einer Universität kein festes Gehalt, sondern arbeiten auf eigene Rechnung. Fragt man, warum die Zahl der IVF-Behandlungen so rasant zugenommen hat, so ist ein Grund auch hier zu suchen: in dem vermehrten Angebot von Kleinunternehmern, die bestrebt sind, ihren Kundenstamm zu erweitern. Manfred Stauber, selbst ein Reproduktionsmediziner der ersten Stunde, schrieb 1996 in einem Gutachten für das Bundesgesundheitsministerium: »Patientenpaare fragen oft mit großer Ungeduld nach der Erfolg versprechendsten Behandlungsmethode und fordern diese häufig mit grenzenloser Risikobereitschaft und ohne Rücksicht auf Kosten in den Spezialpraxen ein. Ärzte begeben sich dabei nicht selten in eine unheilvolle Allianz – nicht zuletzt aus profitorientierten Gründen.«

Zum anderen schlägt sich die universitäre Herkunft vieler Fortpflanzungsmediziner auf ihre Berufsauffassung nieder. Sie haben eine lange, hoch spezialisierte Ausbildung hinter sich und fühlen sich wesentlich stärker als der Durchschnitt der Praxismediziner auch später noch der Forschung verbunden. Sie besuchen häufiger Kongresse und veröffentlichen mitunter selbst den einen oder anderen Fachaufsatz. Robert Fischer etwa schwärmt vom »wissenschaftlichen Funken«, den seine Disziplin inspiriert. Ein anderer Hamburger Reproduktionsmediziner spricht von sich selbst gern als »Schamanen«. Der Berliner Gynäkologe und Psychosomatiker Heribert Kentenich attestiert seinen Kollegen »eine größere Nähe zu spezialisierten Technikern als zu anderen Helferberufen«. Und Thomas Katzorke sagt von den Vertretern seiner Zunft, sie verstünden sich »irgendwie alle als Künstler«, will heißen nicht als gemeine Handwerker der Heilkunst. Dazu passt die Abkürzung für die Reproduktionsmedizin auf englisch: ART für *Assisted Reproductive Technology*, ART wie Kunst.

Für die Sterilitätspatienten hat dies Konsequenzen: Einerseits finden wissenschaftliche Erkenntnisse relativ schnell den Weg in die Praxis, was in anderen Bereichen der Medizin in keiner Weise garantiert ist. Andererseits jedoch steht der Patient als Person nicht unbedingt im Mittelpunkt der Behandlung. »Mein Arzt konnte über die biologischen Abläufe meines Zyklus erzählen und Dutzende Studien zitieren«, sagt Beatrix Kallwein. »Zu fragen, wie es mir geht, wenn ich nach einem gescheiterten IVF-Versuch meine Regel bekommen hatte, schaffte er nicht.«

Heute wenden sich rund 90 Prozent aller Patienten an eine private Praxis, schätzt Michael Thaele vom Bundesverband Reproduktionsmedizinischer Zentren Deutschlands (BRZ), dem die Mehrzahl der Fertilitätsärzte angeschlossen ist. Da gibt es kleine Klitschen mit wenigen Dutzend Behandlungszyklen im Jahr und wahre Fortpflanzungsfabriken. Edle Privatpraxen stehen im Wettbewerb mit kalt und karg eingerichteten Abteilungen von Unikliniken. Es gibt einige (wenige) IVF-Teams, die den seelischen Seiten der Kinderlosigkeit besondere Beachtung schenken; andere, in denen sich die Frauen – wie es eine Patientin ausdrückte – wie »Legehennen in einer Eierfabrik« fühlen. Man findet Fertilitätsmediziner, die ihr Angebot auf türkische Paare ausgerichtet haben, und solche, die auf eine naturheilkundliche Behandlung setzen.

Die gut 110 Einrichtungen in Deutschland teilen sich einen Kuchen, der angesichts der gesamten Gesundheitsaufwendungen von 300 Milliarden Euro nicht groß, aber doch recht schmackhaft ist. Legt man für eine IVF-Behandlung (beziehungsweise für eine ICSI-Therapie) Ausgaben von durchschnittlich gut 2500 Euro zu Grunde, dann addieren sich die Kosten bei circa 100.000 Behandlungszyklen im Jahr auf rund 200 Millionen Euro, die mit der künstlichen Befruchtung zu verdienen sind. Rechnet man andere Verfahren hinzu – hormonelle Stimulationen, Inseminationen, Behandlungen mit Spendersamen, Kryokonservierung – dann kommt man inklusive der teuren Medikamente auf einen geschätzten Umsatz der deutschen Reproduktionsmedizin von 300 Millionen Euro pro Jahr (von denen ein Teil auf normale Gynäkologen entfällt). Dennoch dürften die Einkünfte der deutschen Fortpflanzungsmediziner bei weitem nicht an die ihrer amerikanischen Kollegen heranreichen. Erfahrene IVF-Mediziner verdienten dort durchschnittlich 700.000 Dollar im Jahr. Sie bilden damit die am besten verdienende Ärztegruppe in den USA.

Den Großteil der Ausgaben für die künstliche Befruchtung übernahem in Deutschland bis 2003 die gesetzlichen Krankenkassen. Schon 1983 verurteilte das Sozialgericht in Gelsenkirchen eine Krankenkasse, die Kosten einer IVF zu übernehmen. Wenn schon Abtreibung und Sterilisation auf Krankenschein möglich sind, sagten die Richter, dann muss der Staat erst recht »dem natürlich und grundsätzlich geschützten Kinderwunsch einer Versicherten Rechnung tragen«. Ein Jahr später nahmen die meisten Krankenkassen die künstliche Befruchtung in ihren Leistungskatalog auf. Von diesem Zeitpunkt an stieg die Zahl der Behandlungen von Jahr zu Jahr.

Nur zweimal gab es einen kleinen Rückgang: 1989, als die Kassen für anderthalb Jahre die Bezahlung der In-vitro-Fertilisation aussetzten sowie 1997, als das ICSI-Verfahren nicht mehr auf Krankenschein zu haben war.

Mit dem Jahr 2004 jedoch hat sich vieles verändert. Im Zuge der Sparmaßnahmen im Gesundheitswesen müssen die Kinderwunschpatienten nun die Hälfte der Kosten einer Behandlung selbst bezahlen, das sind je nach Behandlung zwischen 500 und 1800 Euro im Schnitt. Zudem übernehmen die Krankenkassen nur noch drei statt vier Behandlungen. Die Folgen sind dramatisch: Innerhalb eines Jahres haben sich die Behandlungszahlen halbiert, berichtet der Bundesverband der Reproduktionsmedizinischen Zentren (BRZ). Gleichzeitig erhöhte sich die Nachfrage bei Adoptionsstellen und Samenbanken. Denn eine Behandlung mit Spendersamen ist weit billiger als eine In-vitro-Fertilisation (Kapitel 10). Der Boom der Kinderwunschzentren wurde gestoppt. Viele Praxen mussten Personal entlassen. Ursprünglich sollte die künstliche Befruchtung sogar völlig aus dem Leistungskatalog der gesetzlichen Krankenkassen herausgenommen werden. Insofern hatte der Protest der Ärzte und Patienten Erfolg, wenn auch nur einen kleinen. Heute muss ein Paar für die Erfüllung seines Kinderwunsches leicht bis zu 10.000 Euro bezahlen. Unter bevölkerungspolitischen Gesichtspunkten ist die Sparmaßnahme unsinnig: Nun werden jährlich rund 8000 Kinder weniger geboren. Im Vergleich zu anderen Ländern jedoch bildet Deutschland keine Ausnahme. Fast überall müssen Patienten zuzahlen. Mindestens fünf Jahre werde es dauern, bis die Behandlungszahlen wieder ihren alten Stand erreichten, schätzt Michael Ludwig vom Endokrinologikum in Hamburg. Einige betroffene Paare haben mittlerweile gegen die Zuzahlungsregelungen geklagt.

ICSI löste einen zweiten Boom aus

Die intra-cytoplasmatische Spermieninjektion (ICSI) löste den zweiten Boom der künstlichen Befruchtung aus. Kaum eine andere medizinische Technik fand so schnell den Weg in die Arztpraxis. Von 1993 bis 1995 stiegen die gemeldeten Behandlungszyklen der künstlichen Befruchtung von 14.000 auf 35.000 – trotz aller Bedenken, die man dem neuen Verfahren gegenüber hegte (Kapitel 6). Plötzlich konnte man auch dem Großteil der unfruchtbaren Männer zur Vaterschaft verhelfen. ICSI erweiterte den Kundenkreis der IVF-Mediziner fast um das Doppelte und ließ die Zahl der Praxen noch einmal kräftig steigen. Zwischenzeitlich übertrifft die Zahl der Spermieninjektionen sogar jene der einfachen In-vitro-Befruchtungen.

Ein Überangebot an Fertilitätspraxen?

Vorbei sind die »herrlichen Zeiten«, wie Thomas Katzorke bedauert, in denen einige Praxen »nahezu konkurrenzlos« fast 3000 Behandlungen im Jahr abrechnen konnten. Zur Zeit ist der Markt gesättigt. Zu viele Mediziner sind auf den IVF-Zug aufgesprungen. Dem BRZ-Vorsitzenden Thaele zufolge wird in Deutschland pro eine Million Einwohner ein IVF-Zentrum benötigt. Damit gäbe es rund 30 Zentren zu viel. Besonders in den Großstädten München, Berlin und Hamburg sitzen die Fertilitätsmediziner dicht aufeinander. Die ehemalige Großpraxis Leidenberger, die lange Zeit die norddeutsche reproduktionsmedizinische Szene beherrschte, ist mittlerweile in vier Einzelpraxen zerfallen. Die Ärzte machen sich nun im Umkreis von vier Kilometern gegenseitig Konkurrenz. Sie werben sich teilweise Mitarbeiter ab, und immer mal wieder gibt es Gerüchte, dass »A und B sich gegen C« verbünden, so ein Kenner der Szene.

In Zukunft könnte sich der Konkurrenzkampf verschärfen, denn der Pillenknick erreicht auch die Repromedizin. Die typischen Kundinnen der IVF-Praxis, Frauen ab Mitte 30, sind immer dünner gesät. Und was macht man, wenn die Konkurrenz größer wird und die Kundschaft zu schrumpfen droht? Man grenzt sich vom Konkurrenten ab, indem man Wettbewerbsvorteile sucht. Seit einigen Jahren hat eine Reihe von deutschen Fertilitätszentren die Qualität und den Patienten entdeckt – oder wie es jetzt heißt den Kunden. »Früher war es egal, wie lange die Paare warten mussten«, sagt Christoph Keck, Leiter der IVF-Abteilung der Freiburger Universitäts-Frauenklinik. Heute ist es das nicht mehr. Keck hat das Wartezimmer mit Designermöbeln ausgestattet und präsentiert wechselnde kleine Kunstausstellungen auf seiner Station. Seit einiger Zeit werden die Patienten auch am Wochenende vom vertrauten Arzt betreut und nicht von einem fremden Mediziner, der gerade Bereitschaft hat. Zudem entwickelte Keck Standards für jeden Handgriff im Labor und jeden Behandlungsschritt zwischen Untersuchungszimmer und OP-Raum, um die Fehlerquote zu senken und die Behandlungsergebnisse zu verbessern.

Kecks Abteilung war die erste IVF-Gruppe an einem Universitätskrankenhaus, die sich hat zertifizieren lassen. ISO 9001 heißt das Zauberwort, das nun die deutsche Fortpflanzungsmedizin auf Vordermann bringen soll. Zum einen hofft man mit dem Qualitätsmanagement Pannen zu vermeiden. In England bekam im Frühjahr 2002 eine weiße Frau dunkelhäutige Zwillinge. Ähnliches war zehn Jahre zuvor einer Holländerin passiert. Die dortige Klinik hatte versehentlich das Sperma ihres Mannes mit dem eines schwarzen Einwanderers aus den Antillen vermischt. Zum anderen soll es in Zukunft nicht mehr vorkommen, dass Arzthelferinnen am Telefon genervt pampige Antworten geben. Patienten sollen nicht mehr mit Spermaproben in der Hand durch die Praxis laufen müssen. Sensible Patientenakten dürfen nicht mehr offen auf dem Empfangstresen herumliegen, wo sie jeder lesen kann. Befragungen bei Patienten und den Frauenärzten, die sie an die Praxis verweisen, über die Zufriedenheit mit Behandlung und Service sollen Schwachstellen aufzeigen. Am Ende prüfen unabhängige Experten die Praxis und vergeben ein Gütesiegel.

Der Hamburger Reproduktionsmediziner Robert Fischer geht noch einen Schritt weiter: Er träumt von einem Servicebetrieb, in dem sich die Patienten nicht mehr in einer Praxis, sondern in einem Hotel wähnen. Ganz nach amerikanischem Vorbild hat er seiner Privatklinik den Namen Fertility Center Hamburg gegeben – auch wenn seine Patienten ja eigentlich an *Infertility* leiden. Das Zentrum erstreckt sich über mehrere Stockwerke in bester Hamburger Citylage. Fischer hat es mit Teppichen, antiken Möbeln und Skulpturen ausgestattet. Die Patienten werden auf mehrere Wartezimmer verteilt, damit sie nicht den Eindruck der Massenabfertigung bekommen. Sogar der Raum zur Spermiengewinnung ist geräumig und mit Pflanzen bestückt. »Der Patient soll sich als VIP, als *very important patient* fühlen«, formuliert er seinen Anspruch.

Mit dem Qualitätszertifikat dürfen die Ärzte nur als Urkunde im Wartezimmer oder als dezentem Hinweis auf der Praxis-Homepage werben. Doch für die Zukunft könnte die Zertifizierung größere Wichtigkeit erlangen: Wenn die Patienten irgendwann die Behandlungskosten selbst tragen müssen oder die Krankenkassen für ihre Versicherten mit bestimmten Praxen einzelne Verträge abschließen dürfen. Dann, so hoffen die ISO-9001-Propagandisten, werden die besten IVF-Praxen den Zuschlag bekommen.

Serono – die einflussreiche Pharmafirma im Hintergrund

Die Ärzte sind nicht die einzigen, die ein finanzielles Interesse am Geschäft mit der Unfruchtbarkeit haben. Gibt es einen neuen Trend in der Reproduktionsmedizin, kann man sicher sein, dass recht bald ein Name auftaucht: Serono. Niemals im Vordergrund, aber stets dabei – das Schweizer Pharmaunternehmen gehört zu den beherrschenden Größen der deutschen und internationalen Fortpflanzungsbranche. Ob Gonal F oder Pergonal, Pregnesin oder Citrotide – auf den meisten Medikamenten zur Sterilitätstherapie steht der Name Serono. Wenn sich die deutschen IVF-Ärzte zur Jahrestagung treffen, übernimmt Serono einen Teil der Kosten. Die Software des Deutschen IVF-Registers (DIR), dem die Ärzte ihre Behandlungszahlen melden, sponsert Serono; ebenso den Druck des DIR-Jahrbuches. Serono ist offizieller Unterstützer des deutschen Netzwerkes Reproduktionsassistenz, des Verbundes für Aus- und Weiterbildung für das nichtärztliche Personal. Und wenn die betroffenen Paare zu Beginn der Behandlung im Fertility Center Hamburg eine Patientenbroschüre bekommen, dann schaut ihnen auf der dritten Seite ein Teddybär entgegen: das Patientenlogo von Serono. Bereits 1986 hat die Schweizer Firma Bourn Hall gekauft, die Klinik des IVF-Pioniers Robert Edwards. »Wir hatten immer gute Beziehungen zu Ärzten«, sagte ein Serono-Vertreter damals der Presse, »aber sie haben uns, um es offen zu sagen, nie gehört. Jetzt tun sie es.«

Seit ihren Anfängen ist der Name Serono mit der Reproduktionsmedizin verbunden. Den Grundstein legte der Chemiker Piero Donini vom *Instituto Farmacologico Serono* bereits 1948. Ihm gelang es, aus dem Urin von Frauen nach den Wechseljahren ein Gemisch der beiden wichtigsten Hormone des weiblichen Zyklus herauszufiltern: das follikelstimulierende Hormon (FSH) und das luteinisierende Hormon (LH). Weil die Stoffe, welche die Eizellreifung anregen, bei diesen Frauen keine Funktion mehr haben, sind die Hormonwerte in ihrem Blut besonders hoch. Als Spenderinnen wurden Nonnen engagiert. Sie waren bereit, mit ihrer milden Gabe unfruchtbaren Frauen zum Nachwuchs zu verhelfen. Zudem konnte man damit rechnen, dass sie ein einigermaßen gesundes Leben führen und nur wenige Krankheitskeime im Urin haben. Mit dem Wirkstoff kann Frauen geholfen werden, die unter einem Hormonmangel leiden und deshalb Probleme mit ihrem Eisprung haben.

1962 kam das erste Kind mit Hilfe einer Hormonstimulation mit dem Serono-Medikament Pergonal zur Welt. Die In-vitro-Fertilisation eröffnet der Firma ein neues Betätigungsfeld. Jetzt können die Mediziner die inzwischen verbesserten Präparate dazu verwenden, die Eierstöcke der behandelten Frauen so anzuregen, dass sie statt einer Eizelle mehrere zum Reifen bringen.

Die Präparate von Serono und kleineren Konkurrenzfirmen wie Organon wurden zum unverzichtbaren Bestandteil jeder künstlichen Befruchtung. Doch sie haben Nachteile: Da sie aus Urin gewonnen werden, sind sie mit anderen Eiweißen und Fremdstoffen verunreinigt. Das wurde zum gravierenden Problem, als die Behandlungszahlen weltweit rapide stiegen – und die so genannte »Nonnenpisse« nicht mehr ausreichte, um die Nachfrage zu befriedigen. Für eine Sterilitätspatientin benötigt man 20 bis 30 Liter Urin. Würde man heute noch alle Frauen nur mit Pergonal stimulieren, bräuchte man jährlich über 100 Millionen Liter und 600.000 Spenderinnen. Eine Qualitätskontrolle wäre nicht mehr möglich.

Aus diesem Grund setzten die Forscher bei Serono bald darauf, das Medikament künstlich herzustellen. Das gelang ihnen Mitte der neunziger Jahre. 1995 kam das weltweit erste biotechnologisch hergestellte Hormonpräparat zur Stimulation der Eierstöcke auf den Markt: Gonal-F. Es ist so rein, dass es nicht mehr in den Muskel, sondern unter die Haut gespritzt werden kann. Jeden Tag setzen sich Tausende Frauen heute die Gonal-F-Spritze in den Bauch oder in den Oberschenkel. Nur wenige von ihnen wissen jedoch, wie teuer die kleinen Ampullen sind. Ein Paket mit zehn Ampullen kostet knapp 500 Euro. Da nicht wenige Frauen pro Stimulationszyklus 20 Ampullen benötigen, kostet allein dieser Teil der IVF-Therapie rund 1000 Euro. Kein Wunder, dass Gonal-F eine der Cash-cows des Unternehmens ist, die Serono allein im Jahr 2000 370 Millionen Dollar eingebracht hat.

Gonal-F ist jedoch nicht das einzige Präparat, mit dem Serono sein Geld verdient. Weitere Pharmaka, die ebenfalls bei der In-vitro-Fertilisation verwendet werden, dienen zum Beispiel dazu, die natürliche Hormonproduktion der behandelten Frauen auszuschalten (»Downregulierung«). Damit erreicht der Arzt, dass die Manipulation des Zyklus von außen ungestört verläuft und es zu keinem vorzeitigen Eisprung kommt. Das tägliche Blutabnehmen, um zu schauen, wann der natürliche Eisprung bevorsteht, entfällt. Eine Spritze am Anfang der IVF-Therapie kostet 200 Euro, die neueren Präparate rund 400 Euro. Rechnet man diese Arzneien hinzu, kann Serono in vier Behandlungszyklen pro Frau durchschnittlich 5000 Euro einnehmen. Ein lohnendes Geschäft.

Jahr für Jahr ist der Umsatz der Firma mit Sitz in Genf um zweistellige Prozentzahlen gestiegen. Mittlerweile ist Serono zum größten Biotechnologieunternehmen Europas aufgestiegen. Der Firmenleiter Ernesto Bertarelli gilt als einer der reichsten Männer der Schweiz. Auf dem Gebiet der Kinderwunschbehandlung kann sich die Firma zu Recht als unangefochtener Marktführer bezeichnen. Mehr als 60 Prozent aller Präparate stammen aus dem Hause Serono.

Heute unterstützt das Unternehmen nicht nur die Ärzte bei ihrer Weiterbildung. Die Serono-Stiftung, *Bertarelli Foundation*, sponsert daneben Wissenschaftler sowie Informationskampagnen zur reproduktiven Gesundheit, wo unter anderem hervorgehoben wird, dass die Chancen, mit einer In-vitro-Fertilisation schwanger zu werden, genauso groß sind wie auf natürliche Weise. Auch Betroffene können mit der Hilfe der Pharmafirma rechnen. *Resolve*, eine der großen amerikanischen Patientenorganisationen, zählt Serono zu ihren finanziellen Unterstützern. Unter anderem kämpft *Resolve* dafür, dass Fertilitätsbehandlungen von den amerikanischen Krankenkassen bezahlt werden. Ebenso verfügt Serono mit *Ferti.net* über eine der weltweit wichtigsten Webseiten zur Reproduktionsmedizin. Lange Zeit gehörte die deutsche Ausgabe von *Ferti.net* zu den beliebtesten Internetseiten der Szene, kaum ein Forum wurde von betroffenen Frauen häufiger zum Chatten genutzt. 2001 wurde das Forum jedoch abgeschaltet, »aus technischen Gründen«, wie es hieß. Der wahre Grund: Einigen deutschen Reproduktionsmedizinern waren die freimütigen Diskussionen im Forum ein Dorn im Auge, da betroffene Frauen untereinander immer wieder Kritik an bestimmten IVF-Zentren ausgetauscht hatten. Die Mediziner, die wichtigsten Abnehmer der Serono-Präparate, machten bei der Firma Druck. Seitdem wird das wieder eröffnete Forum besser kontrolliert.

VI. Ich dachte, an mir kann es nicht liegen

Männliche Unfruchtbarkeit: Ursachen und Therapien

1. ICSI – eine Samenzelle reicht zur Befruchtung aus

An einem Tag des Jahres 1991 passierte im reproduktionsmedizinischen Labor der Freien Universität Brüssel ein Missgeschick. Der Forscher Gianpiero Palermo setzte bei einer künstlichen Befruchtung einen Spermiumfaden nicht wie gewollt vor der Eizelle ab, damit es zur Befruchtung kommt. Vielmehr durchstach er mit der Pipette versehentlich die schützende Membran und spritzte das Spermium direkt in die Eizelle. Die handwerkliche Panne sollte für Hunderttausende Männer auf der ganzen Welt Folgen haben. Denn erstaunt stellten Palermo und sein Chef André van Steirteghem wenige Tage nach dem Missgeschick fest, dass aus der verletzten Zelle ein scheinbar gesunder Embryo entstanden war.

ICSI war geboren, die intra-cytoplasmatische Spermieninjektion. Bis dahin musste ein Mann Millionen Spermien im Ejakulat haben, um eine Eizelle zu befruchten. Von nun an reicht im Notfall ein einziges, das mit einem Stich in die Eizelle befördert wird. Denn wie in der Reproduktionsmedizin nicht unüblich hielt man sich in Belgien nicht lange mit Laborexperimenten, Tierversuchen oder abgestuften Tests am Menschen auf, um die Sicherheit des Verfahrens zu gewährleisten, sondern machte sich schon bald ans Kinderzeugen. 1992 wurde das erste ICSI-Kind geboren. Als André van Steirteghem im Jahr darauf die ersten 150 Behandlungen in der Fachzeitschrift *Human Reproduction* präsentierte, gehörte der Aufsatz zu den zehn weltweit meistzitierten Publikationen der klinischen Forschung. »Am Anfang hat uns niemand geglaubt, dass es funktioniert«, sagt der Fertilisationsexperte. Bei seinem ersten Vortrag soll ein Kollege aufgestanden sein und gesagt haben: »Das kann nicht wahr sein.«

Das Wunder der Zeugung findet in einer Petrischale unter dem Mikroskop statt. Über den Monitor kann man das Schauspiel in vielfacher Vergrößerung beobachten. Die Eizelle, die zuvor von der sie umgebenden Cumulushülle befreit wird, sieht aus wie eine zerklüftete Mondlandschaft. Sie ist sehr viel größer als die winzigen Spermien, die sie umschwirren, ohne in sie einzudringen. Mit einer Art Schaltknüppel bedient ein Labormitarbeiter zwei Pipetten. Die linke dickere Pipette saugt die Eizelle an. Die rechte, eine winzige hohlförmige Nadel, schnappt sich ein lebendiges Spermium mit normalem Aussehen. Durch Druck der Pipette auf den Schwanz und kurzes Reiben auf dem Boden der Petrischale wird das Hinterteil des Samenfadens abgeschnitten, damit er sich nicht mehr bewegen kann. Jetzt saugt der Labormitarbeiter das starre Spermium in die Kapillare und nähert sich der Wand der Eizelle.

Die Pipette stößt erst einmal auf Widerstand: Die Außenhaut der Eizelle weicht zurück. Auf die Hälfte seines Durchmessers muss das Ei eingestülpt werden, bis die Haut platzt. Dann dringt die Nadel ein und platziert das Spermium tief in die Eizelle. Zehn Minuten hat der gesamte Vorgang gedauert. Die Haut des Eis schließt sich wieder und ein paar Augenblicke später sieht sie aus, als wäre nichts geschehen. Ein bis zwei Tage reift die befruchtete Zelle im Brutkasten. Dann wird sie der Frau wie beim IVF-Verfahren eingesetzt.

Weltweit wurde mit dieser Technik vermutlich schon einigen 100.000 Kindern das Leben geschenkt. Jede reproduktionsmedizinische Praxis, die etwas auf sich hält, führt die ICSI-Methode heute im Standardprogramm. Über die (Spät-)Folgen dieser Art von Manipulation der Natur streitet man sich jedoch bis heute (Kapitel 8).

Eine Methode mit geringer Erfolgschance: die Insemination

Seit ICSI kann die Reproduktionsmedizin auch Paaren helfen, bei denen der Mann der Hauptverursacher der Kinderlosigkeit ist. Die einzige Methode, die den Ärzten bis dahin zur Verfügung stand, war die Insemination. Sie wird auch heute noch verwendet, insbesondere wenn die Spermienqualität des Mannes nur leicht eingeschränkt ist. Ebenso gilt die Insemination als eine Behandlungsoption vor der In-vitro-Fertilisation, da sie sehr viel preiswerter und weniger belastend ist. Zwar wird die Frau in der Regel ebenso stimuliert, die Hormongaben sind jedoch geringer. Eine Operation ist nicht nötig, da keine Eizellen entnommen werden. Die Befruchtung erfolgt wie bei der spontanen Zeugung im Mutterleib.

Sinn der Insemination ist allein, ein Spermienkonzentrat zeitgenau möglichst nah an die Eizelle heranzubringen. Das heißt, die Strecke wird etwas abgekürzt und nur eine ausgewählte Mannschaft auf den Weg geschickt. Dafür wird der gewonnene Samen »gewaschen«, also von allen anderen Sekreten befreit. Um die immobilen Spermien auszusondern, wird das gereinigte Ejakulat anschließend in einem Kulturmedium zentrifugiert. Nur die beweglichen Samenfäden schwimmen nach oben und können abgesaugt werden (»Swim-up-Methode«). Kurz vor dem – häufig mit einer

Hormonspritze ausgelösten – Eisprung wird das Konzentrat in die Gebärmutter gegeben. Nach fünf Minuten darf die Frau gehen – und kommt in der Regel schon nach ein bis zwei Monaten wieder. Denn die Erfolgschancen der Insemination sind gering. Sie liegen je nach Fruchtbarkeitsstörung zwischen 5 und 15 Prozent.

Je stärker sich die Spermienqualität dem Normalbereich annähert, desto höher ist die Befruchtungschance. Für diese Fälle existiert allerdings eine preiswerte Alternativmethode: der Liebesakt zur rechten Zeit im heimischen Bett. Dennoch hilft es einigen Paaren, die bereits einige Monate angestrengtes Liebesleben nach Terminkalender hinter sich haben, den Fortpflanzungsdruck ins Labor abzuschieben. »Nachdem wir uns entschlossen hatten, ärztliche Hilfe aufzusuchen, war der Sex zu Hause wieder entspannter«, erinnert sich Beatrix Kallwein an den Beginn ihrer Kinderwunschbehandlung. Nimmt man die seltenen Fälle einmal aus, wo es bei Paaren nicht zur Kohabitation kommen kann (wegen Impotenz oder Scheidenverschluss), dient die Insemination häufig eher als eine Art Initiationsritus in die künstliche Befruchtung.

Übrigens ist in Deutschland nur die Spende mit dem Samen lebender Personen erlaubt. In den USA ist das anders. Samenbanken wie die *California Cryobank* bieten ebenso an, verstorbenen oder komatösen Männern Sperma zu entnehmen. Die postmortale Spermaentnahme erfolgt operativ mittels eines Schnitts in den Hoden, die Samenernte bei Komatösen mit einer anal eingeführten vibrierenden Lusthilfe.

Männern mit stark verkrüppelten, unbeweglichen oder zu wenigen Spermien konnte die Insemination niemals helfen. Eine Million normal beweglicher Spermien braucht man auch für die Besamung im Labor. Bei einer In-vitro-Fertilisation benötigt der Reproduktionsmediziner 50.000 bis 100.000 funktionsfähige Spermien pro zu befruchtende Eizelle. Liegt die Spermienzahl darunter, ist das für die herkömmliche IVF ein Ausschlussgrund. Vor der Entdeckung der ICSI-Methode konnten die Ärzte den betroffenen Männern nur einen Rat geben: Den Samen eines Fremden zur Fortpflanzung zu nutzen – oder auf leibliche Kinder zu verzichten.

Männliche Zeugungsschwäche

Häufig ist der Mann der Verursacher der Kinderlosigkeit. Diese enttäuschende Nachricht betrifft viele Paare, denn in knapp jedem dritten Fall liegt die Fruchtbarkeitsstörung beim Mann. Die Faustregel der Reproduktionsmediziner lautet: 30 Prozent er, 30 Prozent sie, ein Drittel beide. Bei den restlichen Paaren lässt sich keine Ursache finden. Dass auch die männliche Zeugungsschwäche eine große Rolle bei der Kinderlosigkeit spielt, gehört zu den neueren Erkenntnissen der Heilkunde. Traditionell hieß es: Wenn der Nachwuchs ausbleibt, trägt die Frau daran die Schuld.

Heute ist die Medizin weiter, auch wenn bislang nicht alle Frauenärzte diesen Schritt nachvollzogen haben – und erst recht nicht jeder Mann. Klagt eine Frau beim Gynäkologen, dass ihr Kinderwunsch nicht in Erfüllung geht, ist sie noch immer die erste, die untersucht wird: Ihr Zyklus wird kontrolliert, der Arzt sucht in der Gebärmutter nach Verwachsungen und lässt die Durchlässigkeit der Eileiter prüfen. Dabei wäre es fast immer einfacher und billiger, den Mann zuerst zum Urologen zu schicken. Von allein suchen nur wenige Männer den Rat eines Fortpflanzungsexperten, sagt die Psychologin Petra Thorn, die seit Jahren ungewollt kinderlose Paare berät. Anders als Frauen, die regelmäßig zum Gynäkologen gehen, seien Männern urologische Untersuchungen fremd. »Das macht vielen Männer eher Angst«, so Thorn.

Auch Peter Bleibtreu »gehörte zu der Gattung Mann, die es sich partout nicht vorstellen konnte, dass es an ihm liegt«, sagt der 35-Jährige heute selbstkritisch. Zumal es bereits einmal geklappt hatte. Kurz nach ihrer Heirat wurde Miriam Bleibtreu schwanger. Doch nach wenigen Wochen setzten starke Blutungen ein: ein früher Abort. Als sich nach anderthalb Jahren immer noch keine neue Schwangerschaft eingestellt hatte, wurde Peter Bleibtreu unruhig. Er drängte seine Frau, sich doch »endlich einmal richtig untersuchen zu lassen«, so Bleibtreu. Indirekt warf er ihr vor, dass sie das Kind gar nicht wolle.

Bis zum Eheberater führte der Streit über den Kinderwunsch. Er endete erst, als Peter Bleibtreu schließlich ein Spermiogramm anfertigen ließ. Zwei Wochen später kam die Wahrheit ans Licht. In einem Brief von der andrologischen Ambulanz der Universitätsklinik Hamburg-Eppendorf stand, es sei kaum ein normal geformtes Spermium in Peter Bleibtreus Samen. Die erste Schwangerschaft war ein Zufallstreffer gewesen. Peter Bleibtreu musste den Brief mit den Prozentzahlen und den fremden Ausdrücken wieder und wieder lesen, um die Botschaft zu verstehen. »Schwere Teratozoospermie« stand da. Peter Bleibtreu leidet unter einer Deformation seiner Spermien. Statt Samenzellen mit einem paddelförmigen Kopf und einem schlanken Schwanz bevölkern amorphe Gebilde das Ejakulat: Zellen mit riesigen Häuptern und winzigem Schweif und Doppelkopfwesen mit einem oder zwei Schwänzen.

2. Die Spermienkrise

Selbst wenn man sich gesundes Sperma unter dem Mikroskop anschaut, erinnert das Bild an ein Badevergnügen mit vielen toten oder behinderten Schwimmern. Einige wenige ziehen kräftig ihre Bahnen, während die meisten im Kreis rudern, regungslos auf der Stelle liegen bleiben oder unförmig gestaltet wilde Bewegungen vollführen. Kurz und gut: Der Großteil des männlichen Samens besteht aus Ausschuss.

Ein normales Ejakulat zählt nach den Kriterien der WHO mindestens 20 Millionen Spermien pro Milliliter, von denen bis zur Hälfte beweglich sein müssen und ein Drittel normal geformt. An einem dieser Mindestkriterien – Zahl, Form oder Beweglichkeit – scheitern die meisten männlichen Sterilitätspatienten, mitunter auch an allen dreien. Der Name dieser Multimorbidität des Spermiums ist ebenso hässlich wie der Befund: Oligoasthenoteratozoospermie. Woher aber rührt die Samenschwäche? Sinkt die Zeugungskraft der Männer, ja steht die Menschheit gar vor einer Fruchtbarkeitskrise, wie einige Wissenschaftler warnen? Und was sind die Gründe für den Qualitätseinbruch der männlichen Fortpflanzungssubstanz?

Bis vor kurzem dachte man noch, dass fortgeschrittenes Alter – anders als bei Frauen – keine Schuld an der Samenkrise eines Mannes trage. Neuere Studien ergaben: Spermien verlieren mit zunehmenden Jahren an Qualität und Beweglichkeit. So haben US-Forscher der Universität Berkeley herausgefunden, dass schon Dreißigjährige weniger gesunde Spermien aufweisen als ihre fünf Jahre jüngeren Geschlechtsgenossen. Im Alter von 60 Jahren waren bereits 85 Prozent der Spermien unbrauchbar. Auch bei Männern tickt die biologische Uhr also, auch wenn die Folgen wesentlich undramatischer sind als bei Frauen. Denn die hohe Zahl der männlichen Keimzellen macht die Formschwäche wieder wett. So gilt weiterhin, was die Bonner Andrologen Tobias Hagemann und Gerd Heidl schreiben: »Grundsätzlich ist die Zeugungsfähigkeit bis ins hohe Alter gegeben.«

Am leichtesten können Mediziner jene Ursachen eingeschränkter männlicher Fruchtbarkeit bestimmen, die eindeutig auf eine Krankheit zurückgehen: Impotenz und angeborene Fehler der Hormonproduktion gehören dazu oder organische Defekte wie verschlossene Samenleiter. Hat ein Patient während seiner Kindheit einen Hodenhochstand gehabt oder in der Pubertät Mumps, kann beides ein Grund für verminderte Spermienqualität im Erwachsenenalter sein. Doch schon die Diagnose Krampfadern im Hoden verursachte unter Urologen und Andrologen hitzige Debatten. Während die einen sie zu den Hauptursachen der Zeugungsschwäche zählen, zweifeln andere daran, dass eine Operation der so genannten Varikozelen die Schwangerschaftsrate tatsächlich erhöht.

Betroffene Männer fahnden nach den Ursachen ihrer Infertilität

Auf die Frage, warum ihre Spermien nicht die richtige Form, Zahl oder Beweglichkeit haben, erhalten die meisten Männer von ihrem Arzt die gleiche Antwort wie Peter Bleibtreu: »Wir wissen es nicht.« Nur bei zehn Prozent der betroffenen Männer kennen die Ärzte die Ursache für ihre Unfruchtbarkeit, sagt Christoph Keck, Leiter der IVF-Abteilung der Freiburger Universitäts-Frauenklinik. Bei weiteren zehn Prozent kann man eine Vermutung anstellen. Umso mehr suchen betroffene Männer in ihrem Leben nach Indizien, die den Fruchtbarkeitsschwund erklären können. Martin Klöppel erinnerte sich, dass er während seiner Ausbildung in einer Ultrahochfrequenzanlage gearbeitet hatte, deren Strahlen seine Fortpflanzungsfähigkeit zerstört haben könnten. Er forschte nach, doch seine damaligen Kollegen hatten Kinder. Er suchte nach Gefährdungshinweisen bei Schadstoffen, mit denen er im Laufe der Jahre in seiner Firma, einem Chemiebetrieb, zu tun hatte. Wiederum Fehlanzeige.

Auch die Eltern der Betroffenen machen sich Gedanken und suchen in der Vergangenheit ihres Kindes nach Gründen. »Seltsam, als mein Sohn mir sagte, er habe keine Spermien, fühlte ich mich irgendwie mitverantwortlich«, zitiert Vivien Marx in ihrem *Samenbuch* die Mutter eines betroffenen Mannes. Und Kai Pastor, der unter einer pathologischen Verformung seiner Spermien leidet, erzählt, dass sein siebzigjähriger Vater sich selbst noch einem Spermatest unterzog, als er vom Schicksal seines Sohnes erfuhr. »Er hatte Angst, dass er die Fruchtbarkeit der ganzen Familie ruiniert hatte, als er in den siebziger Jahren unser Haus mit Holzschutzmitteln auskleidete.«

Die meisten Betroffenen kommen nicht weit mit ihren Erklärungen. Mit ihrer Ratlosigkeit können sie sich in die große Zahl von Wissenschaftlern, Umweltschützern und Chemievertretern einreihen, die das Thema Samenqualität seit langem entzweit. Mittlerweile wird die Debatte, die zeitweise einem Glaubenskrieg glich, etwas ruhiger geführt. Doch über die Ursachen männlicher Unfruchtbarkeit sowie über das Ob und Warum einer Spermienkrise haben sich die Experten noch längst nicht geeinigt. Fest steht bislang nur eines: Die Alltagsweisheit »Mit der Spermienqualität wird es auch immer schlechter« lässt sich so leicht nicht belegen.

Jedes Spermiogramm ist subjektiv

Fragt man einen Mitarbeiter in einer Samenbank oder den medizinisch-technischen Assistenten einer IVF-Praxis, die jeden Tag Dutzende Spermaproben sehen, ist die Antwort meist die gleiche. »Die sagen immer, dass die Qualität sinkt«, weiß Thomas Katzorke, der die größte Samenbank in Deutschland betreibt. Auch wissenschaftliche Studien hatten lange Zeit nahezu nur eine Botschaft: Die Zeugungskraft des Mannes schwindet.

Außerhalb der Fachöffentlichkeit hat dieser Befund lange Zeit niemanden bewegt. Bis Niels Skakkebaek kam und sich mit seinen Mitarbeitern die Mühe machte, alle verfügbaren Untersuchungen zwischen 1938 und 1990 zu einer so genannten Metastudie zusammenzufassen. Das im *British Medical Journal* veröffentlichte Ergebnis war erschütternd. Im Laufe der vergangenen 50 Jahre, so Skakkebaek, sei die Zahl der Samenfäden im Sperma von 113 Millionen pro Milliliter auf nunmehr 66 Millionen gesunken. Obendrein habe sich das Volumen des Ejakulats verringert, im Schnitt von 3,75 auf 2,40 Milliliter. Kurze Zeit später bestätigten französische Forscher sowie schottische und belgische Spermienzähler die These von der schrumpfenden Manneskraft.

Skakkebaek vermutete, dass die Fehlfunktion – ähnlich wie Hodenkrebs oder Genitalverformungen, deren Zunahme der Däne ebenso festgestellt hatte – bereits im Mutterleib entstünde. Als mögliche Ursache machte er hormonartige Chemikalien aus, die durch die Mutter auf das Ungeborene einwirken. Die Indizienkette Skakkebaeks hat etwas für sich: Östrogene steuern den männlichen Reproduktionsapparat, Frauen nehmen während der Schwangerschaft östrogenähnliche Stoffe aus der Umwelt auf, also manipulieren diese die Zeugungsfähigkeit des Nachwuchses.

Der Männlichkeitskiller Chemie passte zu Ergebnissen von Untersuchungen aus der Tierwelt. Man hatte Fische in der Nähe von Abwasserleitungen gefunden, die mit Geschwüren übersät waren. Seehunde in der Nordsee waren durch verseuchtes Rheinwasser geschädigt, Alligatoren unter dem Einfluss von Pestiziden mit verkümmerten Penissen geboren worden. Weltweit hatte sich gezeigt, welch verheerende Auswirkungen Schadstoffe auf den Organismus, insbesondere die Fortpflanzungsfähigkeit von Lebewesen haben können. So machten Umweltschützer und Medien Skakkebaeks Hypothese zur Tatsache. Sie verkündeten die »Ökokastration« und rechneten aus, bis wann der Trend zur völligen Zeugungsunfähigkeit des männlichen Teils der Menschheit führt. Ergebnis: Bei einer jährlichen Abnahme von einer Million Spermien im Ejakulat ist der Nullpunkt 2060 erreicht.

Bis heute wird Skakkebaeks Grundaussage, nämlich dass die Spermienzahl schwindet, vielerorts als unumstößliche Tatsache gehandelt. Vielleicht weil sie vielen zeugungsgestörten Männern die ein wenig beruhigende Gewissheit bietet, zu einer wachsenden Minderheit zu gehören. Dabei ließ die Kritik an der dänischen Metastudie nicht lange auf sich warten. Skakkebaek fasse verschiedene Spermienerhebungen zusammen, denen völlig verschiedene Standards zugrunde liegen, hieß es. Sie messen in unterschiedlichen Ländern zu unterschiedlichen Zeiten unterschiedliche Gruppen von Patienten – die zudem noch ganz unterschiedliche Karenzzeiten eingehalten haben. Es macht nämlich einen Unterschied, ob man zwei Tage vor der Spermaabgabe die letzte Ejakulation hatte, oder aber fünf Tage Enthaltsamkeit übt. Zudem haben sich die Werte, wie der Samen des gesunden Durchschnittsmannes beschaffen sein muss, ständig verändert – und zwar nach unten. Mehrmals korrigierte die WHO ihre Definition vom Normalejakulat, zuletzt 1992. Davor sprach man von einem pathologischen Befund, wenn weniger als 40 Millionen Spermien pro Milliliter vorliegen. Heute müssen es nur noch 20 Millionen sein. Damals musste mindestens jeder zweite Samenfaden normal geformt sein, heute braucht nur noch jeder dritte von manierlichem Äußeren zu sein.

Gleichzeitig erschienen in den vergangenen Jahren neue Erhebungen, die keine Abnahme der Spermienmenge anzeigten – ja teilweise sogar nahe legten, dass die Manneskraft zugenommen hat. Die Ejakulate amerikanischer Samenspender zum Beispiel wurden mit den Jahren eher besser als schlechter. Um die Verwirrung komplett zu machen, tauchten auch regionale Unterschiede auf. Was ist davon zu halten, dass kalifornische Männer scheinbar über wesentlich weniger Spermien verfügen als die Bewohner New Yorks? Und warum befruchten Finnen ihre Frauen scheinbar schneller als Dänen? Wenn es um Spermien geht, »sind selbst einfachste Fragen schwierig zu beantworten«, fasst der schottische Reproduktionsbiologe D. Stewart Irvine in einem Übersichtsartikel Erfahrungen aus 40 Jahren Samenzählerei zusammen.

Das Problem aller Studien ist stets das gleiche: Auch wenn sich die WHO seit langem um einheitliche Standards bemüht, sind die Untersuchungen nur bedingt miteinander vergleichbar. Ein weiteres großes Manko besteht darin, dass die Stichproben selten eine repräsentative Bevölkerungsgruppe widerspiegeln. Der Grund: Es fehlen die Versuchspersonen. Es ist eben einfacher, ein paar tausend Männer dazu zu bewegen, Blut zu spenden, als zu Forschungszwecken zu masturbieren. Deshalb sind die Probanden häufig entweder Samenspender, Kandidaten für die künstliche Befruchtung oder Männer, die wegen des Verdachtes einer andrologischen Störung zum Facharzt überwiesen werden. In einer Doktorarbeit der Universität Hamburg wurde festgestellt, dass sich die in der andrologischen Sprechstunde gewonnenen Ejakulate zwischen 1956 und 1995 ständig verschlechtert hatten. »Je später die Männer geboren waren, desto schlechter ihr Sperma«, fasste Samenexperte Wolfgang Schulze die Ergebnisse zusammen. Erst Mitte der achtziger Jahre habe sich die Qualität »auf niedrigem Niveau« stabilisiert. Es kann nun sein, dass der Qualitätsabfall die gesunkene Zeugungskraft der Gesamtbevölkerung belegt. Ebenso ist es aber möglich, dass sich Schulzes Klientel verändert hat. Aufgrund der heute besseren Behandlungsmöglichkeiten für Frauen könnten in Schulzes Ambulanz vermehrt hoffnungslose Fälle männlicher Unfruchtbarkeit gelandet sein.

Als weiterer Unsicherheitsfaktor verzerrt die Subjektivität des Gutachters häufig die Spermadiagnose. Männer mit Fertilitätsproblemen verstehen ihr Spermiogramm als treues Abbild ihrer Zeugungskraft. Dabei hängt die Bewertung stark von der Person ab, welche die Keimzellen unter dem Mikroskop untersucht. Als Eberhard Nieschlag von Institut für Reproduktionsmedizin der Universität Münster Samenproben an zehn verschiedene Laboratorien zur Bestimmung schickte, ergaben sich Abweichungen von bis zu 70 Prozent: Ein und derselbe Mann war nach dem Urteil des einen Labors nahezu infertil, während das andere Labor ihm Zeugungsfähigkeit attestierte. Dabei galt es, eine relativ objektive Größe zu messen, die Spermakonzentration. Geht es um die Beurteilung von Form oder Beweglichkeit von Spermien, schwanken die Angaben noch stärker. Denn viele Messgrößen des Spermiogramms entstehen auch heutzutage noch per Augenschein. Computerprogramme sind bislang allenfalls für die Bestimmung der Spermienmenge zuverlässig. Das menschliche Auge lässt sich jedoch betrügen. »Wenn sie zehn gute Samenproben sehen und danach eine mittelmäßige, werden sie dieser eine schlechtere Note geben, als wenn sie zuvor zehn schlechte Proben vor sich hatten«, erklärt Christoph Keck.

Der Verwirrung über den Spermienschwund entspricht die Unkenntnis über die Ursachen der Spermienschäden. Bislang sei es nicht gelungen, schlüssig zu belegen, dass äußere Faktoren nachhaltig negative Einflüsse auf die Samengüte haben, sagt Reproduktionsmediziner Keck. Es gebe zwar viele Indizien und scheinbare Zusammenhänge zwischen Umweltfaktoren und männlicher Zeugungskraft, eindeutige Kausalitäten fehlen jedoch. »Mit der gleichen Berechtigung könnte man sagen, die schrumpfende Kinderzahl in Baden-Württemberg hänge mit der zurückgehenden Zahl der Störche zusammen«, so Keck.

So wurde eine Erklärung nach der anderen widerlegt oder zumindest in Zweifel gezogen. Heute gilt die Furcht, Babywindeln würden die Hoden erhitzen und zu späterer Unfruchtbarkeit führen, als unbegründet. Auf ebenso wackligen Füßen steht die Behauptung, zu häufige Saunabesuche würden die Zeugungskraft einschränken. Dass Rauchen als Fruchtbarkeitskiller wirkt, gilt seit kurzem jedoch als bewiesen. Auch Alkohol kann der Hodenaktivität schaden, doch nur, wenn er über lange Zeit in großen Mengen genossen wird. Ähnliches scheint für Strahlung und Medikamente zu gelten. In sehr hohen Dosen beeinträchtigen sie die Fertilität, etwa in Folge einer Krebstherapie. Niedrig dosiert sind keine Schäden der Fortpflanzungsorgane belegt.

Selbst der Männlichkeitskiller Stress bleibt umstritten. Thomas Katzorke ist sich sicher, dass eine hohe psychische Belastung das Samenniveau senkt. Die Spender seiner Essener Samenbank sind in der Regel Studenten. »Wenn die gerade im Examen stecken, merken wir, dass ihre Samenproben schlechter werden«, so Katzorke. Auch andere Untersuchungen legen einen Zusammenhang zwischen psychischem Stress und der Güte des Ejakulats nahe. So stellte eine US-Studie, bei der 500 Männer eines IVF-Programms untersucht wurden, fest, dass deren Spermaqualität von einem Behandlungszyklus zum anderen abnahm. Mit schwindender Aussicht auf Nachwuchs steigt der psychische Druck, was wiederum die Samenqualität sinken lässt, lautet die Hypothese.

Andrologen wie Wolfgang Schulze bezweifeln dagegen den Zusammenhang: »Samen bildet sich ähnlich wie Blut in einem dauerhaften Prozess, der kaum von außen beeinflusst wird.« Die meisten Einschätzungen aus IVF-Laboren seien »rein subjektiv« und nicht erwiesen. Eine Untersuchung des Universitätsklinikums Leipzig stützt Schulzes Zweifel. Die Forscher befragten 152 Besucher der andrologischen Sprechstunde der Hochschule intensiv nach ihrer Arbeit, Partnerschaft und Zufriedenheit mit ihrem Leben. Danach verglichen sie die Antworten mit den Spermiogrammen der Männer. Anders als zuvor angenommen unterschieden sich Männer mit guten und schlechten Samenproben weder in ihrer Persönlichkeit noch in ihren Alltagsbelastungen voneinander. »Stressbedingte Beeinflussungen der Spermaqualität« lassen sich demnach nicht nachweisen, schlussfolgern die Leipziger Forscher. Schlechtere Noten erhalten Probanden mit eingeschränkter Zeugungsfähigkeit jedoch bei der so genannten »Partnerschaftsqualität«. Es zeigt sich, dass sie mit ihren Frauen seltener Zärtlichkeiten austauschen als Männer mit normalem Spermabefund. Zudem seien sie »gefügiger« gegenüber ihrer Partnerin. Nun stellt sich, so die Leipziger Forscher, wieder die Frage nach der Henne und dem Ei: Sind die Spermien schlecht, weil die Partnerin so dominant ist? Oder hat erst die reduzierte Fortpflanzungskraft das Selbstbewusstsein des Mannes angeknackst? Logisch erscheint Letzteres. Dennoch: viel Stoff für neue Forschungen.

Die Bundeswehr zum Samentest

Völlig stichhaltig wird sich niemals belegen lassen, inwieweit äußere Einflüsse die männliche Fruchtbarkeit beeinträchtigen. Die Umweltmedizin stößt bei der Spermafrage auf die gleichen Probleme wie in anderen Bereichen, in denen sie einen Zusammenhang von Schadstoffen und Gesundheitsgefährdung herzustellen versucht. Zum einen gibt es zu viele toxische Substanzen in der Umwelt. Das macht es fast unmöglich, einen Schadstoff herauszugreifen und ihn auf seinen negativen Einfluss auf den Fortpflanzungsapparat zu testen. Zum anderen dauert es häufig lange, bis sich Umweltgifte im Körper niederschlagen – und noch länger, bis sich ihre schädliche Wirkung entfaltet. Wie erwähnt vermutet man, dass es bereits im Mutterleib zur Schädigung der Hodenfunktionen kommen kann. Um einen einwandfreien Beweis zu führen, müssten Forscher jedoch schwangeren Frauen neun Monate lang potenziell giftige Substanzen zuführen. Zwanzig Jahre später könnten sie dann schauen, wie es um die Fruchtbarkeit der Söhne steht.

Doch trotz aller Zweifel an der Beweiskraft vieler Studien: Die Indizien für eine Gefährdung der männlichen Zeugungskraft sind besorgniserregend. Es wäre fahrlässig, nichts zu tun und die Gesundheit kommender Generationen aufs Spiel zu setzen. Deshalb wollen europäische Wissenschaftler zumindest in einem Punkt Klarheit gewinnen: in der Frage nach der Zahl der Spermien und ihrer möglichen Verminderung. In einem gemeinsamen europäischen Projekt soll diesmal nach einheitlichen Kriterien gezählt werden. Für ihren Samenzensus ließen sich schottische Forscher aus dem ganzen Land Proben von Männern zwischen 20 und 30 Jahren per Post zuschicken. Sie entwickelten dafür einen speziellen chemischen Cocktail, der das Sperma über 48 Stunden frisch hält. In Dänemark ließen die Samenzähler – wieder unter der Leitung von Niels Skakkebaek – Soldaten zur Spermaprobe antreten. Die ersten Ergebnisse der vergleichenden Untersuchung zeigen bedeutende Unterschiede zwischen den Ländern, wobei die finnischen Männer wiederum an der Spitze liegen.

Wolfgang Schulze vom Hamburger Universitätskrankenhaus will nun in ähnlicher Weise das Sperma der deutschen Männer vermessen. Auch er wird sich dafür der Bundeswehr bedienen. Der Zählappell soll an den beiden Bundeswehrstandorten in Hamburg und Leipzig starten. Bei der Musterung sollen Freiwillige neben einer Urinprobe auch eine ihres Spermas abliefern. Um Veränderungen der Samenqualität zu messen, sollen die Tests zukünftig in regelmäßigen Abständen wiederholt werden.

Bis heute sind die Kenntnisse über die Spermatogenese immer noch gering. Ebenso rudimentär ist das Wissen darüber, welche Faktoren innerhalb und außerhalb des Körpers die Entstehung der Samenfäden auf der Zellebene beeinflussen. Es lässt sich deshalb nicht absehen, ob und wann es den Ärzten möglich sein wird, unfruchtbare Männer zu behandeln. Die ICSI-Technik hat der Suche nach Ursachen von und Therapien bei Samenschwäche nichts genutzt. Ein unfruchtbarer Mann bleibt unfruchtbar, auch wenn er mit Hilfe von ICSI ein Kind gezeugt hat. Die Krankheit verliert jedoch ihren Schrecken – und die Wissenschaft bekommt einen Anreiz für die Forschung.

3. Auf Spermiensuche im Hoden

Im Hintergrund läuft ein Radio. Doch der Mann auf dem Operationstisch hat jetzt kein Ohr für die Geräusche, obwohl er nur örtlich betäubt ist. Die Anspannung ist ihm anzusehen, ein Tuch auf Brusthöhe verwehrt ihm den Blick nach unten, wo der Assistenzarzt jetzt mit einer roten Tinktur seinen Schambereich desinfiziert. Die Schwester ordnet das OP-Besteck, dann schiebt Wolfgang Schulze den Mundschutz nach oben. In sechs Stunden wird der Mann auf dem OP-Tisch wissen, ob er in seinem Leben noch eine Chance hat, Vater zu werden. »Fifty-fifty« stünden die Erfolgsaussichten, hatte Schulze im Vorgespräch seinem Patienten erklärt. Wie alle Patienten, denen an diesem Vormittag ein winziger Teil ihres Hodens entnommen wird, leidet er unter einer besonders schweren Form der Unfruchtbarkeit: Azoospermie. In seinem Ejakulat findet sich keine einzige Samenzelle. Doch selbst diese Männer können heutzutage noch Väter werden – indem man direkt im Hoden oder Nebenhoden nach einzelnen Spermatozoen oder ihren Vorläufern sucht.

Die Verfahren heißen Mesa (microsurgical epididymal sperm aspiration) oder TESE (testicular sperm extraction). Bei der TESE schneidet man unter Betäubung ein Stück Hodengewebe heraus und entnimmt verschiedene Proben, erklärt Wolfgang Schulze. Zwei Proben werden untersucht, eine dritte für die Befruchtung eingefroren – vorausgesetzt, dass sich tatsächlich Spermien finden. Die Erfolgschancen jedoch sind hoch, versichert Schulze, der im Jahr rund 400 Hodenbiopsien durchführt. In mehr als jedem zweiten Fall findet er tief im Gewebe versteckt doch noch einige männliche Keimzellen. Eingefroren taugen die Samenzellen noch Jahre später zur Befruchtung. »Auf eine Operation können Sie ihre ganze Familienplanung bauen«, so Schulze. In Hinblick auf die körperliche Belastung durch eine Fertilitätstherapie schaffen beide Verfahren ein wenig Gerechtigkeit: Sie sind die einzigen Methoden der künstlichen Befruchtung, bei denen der Mann sich einem Eingriff unterziehen muss.

Wissenschaftler forschen bereits an weiteren Verfahren, um auch jenen Männern zu helfen, bei denen selbst TESE versagt. Theoretisch besteht die Möglichkeit, Ursamenzellen aus einem Hoden zu entnehmen und weiter zu kultivieren, sei es in einem künstlichen Medium oder aber in einem Wirtshoden. Das könnte für Patienten hilfreich sein, die – etwa wegen einer Krebsbehandlung – bereits als Kinder ihre Hoden verloren haben. Da sie keine reifen Samenzellen besitzen, lässt sich von ihnen kein Sperma einfrieren. Eine andere Option wäre, Stammzellen oder sogar normale Körperzellen in samenzellenähnliche Gebilde zu verwandeln. Dabei wird den Zellen die Hälfte ihres Erbguts entnommen und dieses in die Eizelle gespritzt. Wissenschaftler des *Reproductive Genetics Institute* in Chicago haben die Methode bereits erprobt und für viel versprechend erklärt. Das Verfahren, so die Forscher, ließe sich ebenso dafür verwenden, lesbischen Paaren den gemeinsamen Kinderwunsch zu ermöglichen: Statt der Samenzelle eines Mannes würde man das genetische Material einer zweiten Frau in die befruchtungsfähige Eizelle schleusen.

Auch die Wirtsmethode ist bei Tieren bereits gelungen. Schon Mitte der neunziger Jahre pflanzten Biologen Urgeschlechtszellen (Spermatogonien) von Ratten in Mäusehoden ein und ließen sie dort reifen. Am Ende des Prozesses ejakulierten die Mäuse Rattensperma. Der erfolgreiche Versuch regte die Phantasie der Fortpflanzungsvisionäre kräftig an. Lee Silver spekuliert in seinem Buch *Das geklonte Paradies* über die Möglichkeit, solche Spermatogonien von abgetriebenen oder fehlgeborenen männlichen Föten zu ernten, sie in einem Tier reifen zu lassen und sie dann einer Frau zu injizieren. Das hieraus entstandene Kind hätte also einen genetischen Vater, der niemals gelebt hat. Der Biologe Robin Baker *(Sex im 21. Jahrhundert)*, der es liebt, seine Visionen mit ausgedachten Szenen zu garnieren, lässt einen dankbaren Mann zum begeisterten Rattenzüchter werden, dem die Nager seine Fruchtbarkeit erhalten haben.

Doch ganz gleich, welches Verfahren die Forschung zur Anwendungsreife bringt, um zukünftig die Fortpflanzungsfähigkeit jedes Mannes zu erhalten: Da man mit allen Methoden nur wenige Spermien gewinnen kann, wird stets eine ICSI gefolgt von einer künstlichen Befruchtung notwendig sein. Selbst wenn der Mann also Auslöser der Kinderkrise ist: Stets muss seine Partnerin die Hauptlast der Therapie tragen. In einem solchen Fall wird eine gesunde Frau zur Patientin. Sie muss die Hormone schlucken, mehrere Eingriffe unter Narkose über sich ergehen lassen und die seelische Achterbahnfahrt durchstehen, die jede IVF mit sich bringt.

VII. Ein geheimes, zweites Leben
Wie Paare die künstliche Befruchtung erleben

1. Die psychischen Belastungen der Behandlung

Die erste Spritze war die schlimmste. Minutenlang hielt Christian Thomsen die Kanüle in der Hand und konnte nicht zustechen. Dabei schien es so einfach. In der Kinderwunschpraxis hatte die Schwester ihnen zwei Pakete Medikamente und Spritzen in die Hand gedrückt und gezeigt, wie es funktioniert. »So machen Sie das jeden Abend«, sagte sie. Als Leiter einer mobilen Krankenhilfe war Thomsen das Spritzengeben zudem gewöhnt. Doch als er vor dem entblößten Oberschenkel seiner Frau saß, versagte alle Erfahrung. »Ich hatte Angst, ihr wehzutun.«

Heute, sechs künstliche Befruchtungen und mehr als 100 Spritzen später, können die Thomsens über die Angst vor der ersten Injektion nur den Kopf schütteln. Sie haben das Auf und Ab ihrer In-vitro-Behandlungen dokumentiert. Fieberkurven, Behandlungsanweisungen, Medikamentenpläne und Ultraschallbilder füllen einen kleinen Ordner. »Die Spritzen sind am Ende das Einfachste einer IVF«, sagt Marina Thomsen. »Da kommen Dinge auf einen zu, die einem kein Arzt sagt und die man sich selbst vorher kaum vorstellen kann.«

Fragt man Betroffene, die eine künstliche Befruchtung hinter sich haben, was sie heute davon halten, hängt ihre Antwort stark vom Ergebnis der Therapie ab. Ein Paar, das bereits nach dem ersten IVF-Zyklus die Praxis schwanger verlässt, denkt darüber anders als die Thomsens, die nach einem halben Dutzend vergeblicher Versuche heute ohne Kinder leben. Am Anfang verbindet sie jedoch fast alle eines: die enorme Hoffnung, die sie in die Behandlung setzen.

»Fast euphorisch« waren sie, erinnert sich Marina Thomsen. Endlich, nach drei Jahren Babyfrust, ungezählten vergeblichen Bettübungen, einer Eileiterschwangerschaft, dem Schock, auf natürliche Weise keine Kinder mehr bekommen zu können sowie endlosen Gesprächen: endlich eine Perspektive. Die Entscheidung, einen Fortpflanzungsmediziner aufzusuchen, erschien dem Paar wie eine Befreiung. Nun hatten sie einen fachkundigen Verbündeten im Kampf gegen die Unfruchtbarkeit. Das Gefühl, dem eigenen Körper nicht mehr ausgeliefert zu sein, sondern »etwas tun zu können«, erfüllt viele Paare mit großem Optimismus. Die Fortpflanzungsmediziner greifen die Hochstimmung auf und verstärken sie oftmals noch.

Bei ihrem ersten Besuch in der Praxis ließ der Arzt kaum einen Zweifel aufkommen, dass es in ihrem Fall »nach dem zweiten oder dritten Mal« schon klappen würde.

Für die Thomsens begann eine Behandlung, die sie wie ein geheimes zweites Leben begleiten sollte. Ein Auf und Ab der Gefühle, das bei jedem Zyklus der künstlichen Befruchtung aufs Neue einsetzt. Häufige Hormonspritzen, um die Eierstöcke zur Eizellproduktion anzuregen, ständige Besuche in der Praxis zu Ultraschall oder Blutabnahme, damit die Stimulation nicht aus dem Ruder läuft. Entnahme der Eizellen unter Narkose und zwei Tage später die Übertragung der Embryonen in die Gebärmutter. Und immer wieder warten. Warten, dass die Eizellen reifen. Warten, dass Eizellen und Spermien sich vereinen. Warten auf den Schwangerschaftstest. Warten auf den nächsten Versuch, wenn es wieder nicht geklappt hat. »Man plant alles nach diesen Versuchen«, sagt Marina Thomsen, »seinen Job und seine Freizeit, die Hausarbeit und den Sex.«

Für die Eientnahme und den Embryotransfer nahm sie sich immer Urlaub. Notwendige Arbeiten im Haus oder Garten hatte sie vorher erledigt, alle Termine wurden abgesagt, um sich ganz auf die wichtigsten Tage des IVF-Zyklus zu konzentrieren. Nicht wenige Paare beginnen parallel zur konventionellen IVF noch eine Alternativtherapie bei einem Heilpraktiker oder einem Spezialisten für chinesische Medizin. Wer zudem noch auf dem Land wohnt und nicht in einer Großstadt, wo fast alle Kinderwunschpraxen liegen, kann für Autofahrt und lange Wartezeiten pro Behandlungstermin gleich einen ganzen Tag einplanen. Auf künstlichem Wege ein Kind zu bekommen kostet Zeit.

Termine arrangieren, Medikamentenpläne einhalten, Erklärungsstrategien für Arbeitskollegen und Bekannte entwerfen: Der Psychologe Tewes Wischmann spricht in seinem Ratgeber *Der Traum vom eigenen Kind* vom »Management« der Kinderwunschbehandlung. Nicht selten wirft die Natur den schönsten Behandlungsplan über den Haufen: Wenn die Eizellen schneller reifen als vorgesehen, muss die Punktion nicht wie geplant erst am Donnerstag, sondern bereits am Montag vorgenommen werden. Dann heißt es für die Frau den Urlaub verlegen oder sich bei der Arbeit eine Ausrede ausdenken. Der Mann muss gegebenenfalls eine Dienstreise absagen. Auch er wird gebraucht: für die Samenspende.

So glatt, wie es auf den Informationsabenden der Kinderwunschpraxen und in vielen Lehrbüchern dargestellt wird, verläuft eine künstliche Befruchtung nur selten. Für Marina Thomsen kam der erste Dämpfer gleich zu Beginn. Trotz Hormonstimulation per Spritze fand der Arzt im Ultraschall statt zehn oder zwölf Eizellen wie vorgesehen gerade einmal zwei. Da die Chance gering war, dass sich die beiden überhaupt befruchten würden, riet der Mediziner zum Abbruch des Zyklus. Er tröstete sie mit den Worten: »So etwas kann schon einmal vorkommen.« Marina Thomsen sollte diesen Satz nicht das letzte Mal hören.

Die schlimmste Zeit: das Warten auf den Schwangerschaftstest

Nach dem abgebrochenen Versuch wurde bei Marina Thomsen die Hormondosis erhöht. Diesmal war das Ergebnis wie gewünscht: Bei der Punktion ihrer Eierstöcke wurden ein knappes Dutzend Eizellen gewonnen. Die Hälfte ließ sich gut befruchten. Zu einer Schwangerschaft kam es dennoch nicht. Stattdessen bekam sie zwei Wochen später ihre Regel. Beim ersten Mal konnte die 32-Jährige die böse Botschaft noch gut wegstecken. Schließlich hatte sie vier Versuche. So oft zahlen die Krankenkassen. Nach ein paar Tagen Traurigkeit und einem kurzen Urlaub fand sie sich wieder in der Praxis ein. Zu Beginn jedes Versuches habe sie sich stets toll gefühlt, sagt sie: »Ich hätte Bäume ausreißen können.« Doch von einem zum anderen Zyklus wird die Angst abzustürzen größer und die Zeit bis zum Schwangerschaftstest quälender.

Das sind die schlimmsten Tage, sagen alle IVF-Patientinnen: Das Warten auf die Nachricht, ob die Behandlung erfolgreich war. Vielleicht, weil man nichts machen kann. Nicht einmal mehr Spritzen geben. Wenn die Embryonen in den Körper zurückgepflanzt sind, bleibt nur ausharren, in sich hineinhorchen und nach Zeichen suchen, die eine beginnende Schwangerschaft ankündigen. Spannt die Brust? Darf man auf etwas Übelkeit hoffen? Das Kunststück besteht darin, nichts zu erwarten und zugleich alles zu hoffen. »Auch wenn man versucht, sich abzulenken«, sagt Marina Thomsen, »man geht ins Bett und steht wieder auf mit dem Gedanken, ob es wohl diesmal geklappt hat.«

Manche Frauen wagen es kaum, sich während dieser Zittertage zu bewegen, um den Embryo nicht bei der Einnistung zu stören. Marina Thomsen verzichtete darauf, zu häufig Treppen zu steigen, den Wäschekorb zu tragen oder ein Bad zu nehmen. Irgendwo hatte sie gelesen, es könne schädlich sein. In Wahrheit dürfte es kaum etwas ausmachen. Kein Embryo fällt aus der Gebärmutter, weil sich die Frau falsch bewegt. Wäre es so, würde kaum eine Frau auf der Welt schwanger werden. Doch wenn die Gefühle Achterbahn fahren, ist auf den Verstand kein Verlass mehr.

Hinzu kommt, dass die Hormone vielen Frauen aufs Gemüt schlagen.

Bei einigen lösen sie sogar Depressionen aus. Es habe Momente gegeben, berichtet Marina Thomsen, da habe sie ohne jeden Grund einfach begonnen zu weinen. »Du hast dich nicht unter Kontrolle.« Auch Barbara Brassel fühlte sich nicht mehr wie sie selbst, wenn sie die Medikamente genommen hatte, »eher wie ferngesteuert«. Einen Tag war sie euphorisch, am nächsten Tag konnte sie nicht ans Telefon gehen, weil sie Angst hatte, sofort loszuheulen. Als sie ihrem Arzt von den extremen Stimmungsschwankungen erzählte, sagte dieser, sie solle sich keine Sorgen machen, das sei normal. Häufig beschreiben Ärzte Patientinnen in dieser Phase als fordernd, ungeduldig, »mitunter sogar aggressiv«, wie Robert Fischer vom Fertility Center Hamburg sagt.

Nach 14 Tagen kommt dann der Bescheid, von dem alles abhängt: das Ergebnis des Schwangerschaftstests. Es kommt per Telefon. Manche Frauen sitzen den ganzen Tag vor dem Apparat und können das Klingeln nicht abwarten. Andere schaffen es nicht, den Hörer abzunehmen und schicken ihren Mann vor. »Wie betäubt habe ich diese Anrufe entgegengenommen«, sagt Jürgen Kallwein. Als es nach dem vierten IVF-Versuch hieß: »Herzlichen Glückwunsch, der Test ist positiv«, bekam er kaum ein Wort heraus.

Bei den Thomsens hieß sie die Botschaft auch diesmal wieder: »Es tut mir leid, der Schwangerschaftstest ist negativ. Bitte melden Sie sich für den nächsten Zyklus, wenn ihre Regel einsetzt.« Kinderwunschpsychologen wie Tewes Wischmann raten, sich für die Zeit danach etwas vorzunehmen: ins Kino zu gehen oder gar einen Kurzurlaub einzuplanen. Viele Frauen sind dazu nicht in der Lage. Sie sitzen zu Hause wie »in einem schwarzen Loch«, so Miriam Bleibtreu, und zerbrechen sich den Kopf: Was mache ich falsch? Warum tut mein Körper mir das an? Welche Chancen bleiben mir noch?

Am härtesten trifft es jene Frauen, die erst einen positiven Befund erhalten und später feststellen müssen, dass es doch zu keiner dauerhaften Schwangerschaft kommt: Entweder weil nur eine so genannte biochemische Schwangerschaft vorliegt, sich also kein Embryo eingenistet hat, oder weil sie ihr Kind wieder verlieren. »Wie eine Königin« fühlte sich Miriam Bleibtreu für einige Wochen. »Meine Haut hatte sich verändert, meine Brust spannte. Ich war richtig schwanger.« Sie hatte es kaum noch für möglich gehalten, erzählte Freunden und Kollegen von ihrem Glück. Den »Himmel auf Erden« beendete der zweite Ultraschall in der 10. Woche. Der Arzt konnte keine Herztöne feststellen. Erst als ein zweiter Gynäkologe dies bestätigte, konnte Miriam Bleibtreu die Diagnose glauben. Der Fötus hatte sich nicht weiter entwickelt, ein Frühabort. Als sie nach der Ausschabung im Krankenhaus aufwachte, lag sie neben einer Frau, die gerade ein gesundes Kind abgetrieben hatte. »Schlimmer hätte es nicht kommen können«, sagt Miriam Bleibtreu.

Die Zuversicht zu Beginn der Behandlung schlägt nach mehreren gescheiterten In-vitro-Fertilisationen in Pessimismus um, der Glaube an die Ärzte in Misstrauen. Genährt wird die Skepsis durch häufig wechselnde Behandlungsschritte und Präparate. »Mal wird Blut abgenommen, mal nicht. In einem Zyklus gibt es dieses Medikament, im nächsten jenes«, wundert sich Hella Seewald. Reproduktionsmedizin ist eine relativ junge Disziplin, in der sich schnell etwas ändert – und Reproduktionsmediziner probieren gerne etwas Neues aus. Was den Ärzten selbstverständlich erscheint, macht Patienten argwöhnisch, insbesondere, wenn sie es nicht richtig erklärt bekommen. »Wie ein Versuchskaninchen« habe sie sich mitunter gefühlt, sagt Marina Thomsen. Das Misstrauen wächst, wenn Frauen über das Internet oder eine Selbsthilfegruppe von den unterschiedlichen Therapiestrategien und Ratschlägen der Ärzte erfahren. Während einige Kinderwunschmediziner zum Beispiel nach dem Embryotransfer strikte Ruhe anordnen, raten andere, so weiterzuleben wie bisher. »Viele Paare verstehen die komplizierten Schritte der In-vitro-Behandlung nur ungenügend«, sagt der Berliner Reproduktionsmediziner Heribert Kentenich und räumt ein, dass die Beratung und Aufklärung durch die IVF-Ärzte häufig zu wünschen übrig lässt.

Im Gegensatz zu Frauen empfinden Männer während der In-vitro-Befruchtung häufig nur Ohnmacht. Sie haben es leichter, weil sie keine Hormontherapie oder Operation über sich ergehen lassen müssen. Andererseits wird ihr Part bei der Zeugung des Nachwuchses auf ein einmaliges Masturbieren reduziert. Kommt der Mann zur Behandlung mit in die Praxis, wird er allenfalls zum Zuschauer des Geschehens, wie seine Frau im Labor geschwängert wird. Die häufige Folge der Marginalisierung: Die Männer ziehen sich zurück und überlassen die Kinderwunschbehandlung ihrer Frau.

Wenn die Behandlung zur Sucht wird

Als dem zweiten Fehlschlag noch ein dritter, vierter und fünfter folgte, musste Marina Thomsen erst einmal aussetzen. Ihre Nerven lagen bloß, das ständige Aufputschen und Abstürzen hatten sie mürbe gemacht. Zudem bemerkte sie, wie die Behandlung immer mehr Raum in ihrem Leben einnahm, sie nur noch von einer IVF zur nächsten dachte. Was ihr bisher Freude gemacht hatte, wurde bedeutungslos. Der Kontakt zu Freunden und

Bekannten wurde weniger. »Niemand rief mehr an. Vielleicht trauten sich die Leute nicht zu fragen, wie es mir geht.« Die Psychologieprofessorin Anke Rohde kennt solche Fälle aus ihrer Sprechstunde. Frauen, die bislang ein normales Leben geführt haben, rutschen in eine psychologische Ausnahmesituation, erzählt sie. »Sie verlieren jedes Interesse an Dingen, die ihnen früher wichtig waren«, so die Bonner Professorin.

Erst nach einem Jahr Auszeit wagte Marina Thomsen einen neuen Anlauf. Es sollte ihr letzter sein. Zwar zeigte die Blutuntersuchung zwei Wochen nach dem Embryotransfer eine erhöhte Hormonkonzentration an, das Zeichen für eine Schwangerschaft. Aber die Freude währte nur kurz. Denn obwohl die Hormone stiegen und stiegen, fand sich kein Embryo; jedenfalls nicht dort, wo er sein sollte. Irgendwo in ihrem Körper war der Fötus verloren gegangen. Es folgten unzählige Bauchspiegelungen und Krankenhausaufenthalte – der »Horrortrip« dauerte mehr als vier Monate. Am Ende musste sie eine Chemotherapie vom Fremdkörper befreien.

Heute denkt Marina Thomsen manchmal, die (seltene) Komplikation hätte auch etwas Gutes gehabt: Sie hat ihr geholfen aufzuhören. Denn so groß die Überwindung ist, eine künstliche Befruchtung zu wagen, so schwer fällt es vielen Paaren, einen Schlusspunkt zu finden, wenn sich das Wunschkind trotz medizinischer Hilfe nicht einstellt. Psychologen raten, die Zahl der IVFs vorher festzulegen, sich zwischen den Therapiezyklen Pausen zu gönnen und von Anfang an mit der Möglichkeit zu rechnen, dass die Behandlung ohne Schwangerschaft endet. Gerade das fällt den Betroffenen jedoch schwer: Ohne den festen Glauben, dass man zu den Siegern gehören wird, lassen sich die Strapazen nur schwer aushalten. Und wenn man schon vier Versuche hinter sich hat, scheint es logisch, noch eine fünfte und sechste In-vitro-Runde dranzuhängen. Denn es kann doch klappen. Das zeigen die Babyfotos dankbarer Eltern, die in vielen Praxen hängen. Wenn ich jetzt aufhöre, fragt man sich, wofür hat sich dann der Aufwand gelohnt: die Spritzen, das Warten, die Lügerei?

Es ist die Logik des Aktienbesitzers, dessen Wertpapiere in den Keller rauschen: Nur nicht aussteigen, schlimmer kann es nicht kommen. Doch wie bei jeder Abhängigkeit gilt: Es kann immer schlimmer kommen. »Ich war süchtig«, sagt Barbara Brassel. »Ich kannte die nur geringe Wahrscheinlichkeit, dass es doch noch klappt. Ich wusste, wie ich mich nach einer gescheiterten IVF fühlte, und dennoch musste ich weitermachen.« Neue Nahrung erhielt ihre Sucht, als ihre Schwester nach sechs Jahren vergeblicher Bemühungen ein Kind bekam. »Die hat es geschafft, sagte ich mir. Jetzt musst auch du es schaffen.«

Auf insgesamt zwölf ICSI-Behandlungen brachte es Hella Seewald, eine technische Angestellte aus Solingen. Zweimal wurde sie glücklos schwanger. Da die Krankenkassen nach einem positiven Schwangerschaftstest jeweils vier weitere Versuche bezahlen, fing sie jedes Mal wieder von vorne an. Nun, nachdem ihr Körper keine Eizelle mehr produziert, will sie es mit einer Eizellspende versuchen, für die sie ins Ausland reisen muss (Kapitel 9). Dazu passt, was die Soziologin Elisabeth Beck-Gernsheim schreibt: »Wo Unfruchtbarkeit früher vorgegebenes Schicksal war, wird sie heute in gewissem Sinn zur ›selbst gewählten Entscheidung‹. Denn diejenigen, die aufgeben, bevor sie nicht noch die neueste und allerneuste Methode versucht haben, sind nun ›selber schuld‹. Sie hätten es ja weiter versuchen können.«

Hätte man Miriam Bleibtreu vor fünf Jahren gefragt, ob sie sich vorstellen könnte, sich einer In-vitro-Fertilisation zu unterziehen, hätte sie geantwortet: Nie im Leben. Heute sagt sie, sie könnte sich selbst vorstellen, eine Leihmutter zu engagieren. Begierig greift sie jeden Ratschlag und Geheimtip im Internetforum auf, der die Chancen auf eine Schwangerschaft erhöhen soll. Mal heißt es, Aspirin würde die Implantationsrate erhöhen, dann wieder soll Viagra helfen. Jeder Zipfel Hoffnung wird ergriffen, auch wenn er noch so teuer ist. Drei ICSI-Behandlungen bezahlten Miriam und Peter Bleibtreu aus eigener Tasche, als die Kassen die Therapiekosten noch nicht übernahmen. Jedes Mal gaben sie durchschnittlich 6000 Euro aus. »Solange es eine Hoffnung gibt, muss man weitermachen.« Als amerikanische Forscher Frauen in der Kinderwunschbehandlung fragten, ob sie lieber kein Kind oder Drillinge hätten, entschieden sich 95 Prozent für Drillinge – eine für Kinder und Mutter extrem gefährliche Schwangerschaft (Kapitel 8).

Die IVF-Mediziner treiben zum Weitermachen an

Aufgabe der Ärzte wäre es, zu hohe Erwartungen zu dämpfen und zu helfen, nach einer erfolglosen Behandlung einen Abschluss zu finden. Viele IVF-Mediziner machen das Gegenteil. Bewusst oder unbewusst drehen sie die Hoffnungsspirale weiter. Heribert Kentenich beschreibt die Durchhaltekoalition von Medizinern und Patienten: Beiden falle es schwer, so der IVF-Arzt, den Misserfolg zu akzeptieren, da er beide in Frage stellt. Der Arzt ist nicht mehr der Halbgott in Weiß, der Frauen Kinder schenkt. Die Frau muss sich eingestehen, dass sie niemals Mutter wird.

Eigentlich, so Kentenich, müssten die Mediziner nach einem gescheiterten Versuch »auch einmal Rotz und Wasser bei den Frauen zulassen«. Zudem müssten sie Fragen stellen, zum Beispiel wie es ihren Patientinnen geht, ob sie tatsächlich weitermachen wollen und was passiert, wenn es auch beim nächsten und übernächsten Mal nichts wird. »Dann finden die Paare leichter zu einem Ende.« Doch solche Sätze hört man selten in deutschen Befruchtungspraxen. Stattdessen heißt es: »Nicht den Kopf hängen lassen, wenn es einmal schief geht« oder »Im Grunde genommen wird jede Frau schwanger, es dauert nur mitunter etwas länger«. Eine weitere beliebte Zusprache ist der Hinweis auf Erfolge. »Gerade heute hatten wir wieder drei positive Schwangerschaftstests«, heißt es dann. Solche Hinweise sind ebenso gut gemeint wie unverantwortlich, denn sie wecken Hoffnungen, die kein Mediziner einlösen kann. Machbarkeitsphantasien, Mitleid und nicht zuletzt finanzielle Interessen vereinen sich zu einer Wird-schon-werden-Haltung. »Mein Arzt kennt keine Probleme. Es heißt immer: Das bekommen wir schon hin. Wenn dies nicht klappt, machen wir eben jenes«, sagt Nina Pawelciz, die beim dritten Versuch schwanger wurde und später einen Jungen gebar.

Feinfühligkeit gehört nicht zu den Stärken der Reproduktionsmediziner. Damit stehen sie nicht allein in der Ärzteschaft hierzulande. Für die meisten deutschen Heilkünstler ist Medizin noch immer die Lehre von gestörten Körperfunktionen und ihren Reparaturmöglichkeiten. Gerade weil die Zeugungshelfer höchst Intimes berühren und Lebensträume behandeln, bräuchten sie besonders viel Zeit für Beratung und Gespräch sowie ein psychologisch geschultes Fingerspitzengefühl. Doch für das eine werden sie nicht bezahlt, das andere haben sie nicht gelernt. Einfühlsamkeit stand bei ihrer Ausbildung nie auf dem Stundenplan. Stattdessen panzern sich viele mit Nüchternheit oder einem besonderen Mangel an Feingefühl. Bei jeder Sitzung musste sich Monika Pastor anhören, wie alt sie mit ihren 39 Jahren doch schon sei. Beatrix Kallwein wurde stets das hervorragende Sperma ihres Mannes vorgehalten – mit dem die Qualität ihrer Eizellen leider nicht ganz mitkam. Der Psychologe Walter Schuth von der Universitäts-Frauenklinik Freiburg hat Trostsprüche von Ärzten gesammelt, die ihm Patienten auf seinen Kinderwunschseminaren übermittelten. »Im Leben, im Leben geht mancher Schuss daneben«; »Vergessen Sie es (das leiblich gezeugte Kind) doch einfach«; »Machen Sie doch eine Weltreise, das Geld haben Sie ja«, »In Indien würden Sie vielleicht verhungern, Ihnen geht es doch gut«, »Vielleicht wäre Ihr Kind drogensüchtig geworden oder ein Rechtsradikaler«.

2. Die mangelhafte Beratung und seelische Betreuung

Viele Patienten loben die kompetente medizinische Behandlung in ihrer Praxis – und kritisieren gleichzeitig eine mangelhafte Beratung und die fehlende psychologische Begleitung. »Durchschleusebetrieb«, »Massenabfertigung«, »Man ist nur eine Nummer«, »Es muss immer zack-zack gehen«, »Die interessiert nur ihre Schwangerschaftsquote«. Solche Wertungen hört man immer wieder, wenn man mit Kinderwunschpaaren spricht. »Ärzte und Schwestern waren immer freundlich und höchst professionell. Es gab nie ein böses Wort. Aber leider fragte auch niemand, wie es einem geht, wenn es wieder nicht geklappt hat«, erinnert sich Marina Thomsen. Nach ihren vergeblichen IVF-Versuchen bekam sie von ihrem Arzt zu hören, sie hätte vielleicht mutiger sein sollen und sich statt zwei, wie sie es stets wollte, um Drillinge zu vermeiden, doch lieber drei Embryos einpflanzen lassen sollen.

Unfruchtbarkeit ist eine medizinische Diagnose – ihre Folge, die ungewollte Kinderlosigkeit, jedoch ein soziales und seelisches Problem. »Ein Paar leidet nicht darunter, dass die Eileiter verschlossen sind oder die Spermien nichts taugen«, sagt Heribert Kentenich, einer der wichtigsten Verfechter eines ganzheitlichen Verständnisses der Kinderwunschbehandlung. »Es begibt sich in Behandlung, weil es ihm nicht gut geht ohne Kind. Das ist primär etwas Psychologisches, und es ist die Aufgabe des Arztes sich darum zu kümmern.« In diesem Punkt versagen die meisten Fortpflanzungsexperten.

Die seelische Belastung der Therapie wird vor der Behandlung meist nur am Rande erwähnt oder systematisch heruntergespielt. Auf den Informationsabenden – wenn sie stattfinden – ist viel von Schwangerschaftsraten, Spermienzahl und Eizellqualität die Rede, jedoch wenig davon, wie die meisten Patienten die Behandlung erleben.

Die heutige Sterilitätstherapie konzentriert sich fast ausschließlich darauf, die körperlichen Defizite zu beheben beziehungsweise diese durch eine Befruchtung außerhalb des Körpers zu umgehen. Dabei steht der hohe ärztliche, medikamentöse und finanzielle Aufwand, der betrieben wird, um eine Frau schwanger zu bekommen, in einem krassen Missverhältnis zum Fehlen jeder Hilfe, wenn es nicht klappt. »Man erfährt das Ergebnis des Schwangerschaftstests von einer Sprechstundenhilfe, die man oft nicht kennt, und bleibt mit der Nachricht allein«, erzählt Beatrix Kallwein.

Diese Kritik begleitet die Reproduktionsmedizin von Beginn an. Schon in den achtziger Jahren kritisierten Medien, Betroffene und Experten die mangelnde Sensibilität der Ärzte und fehlende psychologische Betreuung der Patienten. Bis heute hat sich daran trotz einiger Verbesserungen wenig geändert. Dieses Versäumnis der Reproduktionsmediziner schmälert ihre Glaubwürdigkeit – insbesondere in der Debatte um neue, ethisch umstrittene Therapieformen, in der sie vorgeben, es gehe ihnen allein um das Wohl der kinderlosen Paare.

Gesetzlich hat jedes IVF-Paar jedoch einen Anspruch auf umfassende Beratung. Das ist nachzulesen im fünften Sozialgesetzbuch (Paragraph 27a), in den Richtlinien der Bundesärztekammer sowie im Beschluss des Bundesausschusses Ärzte und Krankenkassen für die künstliche Befruchtung. Danach darf eine Behandlung nur stattfinden, »wenn die Ehegatten zuvor (...) über die medizinischen, psychischen und sozialen Aspekte der künstlichen Befruchtung beraten worden sind«. Dabei sollen auch »die körperlichen und seelischen Belastungen, insbesondere für die Frau, sowie mögliche Alternativen zum eigenen Kind (z. B. Adoption) eingehend erörtert werden«.

Der Passus ist außergewöhnlich: Neben der Abtreibung ist für keine weitere Behandlung in Deutschland eine derart umfassende Aufklärungspflicht vorgeschrieben. Wie diese Beratung tatsächlich aussieht, darüber gibt es kaum wissenschaftliche Untersuchungen. Allein das ist ein seltsamer Umstand, angesichts der Vielzahl von Studien zu jedem (medizinischen) Aspekt der so genannten assistierten Reproduktion. Alle Gespräche mit Patienten und Experten lassen jedoch nur einen Schluss zu: Die Vorschrift steht nur auf dem Papier. Damit bewegt sich die IVF-Praxis – angesichts der eindeutigen Bestimmungen – vielerorts hart am Rande der Gesetzwidrigkeit.

Viele Reproduktionsmediziner reden sich mit dem Hinweis heraus, für die Beratung nicht zuständig zu sein. Das ist insofern richtig, als die Aufklärung – wie es in den Richtlinien der Bundesärztekammer heißt – von einem Arzt übernommen werden soll, der »die Behandlung selbst nicht durchführt«. Dieser Arzt ist in Deutschland in der Regel der Hausgynäkologe. Doch die meisten Gynäkologen verfügen weder über die Kenntnisse noch über die Zeit, die Paare ausreichend zu informieren. Die Beratung wird zur Formalität. »Der Termin dauerte zehn Minuten und bestand darin, dass meine Ärztin sich meinen Fall kurz anhörte und mir die Adresse des Kinderwunschzentrums nannte, die ich bereits kannte«, erinnert sich Beatrix Kallwein. Einige Reproduktionsmediziner holen das Versäumte im ersten Gespräch mit dem Paar nach. Meistens geht es von Anfang an jedoch nur um Hormonpräparate, Eierzahl und Spermaqualität. Darin spiegelt sich das Selbstbild vieler Fertilitätsdoktoren wider: Für alles, was sich vor der Behandlung abgespielt hat und was hierauf folgen wird, fühlen sie sich nicht verantwortlich. Sie sehen sich als Dienstleister, deren Service darin besteht, Frauen schwanger zu machen. Nicht weniger – aber auch nicht mehr.

Das Modell »Fortpflanzungsfabrik« hat weiterhin Gültigkeit

Vielleicht liegt die Nüchternheit vieler IVF-Mediziner neben ihrer wissenschaftlichen Orientierung auch darin begründet, dass die Gynäkologie bis heute fast eine reine Männerdomäne geblieben ist. 1999 wurde erstmals in der deutschen Medizingeschichte ein Lehrstuhl für Frauenheilkunde mit einer Frau besetzt. Leiterinnen von Kinderwunschpraxen kann man an einer Hand abzählen. Am einfühlsamsten, sagen Betroffene häufig, hätten sie die Biologen und vor allem die Biologinnen in der Praxis empfunden. Interessanterweise haben diese den geringsten Kontakt mit den Patienten. In den meisten Zentren dominiere immer noch das »Modell Fortpflanzungsfabrik«, kritisiert der Psychologe Tewes Wischmann. Vielleicht ist so die hohe Abbrecherquote zu erklären, die viele IVF-Zentren zu verzeichnen haben. Der Würzburger Reproduktionsmediziner Thomas Steck berichtet, dass nach jedem Zyklus etwa ein Fünftel der Paare die Behandlung abbricht, ohne dass eine Schwangerschaft eingetreten ist.

Nicht nur in Deutschland ist dies ein Problem. »Reproduktionsmedizin hat sich zu einer sehr technisch medizinischen Spezialdisziplin entwickelt«, klagt Johannes Evers, Vorsitzender der European Society of Human Reproduction and Embryology (ESHRE). Europaweit lassen die Patienten im Durchschnitt nur 1,6 Behandlungszyklen über sich ergehen. Danach beenden sie die Kinderwunschtherapie. Einige, weil sie schwanger wurden, viele jedoch, weil sie die psychischen und körperlichen Belastungen nicht mehr erneut erleben möchten. Gemeinsam mit dem Medikamentenhersteller Serono (der ebenso kein Interesse an Abbrechern hat) hat die ESHRE nun ein Programm (FertiQol) erarbeitet, um den emotionalen Stress während einer Behandlung zu messen und abzumildern.

Auch in Deutschland hat sich in den vergangenen Jahren einiges verbessert. In Zukunft soll es für Frauenärzte und damit auch für Reproduktionsmediziner Pflicht sein, sich psychosomatische Kenntnisse anzueignen. Einige reproduktionsmedizinische Praxen wie etwa das Hamburger Fertility Center machen in ihrer Begrüßungsmappe auf Selbsthilfegruppen in der Region aufmerksam. Das Qualitätsmanagement, dem sich eine Reihe von Zentren verschrieben haben, umfasst mancherorts auch die bessere Betreuung der Patienten – auch wenn die angelernte Charmeoffensive am Telefon (»Guten Tag, Kinderwunschpraxis Meier, mein Name ist Müller, was kann ich für Sie tun?«) nicht unbedingt zum Wohlbefinden der Patienten beiträgt.

Ein gutes IVF-Zentrum sollte nicht allein an seinen Schwangerschaftsraten gemessen werden, sondern ebenso daran, dass auch diejenigen zufrieden sind, die kein Kind bekommen, fordert Robert Fischer. Mancherorts werden auf den Informationsveranstaltungen der IVF-Mediziner nicht nur medizinische, sondern auch seelische Aspekte der Kinderwunschbehandlung angesprochen. Die Ärzte an der Freiburger Universitäts-Frauenklinik, berichtet der dortige Leiter Christoph Keck, versuchen immer einen Gesprächstermin freizuhalten für Patientinnen, die von ihrem negativen Schwangerschaftstest erfahren haben. Wenn sie das hören, winken viele Ärzte bereits ab, sie könnten einen solchen Service nicht bieten. »Wenn wir da mit jedem ein langes Gespräch führen, rechnet sich das nicht«, sagt Friedrich Gagsteiger vom IVF-Zentrum in Ulm offen.

Dabei steht die bessere Information und Betreuung – das zeigt etwa eine Umfrage der Heidelberger Kinderwunsch-Sprechstunde – ganz oben auf der Wunschliste der Patienten. Sie möchten eine ehrlichere Aufklärung zu Beginn der In-vitro-Behandlung. Zudem wünschen sie sich mehr Zuspruch, wenn das Ergebnis des Schwangerschaftstests negativ ausfällt. Ganz besondere Unterstützung brauchen Frauen, die nach einer IVF eine Fehlgeburt erleiden. »Denen geht es extrem schlecht«, sagt der Leipziger Medizinsoziologe Elmar Brähler, der Paare nach ihrer Kinderwunschtherapie befragt hat. Noch lange Zeit später schlägt sich der Abort negativ auf die Zufriedenheit der Frauen und Männer mit ihrem Leben und ihrer Partnerschaft nieder.

Insgesamt ungefähr ein Viertel alle Paare, schätzen Experten, benötigen professionelle psychologische Hilfe, weil sie mit der Situation allein nicht fertig werden. Für besonders gefährdet hält die Psychologin Rohde ältere Paare, die ihre biologische Uhr bereits laut ticken hören und »das Kinderzimmer zu Hause bereits eingerichtet haben«. In dieser Gruppe fänden sich die meisten »Kandidaten für eine Depression«, wenn der Traum vom Kind begraben werden muss. Auch Heribert Kentenich kennt solche Patienten, »bei denen alle Alarmlampen ausgeschaltet sind. Ohne Hilfe können die nicht aufhören.«

Doch diese Hilfe fehlt. Zwar können fast alle Reproduktionsmediziner auf einen Therapeuten verweisen, mit dem sie zusammenarbeiten. In einigen Kinderwunschpraxen haben Psychologen sogar ein Behandlungszimmer und dürfen sich auf den Informationsabenden vorstellen. In der Regel sind sie jedoch nicht Teil des Behandlungsteams der Praxis, sondern eher eine Art Anhängsel. Sie sind selten vor Ort und viele Patienten haben selbst nach Jahren der Behandlung noch nie etwas von ihrer Existenz gehört. »Erst nachdem ich mir selbst eine Psychologin gesucht hatte, erfuhr ich von dieser, dass es eine Kollegin gibt, die mit meiner Kinderwunschpraxis zusammenarbeitet«, sagt Nina Pawelciz. In vielen Fällen werden die Seelenexperten erst dann zu Rate gezogen, wenn die Patienten dem Arzt psychisch auffällig erscheinen und er nicht mehr weiterweiß. Damit erreicht er jedoch oft nur, dass sich die Paare stigmatisiert fühlen.

Die Angst der Patienten vor dem Psychologen

Die Vorbehalte vieler Patienten gegenüber psychologischer Betreuung sind groß. Zwar beklagen viele Frauen und Männer das Fehlen einer seelischen Begleitung, sie würden sie aber nicht in Anspruch nehmen, wenn sie angeboten werde, stellt Susanne Quitmann vom Fertility Center Hamburg fest. Ein Grund sind die Kosten. Anders als die medizinische Behandlung wird die psychologische Begleitung nicht von den Krankenkassen übernommen. Der andere Grund ist die Angst, in die Psychoecke abgeschoben zu werden. Die Einstellungen von Patienten und Ärzten ähneln sich in diesem Punkt: Sie wollen schnell und problemlos zu einer Schwangerschaft kommen. »Niemals hätte ich eine Psychologin aufgesucht«, gesteht Barbara Brassel heute. »Ich wollte doch ein Kind und war nicht plemplem.«

Viele Paare empfinden das Gespräch über den Kinderwunsch und seine möglichen Alternativen wie einen ersten Schritt in Richtung Niederlage. Andere haben Angst, dass ihnen der Kinderwunsch bei der Beratung ausgeredet werden soll. Diese Furcht ist nicht völlig unbegründet. Noch immer favorisieren manche Berater die psychoanalytische Erklärung, wonach die Gründe für Sterilität in verdrängten seelischen Konflikten zu suchen sind. Solange Patienten den psychologischen Berater als Detektiv auf der Suche nach versteckten Ursachen der Kinderlosigkeit empfinden, werden sie das Angebot kaum wahrnehmen. Auch eine Zwangsberatung, die immer mal wieder vorgeschlagen wird, dürfte den meisten Paaren kaum helfen.

Wünschenswert wäre es, die Schwelle für die psychologische Betreuung möglichst niedrig zu halten. Die Paare sollen, wie es zum Beispiel das Konzept der Heidelberger Kinderwunsch-Sprechstunde vorsieht, an der »Eingangstür der medizinischen Behandlung abgeholt werden«: Das Beratungsgespräch als selbstverständlicher Teil der Diagnose. Nur die wenigsten

Betroffenen benötigen später eine mehrstündige Therapie. Den meisten Paaren wäre bereits mit einem oder zwei Gesprächen zu Beginn einer Behandlung geholfen. Dabei könnten sie auf die seelische Achterbahnfahrt vorbereitet werden, die ihnen bevorsteht. Zudem würde den Patienten klar, dass sie mit ihren Ängsten, Stimmungsschwankungen und Neidgefühlen nicht allein stehen. Braucht ein Paar später weitere Hilfe – etwa nachdem diverse Versuche gescheitert sind –, kennt es den Berater bereits und es fällt ihm leichter, sein Unterstützungsangebot in Anspruch zu nehmen. Angesichts der (pro Versuch) bis zu 3000 Euro teuren medizinischen IVF-Behandlung erscheinen die Kosten für zwei Gesprächsstunden mit einem geschulten Psychologen minimal.

Der Einfluss der Psyche auf die Schwangerschaftsrate

Manche Experten, wie die Psychologieprofessorin Anke Rohde, propagieren eine Betreuung während einer künstlichen Befruchtung auch aus einem anderen Grund: Sie baue nicht nur Seelendruck ab, sondern erhöhe auch die Chance schwanger zu werden. Viele Reproduktionsmediziner geben ihr in diesem Punkt Recht. Sie sind davon überzeugt, dass ausgeglichene Patientinnen schneller ein Kind bekommen als gestresste. Friedrich Gagsteiger vom Ulmer IVF-Zentrum berichtet zum Beispiel von einer Patientin, die vor der Punktion einen Autounfall hatte. Der Frau war körperlich nichts passiert, doch die Produktion der Eizellen sei als Folge des Schocks »regelrecht in sich zusammengebrochen«. Gagsteiger vermutet einen evolutionsbiologischen Zusammenhang zwischen dem Seelenzustand und der Fruchtbarkeit. »Die Natur will nicht, dass wir in Krisenphasen schwanger werden«, erklärt der Arzt. Besonders angespannte Frauen schickt Gagsteiger mitunter zur Erholung in den Urlaub oder rät ihnen, beruflich etwas kürzer zu treten, damit die IVF klappt.

Wissenschaftliche Studien scheinen diese Beobachtung zu stützen. So fanden Wissenschaftler der *Harvard Medical School* heraus, dass Entspannungsübungen und eine Gruppentherapie sich positiv auf die Schwangerschaftsrate niederschlagen. Bei Frauen, die sich einer psychologischen Unterstützung versicherten, hatte die Fruchtbarkeitstherapie zu 50 Prozent Erfolg. Die so genannte Kontrollgruppe, die sich allein einer medizinischen Therapie unterzog, konnte nur eine Schwangerschaftsrate von 20 Prozent vorweisen. Bei einer deutschen Untersuchung bei Frauen, die sich auch ein Leben ohne Kinder vorstellen konnten, wurde eine höhere Schwangerschaftsrate festgestellt.

Die medizinische Erklärung könnte im Zusammenspiel der Hormone liegen. Ein Kandidat ist das Prolaktin, das bei Stress ausgeschüttet wird. Patientinnen mit einem Tumor, der enorm viel Prolaktin produziert, bekommen zum Beispiel häufig eine unregelmäßige Menstruation. Mitunter bleibt die Regel völlig aus. Es könnte sein, dass Stresshormone auch bei weniger dramatischen Lebenssituationen auf die Fruchtbarkeit schlagen.

Beatrix Kallwein, die als Ärztin auf einer Herzstation viele Nachtdienste machen muss, legte nach drei vergeblichen IVF-Behandlungen einen langen Urlaub ein. Als sie im Anschluss an die Auszeit ihren vierten Versuch unternahm, reiften so viele gute Eizellen heran wie noch niemals zuvor. Prompt wurde sie schwanger. Zudem hatte sie einige Wochen vor dem Urlaub parallel zur medizinischen Therapie eine Akupunkturbehandlung begonnen. Dass Akupunktur hilfreich sein kann, hat Gagsteigers Ulmer Kollege Karl Sterzig in einer Studie gezeigt. Zusammen mit anderen Wissenschaftlern akupunktierte der Gynäkologieprofessor 69 Patientinnen vor und nach dem Embryotransfer. Das überraschende Ergebnis: 30 Frauen wurden schwanger. In der Kontrollgruppe, die ohne Unterstützung der chinesischen Medizin behandelt wurde, waren es nur 18. Das selbst Beten beim Schwangerwerden helfen soll, erwies sich als Forschungsfälschung.

Derartige Untersuchungen gehen immer wieder durch die Medien. Aber es liegen ebenso viele Studien vor, die keinen Beleg für die Psychothese finden – von ihnen wird jedoch seltener berichtet. In einem vom Jenaer Medizinpsychologen Bernhard Strauß veröffentlichten Überblicksartikel werden elf internationale Untersuchungen zitiert, die keinen Zusammenhang zwischen der seelischen Befindlichkeit von Frauen und der Schwangerschaftsrate feststellen konnten. Ähnlich verhält es sich mit der Ansicht, die gerade Kritiker der Reproduktionsmedizin gerne vorbringen: Dass Frauen gerade dann spontan schwanger werden, wenn sie die IVF-Behandlung abbrechen oder sich entschließen, ein Kind zu adoptieren. »Das sind Märchen«, ist Heribert Kentenich überzeugt. Natürlich gäbe es immer wieder überraschende Fälle. Jeder IVF-Arzt kennt Patientinnen, die eigentlich unfruchtbar sind und dennoch spontan schwanger werden. Das sei jedoch nur deshalb möglich, so Kentenich, weil der Befund Infertilität nur selten definitiv ist. Häufig bleibt eine minimale Restchance. So kann selbst bei extrem reduzierter Spermienmenge ein einzelner Samenfaden den richtigen Weg finden und zur Erfüllung des Kinderwunsches führen. Typisch ist dies jedoch nicht. »Patienten und Ärzte konstruieren gerne Kausalitäten, um sich Krankheit und Gesundheit zu erklären«, sagt der Berliner Gynäkologe.

3. Gewinner und Verlierer im Kinderspiel

Eine psychologische Betreuung macht nicht schwanger. Sie hilft jedoch, die aufreibende Therapie besser durchzustehen – und gegebenenfalls den Weg in ein zufriedenes Leben ohne Kinder zu ebnen. Paare, bei denen die künstliche Befruchtung nicht zum Erfolg führt, haben Hilfe besonders nötig. Sie sind die Verlierer im Kinderspiel IVF. Alle Kraft, Zeit und Erwartungen, die sie in den Kinderwunsch investiert haben, waren umsonst. Lebensjahre wurden zu Wartejahren. Ihr größter Traum, er bleibt ein solcher. Für die endgültig Kinderlosen verlängert die Reproduktionsmedizin das Leiden. Ihnen wäre es vor 30 Jahren besser ergangen, als noch keine Louise Brown geboren worden war und keine Technik ihre Hoffnungen nähren konnte. Die Verlockungen der Fortpflanzungsmedizin haben über viele Jahre verhindert, dass sie sich mit ihrer Kinderlosigkeit abfinden – und ihnen den indirekten Zwang auferlegt, die neuen Medizinverfahren auszuprobieren.

Nach sechs In-vitro-Fertilisationen haben die Thomsens beschlossen aufzuhören. Für immer? »Ich glaube ja«, sagt Marina Thomsen, etwas zögerlich. Zumindest bis zum nächsten Jahr wollen sie keinen neuen Versuch mehr starten. Sie haben sich einen Hund zugelegt, eine Promenadenmischung aus dem Tierschutzverein. Ihr Mann könnte sich vorstellen, ein Kind zu adoptieren, sie eher nicht. Zu spät wäre es noch nicht. Sie ist 32 Jahre alt, er 34. Bis Mitte dreißig ist eine Adoption noch möglich. Doch wie viele Kinderwunschpaare kennen sie die Zahlen: Auf ein für die Adoption freigegebenes Kind kommen 10 bis 15 Bewerber. Über die Hälfte der Kinder werden von Verwandten angenommen. Damit stehen die Chancen, ein Adoptivkind zu bekommen, noch viel schlechter als die Aussicht auf Nachwuchs mit Hilfe der Reproduktionsmedizin.

Würden die Thomsens anderen Paaren zur Beratung raten? Ihr Mann nickt, Marina Thomsen wiegt den Kopf: »Ich würde weder zu- noch abraten. Wir jedenfalls haben alles versucht.« Diesen Satz hört man immer wieder. Für viele Paare ist es wichtig, alle Optionen ausgeschöpft zu haben. Niemand möchte sich später Vorwürfe machen, man habe zu früh aufgegeben. In Umfragen geben Sieger und Verlierer im IVF-Roulette fast alle die gleiche Antwort: Sie würden wieder versuchen, mit Hilfe der künstlichen Befruchtung ein Kind zu bekommen.

»Jetzt versuchen wir zu beweisen, dass man auch ohne Kinder glücklich werden kann«, sagt Christian Thomsen. Geschafft haben sie es noch nicht. Sie sind erst dabei, die Vorteile der Kinderlosigkeit zu entdecken. Kurz nach ihrer Entscheidung, mit den Behandlungen aufzuhören, sind sie von einem Tag auf den anderen für einen Kurzurlaub nach Dänemark gefahren. »Mit Kindern hätten wir das so nicht machen können.« Dennoch bleibt eine Narbe. Manchmal befällt Marina Thomsen Traurigkeit, etwa im Supermarkt, wenn sie vor sich in der Schlange ein Kind lächeln sieht. An anderen Tagen wieder macht es ihr nichts aus.

Das Abschiednehmen vom Kinderwunsch ist ein langer Prozess, vergleichbar mit der Trauer um einen Menschen, den man sehr gern gehabt hat. Anfangs wird man jeden Tag an ihn erinnert, später nur noch zu bestimmten Gelegenheiten. Dass es nichts Reales ist, um das man trauert, macht die Sache nicht einfacher. »Für die Trauer um einen Wunsch kennen wir keine Rituale«, sagte der Psychologe Tewes Wischmann. Und es gibt kaum Hilfe. Die IVF-Ärzte fühlen sich für die Paare, denen sie nicht zu einem Kind verhelfen konnten, nicht zuständig. Wenn die IVF misslingt, heißt die Devise: Neuer Versuch, neues Glück – oder: Leben Sie wohl. Auch wenn die Behandlung gelingt, werden die meisten Frauen wieder an den Hausgynäkologen zurücküberwiesen. Eine Nachbetreuung findet nicht statt.

Die Gescheiterten, immerhin rund jedes zweite Paar, werden weder auf den Informationsabenden noch in den Broschüren der IVF-Mediziner erwähnt. Sie können kein Babybild für die Fotowand im Kinderwunschzentrum beisteuern. Psychologische Unterstützung ist für sie nicht vorgesehen. Dabei bräuchten gerade sie Hilfe. Viele der Verlierer fühlen sich langfristig unzufrieden mit ihrer Partnerschaft und ihrem Körper. Laut Heribert Kentenich verfallen 30 bis 40 Prozent der Frauen nach erfolgloser Therapie phasenweise in eine Depression.

Langfristig jedoch tritt nicht ein, wovor viele Paare nach dem Scheitern der Behandlung am meisten Angst haben: ein unglückliches, gezeichnetes Dasein zu fristen. Ein Team des Jenaer Instituts für medizinische Psychologie befragte ungewollt kinderlose Paare zwischen 43 und 65 Jahren, wie zufrieden sie mit ihrem Leben sind. Das Fazit der Studie ist für alle ermutigend, deren Kinderwunsch nicht in Erfüllung gegangen ist: »Kinderlose Paare sind genauso glücklich und sozial eingebunden. Sie sind nicht kränker oder gesünder, haben nicht mehr depressive Verstimmungen oder Erkrankungen als andere Menschen«, so die Jenaer Forscherin Karla Ningel. Am wenigsten von der Kinderlosigkeit beeinträchtigt sind jene Paare, die ihre Unfruchtbarkeit als Schicksal akzeptieren. Männer und Frauen, die nach gescheiterter Therapie alternative Lebensentwürfe entwickeln, kommen langfristig ebenso gut zurecht. Am schwersten dagegen haben es Betroffene, so zeigt die Untersuchung, die viel über das »Was wäre wenn?« grübeln und es ablehnen, sich ein Leben ohne Kinder vorzustellen. In anderen Studien kam man zu ähnlichen Ergebnissen. Gefährdet seien Paare, bei denen die Frage nach der Schuld eine große Rolle spielt und diese einem Partner angeheftet wird.

Barbara Brassel hat sich ihre siebenjährige Kinderwunschbiografie von der Seele geschrieben. Als nach einer schweren Krankheit klar wurde, dass endgültig Schluss ist, fuhr sie allein in den Urlaub und brachte ihre Erfahrungen zu Papier. Zu Hause räumte sie ihren Kleiderschrank auf und schmiss das meiste weg. Ihren Kinderwunsch begrub sie vor ihrem Haus und pflanzte in einem symbolischen Akt einen Baum drauf. Stück für Stück eroberte sie sich ihr Leben zurück, das sie – wie sie jetzt bemerkte – einem imaginären Ziel geopfert hatte.

Selbsthilfegruppen und der Beistand aus dem Internet

Ohne *eine* Hilfe, sagt Barbara Brassel, wäre sie »vor die Hunde gegangen«: das Internet. Was viele Ärzte an Informationen nicht liefern, was Patienten und Patientinnen an Austausch und Zuspruch fehlt, finden sie im Netz, unter Adressen wie *Wunschbaby.de, Rund-ums-Baby.de, Babyhilfe.de.* Das beliebteste Internetangebot heißt *www.wunschkinder.de* und stammt von Elmar Breitbach, einem Frauenarzt aus Niedersachsen. Rund drei Millionen Mal werden seine Seiten monatlich aufgerufen, Hunderte von Betroffenen besuchen jeden Tag die verschiedenen Gesprächsforen. Niemals hätte er gedacht, dass die Nachfrage so groß werden kann, sagt Breitbach. Jeden Tag sitzt der Gynäkologe rund zwei Stunden vor dem Computer, antwortet auf Fragen, überwacht die Foren und holt sich selbst Anregungen für die eigene Praxis. Sein Angebot im Netz hat kinderlosen Frauen in Deutschland mehr geholfen als mancher IVF-Mediziner mit seinen Spritzen und Punktionen.

Die Besucherinnen der Foren trösten »Sina«, bei der nach dem dritten IVF-Versuch die »Mens« eingesetzt hat, informieren »Antonia« über die Bedeutung des Zervikalschleims und helfen sich über die Wartezeit hinweg. Jeder positive Schwangerschaftstest wird mit Glückwünschen und Freu-mich-mit-dir-Botschaften gefeiert. Und immer wieder ertönt der E-Mail-Stoßseufzer an die anonyme Schicksalsgemeinschaft: »Wenn ich euch nicht hätte, wüsste ich nicht, wie ich mit all dem fertig werden könnte.« Viele Frauen loggen sich jeden Tag ins Netz ein. Zu Weihnachten sei der Ansturm besonders groß, sagt Breitbach. »Nach dem Fest gehen die Frauen ins Internet und schreiben sich den Frust von der Seele.« Barbara Brassel fand im Internet einen neuen Bekanntenkreis. Über Jahre mailte sie sich mit anderen Betroffenen, erst geschützt durch die Anonymität, später offen. Am Ende kam der Internetkreis mit und ohne Kinder zu einem Sommerfest in ihrem Garten zusammen. Die weiteste Strecke hatten zwei Paare aus Chemnitz und Wien zurückzulegen.

Marina Thomsen dagegen suchte nach dem dritten gescheiterten Versuch Unterstützung in einer Selbsthilfegruppe. Fast in jeder größeren Stadt gibt es heute derartige Kreise, die Mehrheit hat sich zum bundesweiten Verein Wunschkind e. V. zusammengeschlossen. »Schon das Gespräch am Telefon hat mir geholfen«, erinnert sich Thomsen. Bis dahin hatte sie stets gedacht, sie müsste das Kinderproblem mit sich selbst abmachen. Als sie zum ersten Gruppenabend kam, bedauerte sie, nicht schon vorher da gewesen zu sein. Endlich konnte sie mit jemandem reden, der verstand, wie sie sich fühlte. In solchen Gruppen sprechen die Frauen über die Wirkungen der Medikamente, vergleichen Ärzte, trösten sich über ihre Misserfolge hinweg – und freuen sich, wenn es klappt. Lange bleiben die Erfolgreichen jedoch nicht im Kreis. »Nichts ist in der Situation schwerer«, sagt Marina Thomsen, »als einen dicken Bauch zu sehen.«

Auch die Sieger im Kinderspiel wollen mit den aufs Glück Wartenden jetzt nichts mehr zu tun haben. Sie haben es geschafft und danken Gott oder der Medizin, dass all die Spritzen und Untersuchungen, alle Arzttermine und Notlügen am Ende doch einen Sinn gehabt haben. Schneller als jemals gedacht wird das scheinbar ewige Wechselspiel zwischen Hoffnung und Enttäuschung verdrängt: erst von der Freude über das ersehnte Kind, dann von der Sorge um das neue Familienmitglied. In den ersten Monaten spürt man die Dankbarkeit vielleicht noch jeden Tag. »Wir haben uns immer wieder gesagt: Ein Glück, dass wir heute leben und nicht vor 40 Jahren«, erinnert sich Beatrix Kallwein. Ohne den Fortschritt der Medizin hätten sie ihre Clara niemals in den Händen halten können. Auch Nina Pawelciz musste immer wieder daran denken, wie sie nach der zweiten IVF aufhören wollte, weil die Hormone ihr so zusetzten. Einmal versuchte sie es noch – und wurde schwanger mit Paul. Oft ertappte sie sich anfangs dabei, wie sie ihren Sohn ansah und zu sich sagte: Hätte ich aufgehört, wärst du nicht da. Am Anfang fragten sich die Pawelciz mitunter: Womit haben wir das verdient? Nach wenigen Monaten jedoch konnten sie sich ein Leben ohne ihren Paul nicht mehr vorstellen. Die Erinnerung an die Strapazen verblasste. Nur wenn sie an der Kinderwunschpraxis vorbeifahren, kommt plötzlich alles wieder hoch.

VIII. Besser als die Natur?
Wirkungen und Nebenwirkungen der IVF

1. Die Erfolgschancen bei der künstlichen Befruchtung

Der Traum aller Kinderwunschpaare ist ein gesundes Kind, der Albtraum, eine Fehlgeburt zu erleben. Für die Statistik des Reproduktionsmediziners läuft beides auf das Gleiche hinaus. Beide werden als Erfolg verbucht: Die Frau wurde schwanger.

Wenn Fortpflanzungsexperten, betroffene Paare und Kinderärzte von Erfolg und Versagen der künstlichen Befruchtung sprechen, meinen sie nicht unbedingt dasselbe. Was der eine als positives Ergebnis verbucht, ist für den anderen eine Katastrophe. Was mancher IVF-Arzt als doppelten oder gar dreifachen Beweis seines Könnens registrieren darf, nämlich Zwillinge oder Drillinge, sehen andere Mediziner als Scheitern an.

Die Wirkungen und Nebenwirkungen der Sterilitätsmedizin werden je nach Standpunkt sehr unterschiedlich bewertet – und auch mancher ehemalige Patient beurteilt die Segnungen der IVF angesichts ihrer Spätfolgen kritischer als nach der ersten Freude über eine gelungene Befruchtung.

Der Streit um die Schwangerschaftsrate

Der Streit um die Erfolgsquote begleitet die künstliche Befruchtung, seit es sie gibt. Der Grund ist offensichtlich: Die Schwangerschaftsrate ist die Währung der Reproduktionsmedizin. Sie gilt den Babymachern als Existenzberechtigung ihrer Zunft und als Beleg ihres professionellen Könnens. Sie lassen sich an ihr messen und machen – offen oder versteckt – Werbung mit ihr. Auch die meisten Patienten interessiert anfangs vor allem eines: Wo haben wir die größten Chancen, in möglichst kurzer Zeit ein Kind zu bekommen?

Die Erfolgsquote ist eine weiche Währung, der man nur schwer ansieht, wie viel sie wirklich wert ist. Wollen sich Paare auf die Angaben in Büchern und anderen Medien verlassen, dann haben sie die freie Wahl. In der IVF-Literatur kursieren Zahlen von 5 bis 80 Prozent. Seit der Geburt des ersten IVF-Babys üben sich Anhänger wie Kritiker der In-vitro-Befruchtung darin, die Ergebnisse schönzureden oder mies zu machen. Die Kunst besteht darin, die Bezugsgröße zu verändern: Wer einen Zwilling als doppelten Erfolg zählt, kommt auf eine andere Quote, als wenn er diese (Risiko-)Geburt nur einfach rechnet. IVF-Mediziner, die eine eingetretene Schwangerschaft als Berechnungseinheit wählen, können bessere Resultate vorweisen als Kollegen, die nur lebend geborene Kinder gelten lassen.

Seit einigen Jahren gilt für die meisten deutschen Kinderwunschzentren ein gemeinsamer Standard. Er wird vorgegeben vom Deutschen IVF-Register (DIR), das von verschiedenen medizinischen Fachgesellschaften getragen wird und seinen Sitz an der Landesärztekammer Schleswig-Holstein hat. Das DIR wurde bereits 1982 mit der Geburt des ersten deutschen In-vitro-Kindes gegründet, als eine zentrale Datenerfassung, der die IVF-Teams ihre Behandlungszahlen melden. Die Mediziner wollten die Akzeptanz der neuen Fortpflanzungstechniken erhöhen und der skeptischen Öffentlichkeit beweisen, dass man nichts zu verbergen habe. Die Initiative ist durchaus bemerkenswert, da eine solche freiwillige Transparenz in anderen Bereichen der Medizin bis heute fehlt. Dennoch war sie bis vor kurzem nicht viel wert, denn nur ein Teil der IVF-Praxen beteiligte sich am DIR. Zudem hatte die Transparenz ihre Grenzen. Jedes Zentrum konnte praktisch melden, was es wollte; eine Kontrolle fehlte.

Seit 1998 geht das nicht mehr. Seither werden die Behandlungsergebnisse durch ein einheitliches Computerprogramm erhoben, und zwar prospektiv. Das heißt: Alle Praxen müssen jeden Behandlungszyklus ab dem ersten Tag der Hormonstimulation anzeigen. Früher lief das Verfahren umgekehrt: Man meldete seine Erfolge im Nachhinein. Das erlaubte vielerlei Schummeleien. Zum Beispiel war es möglich, Frauen, die nach der Stimulation keine oder zu wenige Eizellen hatten, einfach nicht zu melden. Ein anderer Trick bestand darin, schwierige Patientinnen, etwa jene über 39 Jahre, als »Forschungspatientinnen« zu deklarieren. Damit verdarben sie nicht die Statistik, auch wenn sie nach dem vierten Versuch immer noch nicht schwanger waren. Unter anderem in den USA sind solche Manipulationen weiterhin üblich. Phantastische Erfolgszahlen aus anderen Ländern sind deshalb mit Vorsicht zu genießen. Als die Zählweise in Deutschland umgestellt wurde, rutschten die Erfolgszahlen entsprechend kräftig nach unten. Heute sind die deutschen Fortpflanzungsmediziner stolz auf das »weltweit einzigartige Kontrollsystem«, wie es Ricardo Felberbaum von der Medizinischen Universität Lübeck nennt, der dem DIR zur Zeit vorsteht.

IVF – ein Hindernisrennen, bei dem nur wenige ans Ziel kommen

Mittlerweile übermitteln 116 IVF-Zentren ihre Daten dem DIR, rund 95 Prozent aller deutschen Befruchtungspraxen. Insofern sind die Angaben über Follikelpunktionen und ICSI-Behandlungen, Schwangerschaften oder Aborte, die jeden Herbst veröffentlicht werden, glaubhaft und repräsentativ. Patienten, die wissen möchten, wie groß *ihre* Chance ist, mit Hilfe von IVF oder ICSI ein Kind zu bekommen, nützt die Statistik dennoch nicht viel. Zum einen ist das DIR den betroffenen Paaren völlig unbekannt. Zum anderen bereitet seine Lektüre trotz vieler bunter Kurven und Balkendiagramme selbst Eingeweihten Kopfschmerzen. Dennoch: Hat man die Zahlen einmal verstanden, erlauben sie den besten und ehrlichsten Einblick in den Leistungsstand der deutschen IVF-Medizin – und der ist bis heute nicht besonders beeindruckend.

In Broschüren und auf Informationsveranstaltungen erscheint die In-vitro-Fertilisation wie eine harmonische Abfolge von Routineschritten, die von der ersten Hormonspritze über den Schwangerschaftstest zur Geburt eines Kindes führt. Wenn es nicht auf Anhieb klappt, so doch meistens bei einem der folgenden Versuche. In Wirklichkeit ist die IVF eine Sequenz einzelner Behandlungsakte, von denen jeder schief gehen kann. Man kann eine Kinderwunschbehandlung mit einem anstrengenden Hindernisrennen vergleichen, bei dem nur eine kleine Zahl von Teilnehmern ans Ziel gelangt. Stimulation, Eizellpunktion, Spermagewinnung, Befruchtung, Eizellteilung, Einnistung, Schwangerschaft: So heißen die Hürden, die es zu nehmen gilt, bis die Zielmarke »Geburt« erreicht ist. Mal reifen zu wenige Eizellen heran oder gar keine. Dann wieder finden sich in den punktierten Follikeln keine Eizellen. Funktioniert der Prozess bis hierher, heißt das noch nicht, dass sich alle Eizellen auch mit den Spermafäden vereinen beziehungsweise sich die befruchteten Eizellen danach teilen. Und selbst wenn ein Embryo die größte Hürde, die Einnistung, überwunden hat: Eine Garantie, dass nach neun Monaten ein Kind geboren wird, ist das noch lange nicht. Auf jeder Stufe heißt es warten und hoffen, dass alles nach Plan verläuft.

Das DIR zeichnet die Stufen nach. Demzufolge kam es im Jahr 2003 pro Embryotransfer unabhängig vom Alter in 28 Prozent der Fälle zu einer Schwangerschaft (ICSI 27 Prozent). Das sind einige Prozentpunkte mehr als noch vor fünf Jahren. Bezieht man die Schwangerschaften jedoch auf die Menge der Eizellpunktionen – immer dann also, wenn Eizellen entnommen wurden –, schrumpft die durchschnittliche Erfolgsrate um einige Prozentpunkte. Dieser Schrumpfungsprozess der Erfolgszahlen setzt sich fort, wenn man jetzt auch noch die Fehlgeburten abzieht: Die Lebendgeburtrate (»baby-take-home-rate«) liegt jetzt unter 20 Prozent. Und wenn man dann noch all jene Fälle mit in die Rechnung stellt, bei denen es am

Anfang zu überhaupt keiner Reifung von Eizellen gekommen ist, dann rutscht die durchschnittliche Erfolgschance in die Nähe der Zehn-Prozent-Marke. Wird die ICSI-Methode angewendet, sehen die Zahlen ähnlich aus. Pro Behandlung besteht also eine durchschnittliche Chance auf ein Kind zwischen 10 und 20 Prozent. Es gibt nicht viele medizinische Methoden, die so hochemotional sind und gleichzeitig eine so geringe Erfolgsquote haben wie die künstliche Befruchtung.

Für die Patienten ist es deshalb irreführend, als Erfolgsausweis nur die erste Zahl der Verlustpyramide anzuführen, wie es viele Reproduktionsmediziner in der Öffentlichkeit tun: die Schwangerschaftsrate pro Embryotransfer. Diese Angabe ist eine Momentaufnahme, die keinem Paar weiterhilft. Interessanter wäre es, die *baby-take-home-rate* pro begonnener Hormonstimulation zu publizieren. Immerhin taucht die Zahl seit ein paar Jahren im IVF-Register auf, wenn auch etwas versteckt. Von den Fertilitätsmedizinern hört man sie dagegen fast nie, liegt sie doch weit unter dem Wert, den die Patienten erwarten.

Gerade die Fehlgeburtenrate senkt die Erfolgsziffern erheblich. Sie liegt mit rund 25 Prozent bei der künstlichen Befruchtung deutlich höher als bei der natürlichen Zeugung (15 Prozent). Die Gründe sind umstritten, zwei Aspekte jedoch dürften eine wichtige Rolle spielen. Zum einen sind Kinderwunschpatientinnen älter als der Durchschnitt der Spontangebärenden. »Man darf niemals vergessen, dass wir es mit einer Risikogruppe zu tun haben«, sagt Michael Thaele vom Bundesverband Reproduktionsmedizinischer Zentren Deutschlands (BRZ). Zum anderen erfolgt der Schwangerschaftstest bei der künstlichen Befruchtung viel früher. Dadurch entdeckt man Schwangerschaften, die in einer Fehlgeburt enden, häufiger als im normalen Zyklus, wo mancher Frühabort sich nur dadurch bemerkbar macht, dass die Regel etwas später eintritt. Das alles sollte die IVF-Mediziner jedoch nicht daran hindern, diese Daten zu nennen. Das Argument, man sei nur für die Entstehung einer Schwangerschaft verantwortlich, nicht aber für deren Verlauf und die Geburt, das auch Michael Thaele anführt, ist eine Ausrede. Sie folgt jedoch einer gewissen Logik: Denn ob es die Qualität der Beratung vor der Kinderwunschbehandlung ist, die Betreuung der IVF-Verlierer oder die Frage, was mit Mehrlingseltern passiert – gern lautet der Hinweis der Fortpflanzungsmediziner: Dafür sind wir nicht zuständig.

Auf der Suche nach der persönlichen Erfolgsrate

Das deutsche IVF-Register veröffentlicht nur Durchschnittszahlen für alle Sterilitätspatienten in sämtlichen reproduktionsmedizinischen Einrichtungen. Die Betroffenen interessieren jedoch zwei andere Angaben weit mehr: die Erfolgsquote *ihres* Kinderwunschzentrums beziehungsweise ihre eigene Aussicht, ein Kind zu bekommen. Und so beginnen die Paare bereits nach dem ersten Informationsabend, in Wahrscheinlichkeiten zu denken und in Prozenten zu rechnen, um sich ihre persönliche Chance auszumalen, nach dem Motto: Schwangerschaftsrate der Praxis, geteilt durch das Alter der Patientin, minus die Krankheit der Frau, plus die Spermienqualität des Mannes gleich Anzahl der Versuche, nach denen der Schwangerschaftstest positiv ausfallen muss. Eine solche Voraussage kann natürlich nicht funktionieren. Es gibt allerdings Anhaltspunkte, die eine Prognose möglich machen. Das Alter der Frau ist der wichtigste Faktor. Auch hier gilt die Regel: Bis 30 Jahre sinkt die Fruchtbarkeit langsam, bis 35 etwas stärker, dann geht es jährlich steiler nach unten. Eine Untersuchung belgischer Forscher an Frauen über 37 Jahren, die sich einer ICSI-Behandlung unterzogen, erbrachte nach zwei Versuchen eine Geburtenrate von 21 Prozent. Bei Frauen über 40 konnten nur zwölf Prozent nach drei Versuchen mit einem Kind rechnen.

Wie im natürlichen Zyklus bestimmen die Lebensjahre die Menge und die Qualität der Eizellen sowie die Höhe der Fehlgeburtenrate. Lassen sich zum Beispiel nur eine bis drei Eizellen gewinnen, so tendiert die Wahrscheinlichkeit einer Schwangerschaft bei einer über 40-Jährigen Frau gegen null. Auch bei jüngeren Patientinnen ist die Zahl der Eizellen ein Indikator für den späteren Erfolg: Werden so wenige gewonnen, dass der IVF-Mediziner alle einpflanzen muss, liegt die Schwangerschaftsrate laut DIR bei 18,5 Prozent pro Embryotransfer. Sind nach dem Transfer mehr als zwei Eizellen übrig, steigt die Chance auf 32 Prozent. Weitere Indizien für gute Erfolgsaussichten bei einer IVF sind frühere Schwangerschaften und eine möglichst kurze Phase ungewollter Kinderlosigkeit. Ebenso hilfreich ist, wenn es sich nur um eine Fruchtbarkeitsstörung handelt und der Partner zudem völlig gesund ist. Die Idealpatientin wäre demnach eine 25-Jährige Mutter mit regelmäßigem Zyklus und einem Mann mit optimalem Sperma, die kürzlich ihre Eileiter verloren hat. Ihre Aussicht schwanger zu werden, dürfte pro Behandlungszyklus bei 40 Prozent liegen, berichtet IVF-Arzt Michael Thaele aus seiner Saarbrücker Praxis.

Leider haben die meisten ungewollt Kinderlosen nicht viel Ähnlichkeit mit diesem Ideal und brauchen deshalb verschiedene Anläufe. Bei vielen Frauen stellt sich die Schwangerschaft selbst nach mehreren IVF-Zyklen nicht ein. Wie hoch ihre Zahl ist, darüber gibt es nur Schätzungen. Sie liegt bei circa 40 bis 50 Prozent. Das heißt, dass bei der Hälfte aller Paare die Zeugungshilfe versagt. Der Leipziger Medizinsoziologe Elmar Brähler setzt die Zahl der Erfolglosen sogar noch höher an. Laut seinen Angaben lag die Erfolgsquote in den verschiedenen Projekten des großen Forschungsschwerpunktes zum Thema Fertilitätsstörungen niemals über 40 Prozent – befragte Patienten gingen jedoch von einer Rate um die 90 Prozent aus.

Reproduktionsmediziner wecken Erwartungen, kritisiert Brähler, die sie nicht einhalten können. Denn viele Ärzte unterstützen ihre Patienten im Glauben, dass die In-vitro-Medizin ihnen mit großer Wahrscheinlichkeit zu einem Kind verhelfen wird. Von Verlierern ist auf den Informationsabenden, Webseiten und in den Infobroschüren fast niemals die Rede, von den relativ niedrigen Zahlen des deutschen IVF-Registers ebenso wenig. Stattdessen nennen die Fruchtbarkeitsmediziner stets Erfolgsquoten von 25 bis 35 Prozent pro Versuch. Oft schließen sie den Satz an: »Erfolgreicher ist die Natur auch nicht.« Auch dieser Hinweis ist irreführend, denn die Natur misst ihre Schwangerschaftsrate nicht nach Embryotransfer. Ebenso wenig kommen in einem spontanen Zyklus zwei oder mehr Eizellen zur Befruchtung wie bei der IVF. Ebenso beliebt sind so genannte kumulative Schwangerschaftsraten, jener Erfolg also, den man nach mehreren IVF-Zyklen erzielen kann. In der Broschüre des Fertility Centers Hamburg steht, dass »60 bis 80 Prozent« aller Paare geholfen werden kann, »wenn alle therapeutischen Möglichkeiten ausgeschöpft sind«. Was alle therapeutischen Möglichkeiten beinhalten, bleibt allerdings offen.

Man darf aber nicht vergessen, dass sich Patienten nach der Gewissheit sehnen, zu den Siegern zu gehören. Zusammen mit den Ärzten bilden sie eine Allianz der guten Hoffnung. »Jeder hört nur, was er hören will«, sagt Miriam Bleibtreu, »und rechnet sich sein Ergebnis schön.« 25 Prozent Erfolgswahrscheinlichkeit pro Zyklus, macht bei vier Versuchen also 100 Prozent Sicherheit. Marina Thomsen hat die gleiche Erfahrung gemacht: »Man will einfach nicht wahrhaben, dass es auch nicht klappen kann.«

Schwangerschaftsraten veröffentlichen?

Um keine Illusionen zu schüren, schlägt der Berliner Mediziner Heribert Kentenich vor, künftig nur noch die Lebendgeburtenrate zu nennen. Für vorbildlich hält er in diesem Punkt die englische Datenbank, die von der

Human Fertilization and Embryology Authority überwacht wird. Die HFEA ist heute auf dem Gebiet der Reproduktionsmedizin und Embryonenforschung die weltweit einflussreichste Institution, meint Sören Holm, Bioethiker an der Cardiff University. Aufgaben, die in Deutschland auf ein halbes Dutzend Gremien verteilt sind, vereint sie in der Bloomsbury Street im Zentrum Londons unter einem Dach. Die HFEA vergibt an Kliniken die Genehmigung für künstliche Befruchtungen und an Wissenschaftler die Lizenz, mit Embryonen zu forschen. Sie fungiert als landesweite Registratur für Samen- und Eizellspender und berät Patienten. Rund 6.000 Anrufe erhält sie pro Jahr. Gleichzeitig ist sie das Pendant zum deutschen Ethikrat, mit dem Unterschied, dass viele ihrer Beschlüsse unmittelbare Konsequenzen für Ärzte und Patienten haben. Die staatliche Behörde genießt hohes Ansehen, weil sie als unabhängig gilt. An ihrer Spitze darf kein Mediziner stehen. Jedes IVF-Zentrum in England muss, bevor es Patienten behandelt, eine Lizenz der HFEA erwerben. Mit Hilfe regelmäßiger Inspektionen wird die medizinische Qualität der Praxis und die korrekte Datenerfassung bewacht. Anders als in Deutschland stehen die Erfolgszahlen jeder englischen Praxis allen Interessierten offen. Im Internet kann man erfahren, wie viele Paare in einer Praxis Hilfe suchen, wie viele Kinder pro Behandlungsversuch geboren werden und wie hoch der Prozentsatz an Mehrlingen ist.

Um die Zentren einigermaßen fair zu vergleichen, werden die Schwangerschaftsraten einmal für alle Patientinnen und dann gesondert für Frauen über 38 Jahre angegeben. So kann man lesen, dass in der *Portland Hospital Fertility Unit* 10,8 Prozent der behandelten Frauen ein Kind geboren haben, während es im *Cromwell IVF & Fertility Center* 19,2 Prozent waren. Von einem zum anderen Zentrum können die Lebendgeburtenraten zwischen 3,8 und 36,4 Prozent schwanken. Diese großen Unterschiede erklären sich unter anderem dadurch, dass sich die Patientengruppen in England von einem Zentrum zum anderen sehr stark unterscheiden. Der Grund: Nur 30 Prozent der Paare bekommen eine Therapie von der Krankenkasse bezahlt. Diese dürfen nicht älter als 35 Jahre sein, keine Kinder haben und müssen in der Regel mehrere Jahre auf eine Behandlung warten. Frauen mit bestimmten Fertilitätsstörungen sind von vornherein ausgeschlossen. Also müssen sie versuchen, sich ihren Kinderwunsch aus eigener Tasche zu erfüllen.

Diese private Finanzierung und die große Transparenz der Erfolgsdaten haben in England zu einem Wettbewerb der Zentren untereinander geführt. Nun hat ein derartiger Wettbewerb nicht nur positive Seiten, denn um gute Erfolgsdaten vorweisen zu können, wird jedes Zentrum bestrebt sein, den Patientenstrom zu kanalisieren. Es wird versuchen, »schlechte Patienten« abzuschrecken und »gute« anzulocken. In den USA ist eine derartige Risikoselektion durchaus üblich. Dort werden Patientinnen unter 35 drei Zyklen für den Preis von zweien angeboten. 39-Jährigen Frauen wird dagegen geraten, wieder zu kommen, wenn sie 40 sind, weil sie dann in eine andere Kategorie fallen – oder es lieber gleich mit den fremden Eizellen einer jüngeren Frau zu versuchen. »Risikoselektion ist die zuverlässigste Methode, seine Schwangerschaftsraten zu verbessern«, sagt Ricardo Felberbaum vom DIR und warnt vor einer Bundesliga der In-vitro-Fertilisation.

Auch deutsche Kinderwunschpraxen bedienen sich der Patientenauswahl. Doch das Interesse an der Statistikbereinigung ist in Deutschland niedriger als anderswo. Denn hierzulande werden keine einzelnen Erfolgsquoten veröffentlicht. Die Reproduktionsmediziner wissen zwar, wo ihr eigenes Zentrum in der Rangliste des nationalen IVF-Registers steht, die Plätze der Konkurrenz kennen sie jedoch nicht – sie sind anonymisiert. Auch die betroffenen Paare haben keinen Einblick in die Daten. Laut dem DIR-Vorsitzenden Felberbaum gibt es hierzulande, ebenso wie in England, enorme Erfolgsunterschiede zwischen den Praxen. Sie liegen zwischen 10 und 30 Prozent pro Embryotransfer.

Enorm abweichende Erfolgsraten

Die Gründe für diese enormen Differenzen hängen – neben ungleichen Patientengruppen – mit der Größe und der Erfahrung der Einrichtungen zusammen. Zentren mit rund 2000 Behandlungszyklen pro Jahr können in der Regel eine höhere Schwangerschaftsrate vorweisen als kleine Befruchtungspraxen, die nur auf einige Dutzend Behandlungen kommen. Wenn ein IVF-Team viele Jahre zusammenarbeitet, schlägt sich das auch auf die Zahl der gewonnenen Eizellen, die Qualität der Embryonen und die Implantationsrate nieder. Bei der Pflege der befruchteten Eizellen kommt den Biologen im Labor eine Schlüsselfunktion zu. Wird dort nicht auf höchstem Qualitätsniveau und möglichst ohne Unterbrechung am Wochenende gearbeitet, sinkt die Erfolgsrate. In manchem Kinderwunschzentrum mache es einen Unterschied, ob eine Frau ihre Eientnahme am 24. Dezember oder 10. Januar habe, sagt Christoph Keck von der Freiburger Universitäts-Frauenklinik. Wenn das entscheidende Personal Weihnachtsurlaub hat, geht eine IVF leichter daneben.

Kleinen Praxen fällt die intensive Betreuung von Patienten, Eizellen und

Embryonen schwerer. Deshalb schimpfen die Großen der Zunft hinter vorgehaltener Hand immer wieder über die Kleinen, sie würden die bundesweite *Baby-take-home-rate* drücken. Anders als etwa in England müssen schlampige IVF-Mediziner in Deutschland auch nicht mit Sanktionen rechnen. Zwar sehen die DIR-Richtlinien die Möglichkeit vor, Praxen zu besuchen und zu beraten, so Ricardo Felberbaum, bislang sei dies jedoch noch niemals geschehen. Die Reproduktionsmedizin leidet unter dem gleichen Übel wie nahezu alle Bereiche der hiesigen Heilkunst: Die Patienten müssen darauf vertrauen, dass sie von ihrem Arzt bestmöglichen Gesundheitsservice geboten bekommen. Qualitätsprüfungen fehlen oder beschränken sich auf freiwillige Anstrengungen. »In Deutschland müssen sie ihr Auto alle zwei Jahre zum TÜV bringen«, klagt Freimut Leidenberger, ein Pionier der Reproduktionsmedizin, »Ärzte jedoch brauchen scheinbar keine regelmäßige Kontrolle.«

Der Vorstandsvorsitzende des Deutschen IVF-Registers Felberbaum forderte in einer nicht öffentlichen Sitzung der Enquetekommission des Bundestages zur Reproduktionsmedizin ein »Bundesamt für Fortpflanzungsmedizin«, um den heutigen »Wildwuchs« zu vermeiden. Diese Behörde soll die Ergebnisse der künstlichen Befruchtung ähnlich wie die englische HFEA für ganz Deutschland dokumentieren und die Kinderwunschzentren überwachen, unter anderem durch unangemeldete Kontrollen. Alle drei Jahre müssen englische Zentren ihre Sprechzimmer, Labore und Archive öffnen, um die Inspektoren der Behörde vom korrekten Umgang mit Keimzellen und Patienten zu überzeugen. Nach einigen Skandalen – unter anderem vertauschte ein Labor Sperma – verschärfte die HFEA vor zwei Jahren ihr Kontrollregiment. Sie erhöhte die Zahl der unangemeldeten Besuche und führte ein Alarmsystem ein: Nun muss jede Panne umgehend allen anderen Kliniken gemeldet werden, damit diese daraus lernen.

2. Das Embryonenschutzgesetz und seine Folgen

Zweifelhaft ist, ob striktere Qualitätskontrollen die durchschnittliche Lebendgeburtenrate deutscher Befruchtungseinrichtungen entscheidend verbessern würden. International gesehen gehört Deutschland zu den Ländern mit der niedrigsten Erfolgsquote. Gibt das deutsche IVF-Register einen Wert von rund 28 Prozent pro Embryotransfer an, liegen andere Länder wie Belgien, Schweden oder die USA im Durchschnitt einige Prozentpunkte darüber. Diese Differenzen zwischen nationalen und internationalen IVF-Programmen lassen deutsche Ärzte wie etwa Hans Wilhelm Michelmann von einem »programmierten Misserfolg« sprechen. In der Zeitschrift *Reproduktionsmedizin* räsoniert der Gynäkologe von der Universität Göttingen darüber, ob es angesichts der niedrigen Schwangerschaftsraten »noch zu verantworten ist, Kinderwunschpaare in Deutschland zu behandeln«. Hintergrund der Kritik ist die deutsche Rechtslage, genauer gesagt das Embryonenschutzgesetz. Es gilt als das strengste Regelwerk der Welt und verhindert die Anwendung vieler neuer reproduktionsmedizinischer Techniken. Das betrifft besonders eine Methode, auf die die Fortpflanzungsmedizin seit Ende der neunziger Jahre große Hoffnungen setzt: der so genannte Blastozystentransfer.

Der Blastozystentransfer: Nur gute Embryos werden eingepflanzt

Der Blastozystentransfer wird von manchen Ärzten und Patienten als neues Allheilmittel gegen niedrige Schwangerschaftsraten und große Enttäuschungen angesehen. Mittlerweile gehört er zum Angebot der meisten großen IVF-Zentren der Welt – und in Deutschland zu einem beliebten Thema in der Internetgemeinde der Kinderlosen.

Bei diesem Verfahren setzt man die Embryonen nicht nach einem oder zwei Tagen in die Gebärmutter zurück, sondern wartet bis zum fünften oder sechsten Tag. Dann besteht der Embryo, jetzt Blastozyste genannt, aus mehr als einem Dutzend Zellen und sieht aus wie eine reife Brombeere. Viele Embryonen erreichen dieses Stadium nur defekt oder verspätet. Und genau das ist gewollt, denn nun kann der Biologe per Augenschein erkennen, welche Blastozysten die höchste Qualität haben. Die am weitesten entwickelte Zellkugel mit dem besten Aussehen wird ausgewählt und in den Körper der Frau zurückgepflanzt. »Hohe Zellzahl, symmetrische Anordnung, Zellmasse gut sichtbar«, dies sind laut Peter Platteau von der Freien Universität Brüssel die Kriterien für einen guten Blastozystenembryo. Zudem bewirke die verlängerte Brutzeit eine natürliche Selektion, denn, so Platteau, »viele geschädigte Embryonen sterben innerhalb der ersten fünf Tage ab«. Im herkömmlichen, also in Deutschland verwendeten Verfahren, wo der Transfer am zweiten oder dritten Tag erfolgt, kann man diese todgeweihten Embryonen dagegen nicht erkennen. Man pflanzt also Zellen in den Körper zurück, die vielleicht niemals eine Chance haben, sich weiterzuentwickeln.

Die Idee, den Embryo nicht gleich nach der Befruchtung zurückzupflanzen, sondern erst ein paar Tage später, ist nicht neu. Auch bei der natürlichen Zeugung erreicht die befruchtete Eizelle die Gebärmutter nach ihrer Reise durch den Eileiter erst am vierten oder fünften Tag. Bei der Tierzucht wird der Blastozystentransfer unter anderem aus diesem Grund seit langem angewandt. Beim Menschen jedoch scheiterte das Verfahren bis vor wenigen Jahren stets daran, dass die befruchteten Eizellen außerhalb des Mutterleibes nicht so lange überlebten. Embryonen sind hoch empfindliche Wesen. Lichtverhältnisse und Substanzen, welche die Zellkreatur umgeben, sind in vitro anders als in vivo. Einzig die Temperatur kann man im Labor einigermaßen konstant auf dem Körperniveau halten. Um eine möglichst natürliche Umgebung zu suggerieren, betten Biologen in einigen IVF-Zentren die Embryonen in eine Schicht aus körpereigenem Gewebe der Mutter, das unter anderem aus den Eileitern oder der Gebärmutter gewonnen wird. Bei dieser so genannten Co-Kultivierung besteht ein (geringes) Verletzungsrisiko der Frau und eine Infektionsgefahr des Embryos. In den letzten Jahren ist es jedoch gelungen, die künstlichen Kulturmedien den Nährstoffen im Mutterleib besser anzugleichen. Dafür verwenden Biologen im Labor so genannte sequenzielle Kulturmedien, wobei sie den wachsenden Zellhaufen mehrmals versetzen müssen, jeweils in flüssige Medien von anderer chemischer Zusammensetzung.

Das Blastozystenverfahren ist aufwändiger und damit teurer als eine normale In-vitro-Fertilisation, da man zusätzliche Nährmedien benötigt und die Praxis über mehr Brutkästen verfügen muss. Auch das Kultivieren über mehrere Tage kostet Arbeitszeit. Die Blastozystentechnik funktioniert jedoch nur dann, wenn genügend Embryonen vorhanden sind, die man reifen lassen und auswählen kann. Können weniger als acht Eizellen nach der Hormonstimulation gewonnen und befruchtet werden, macht das Verfahren keinen Sinn. Denn mehr als die Hälfte der Embryonen erlebt niemals den Tag fünf. Sie sterben vorher ab. »Da bleibt nicht viel übrig für die Qualitätsauswahl«, sagt der Brüsseler Reproduktionsmediziner Platteau. In diesen Fällen bringt die längere Reifung keinen Vorteil. Im Gegenteil: Bis zum 5. Tag können auch Embryonen absterben, die im Mutterleib eine kleine Überlebenschance gehabt hätten. Der Blastozystentransfer wird deshalb in Belgien nur in rund der Hälfte der IVF-Zyklen angewendet, meist bei jüngeren Frauen. Hier jedoch anfangs mit außergewöhnlich hohen Erfolgszahlen. Viele Reproduktionsmediziner im Ausland, welche die Technik mittlerweile auch für deutsche Paare anbieten, werben deshalb für den Blastozystentransfer. Der bekannteste ist der Österreicher Herbert Zech. In Bregenz, ein paar hundert Meter von Bodensee und Festspielhaus entfernt, hat der Professor seine Praxis. Jeden Tag würden mindestens zwei Paare aus

Deutschland in seinem Sprechzimmer sitzen, sagt der Mediziner. Sie kommen aus München, Stuttgart, Frankfurt, selbst aus Hamburg mit dem Flugzeug, mitunter verbunden mit einem Skiurlaub. »Hätten wir die Kapazität, könnten wir jeden Tag zehn deutsche Paare betreuen«, so Zech. »Wie eine Lawine hat sich das entwickelt.« Einige Patientinnen werden direkt von ihrem Gynäkologen auf den Österreicher hingewiesen. Andere informieren sich über das Internet.

Zech verspricht etwa doppelt so hohe Erfolgsraten wie in Deutschland: 48 Prozent aller künstlichen Befruchtungen führten in seiner Klinik zur gewünschten Schwangerschaft. Auch andere IVF-Zentren, die mit der Technik experimentieren, berichteten anfangs von einer Einnistungsquote zwischen 30 und 50 Prozent pro Blastozyste. Pflanzt man zwei Embryonen ein, seien je nach Alter der Patientin Schwangerschaftsraten von 50 bis 80 Prozent zu erreichen – was einer Verdopplung der bisherigen Resultate entspräche.

Dass deutsche Paare nicht in den Genuss dieser hohen Erfolgsraten kommen, hat Mediziner wie Patienten hierzulande empört. Zwar ist die Blastozystentechnik nicht per se verboten. Auch in Deutschland dürfen IVF-Mediziner die befruchteten Eizellen bis zum fünften Tag reifen lassen, bevor sie diese einsetzen. Das Embryonenschutzgesetz verbietet jedoch, mehr als drei Embryonen herzustellen. Und damit gilt auch hier der Grundsatz: Ein Auswahlverfahren macht keinen Sinn, wenn man keine Kandidaten zur Auswahl hat. »Das ist für deutsche Ärzte das größte Hindernis: die Beschränkung auf drei Embryonen«, sagt der Lübecker Reproduktionsmediziner Felberbaum. Viele Fachkollegen Felberbaums äußern ihre Kritik deutlicher. In Deutschland gleiche die IVF einem »Lotterieverfahren«, sagt Robert Fischer aus Hamburg. Er müsse Patientinnen Eizellen einpflanzen, die mit hoher Wahrscheinlichkeit geschädigt sind – und gute Eizellen einfrieren, deren Befruchtungspotential dadurch vermindert wird.

Das de facto -Verbot des Blastozystentransfers in Deutschland erscheint vielen Ärzten und Betroffenen als unlogisch. Bei diesem Verfahren greift man nicht in den Embryo ein oder manipuliert ihn gar. Anders als bei der Präimplantationstechnik werden keine Embryonen ausgesondert. Das heißt, auch eugenische Absichten kann man dieser Methode nicht vorwerfen. Vielmehr warten die Ärzte nur darauf, dass die Natur im Labor statt Mutterleib ihre Auslesearbeit verrichtet.

Das Embryonenschutzgesetz zielt aber auf eine andere Gefahr: Es möchte vermeiden, dass Embryonen entstehen, die nicht zur unmittelbaren Zeugung verwendet werden. Und genau diese Möglichkeit besteht beim Blastozystentransfer. Reifen mehr als zwei gute Zellkugeln heran, muss der Rest eingefroren werden, was hierzulande verboten ist. Das geschieht bei überzähligen befruchteten Eizellen jeden Tag. Im Gegensatz zu diesen sind Embryonen nach Definition des Gesetzes jedoch beginnendes menschliches Leben: Ei und Samenzelle haben sich vollständig vereint.

Mittlerweile ist die Empörung etwas abgeklungen. Denn die neue Technik hat sich unter den strengen Bedingungen wissenschaftlicher Studien als weit weniger erfolgreich erwiesen als anfangs erhofft. Im März 2005 heißt es in einem Artikel im *Deutschen Ärzteblatt*, der mehrere internationale Untersuchungen zur Blastozystenkultur zusammenfasst: »Die anfänglichen optimistischen Ergebnisse, die möglicherweise nicht nur auf die Blastozystenkultur und die damit verbundene Selektion, sondern auch auf die Gesamtqualität der Laborarbeit zurückgeführt werden könnten, sind vielfach nicht nachvollziehbar gewesen. (...) Es konnten keine signifikanten Unterschiede bezüglich Schwangerschaftsrate, Lebendgeburtrate oder Implantationsrate pro Embryo gefunden werden.« Zudem ist derzeit unklar, ob die verlängerte Kultivierung der Embryonen sich negativ auf ihre spätere Entwicklung auswirkt. Die Methode könnte mit einem erhöhten Risiko von so genannten Imprinting-Defekten einhergehen (siehe Kapitel VIII.6), wobei die Erkenntnisse hier noch sehr vage sind.

Dennoch sind deutsche Paare selbst dann benachteiligt, wenn sich die Blastozystentechnik, die Rücksetzung des Embryos am Tag fünf nach der Befruchtung, als sinnlos erwiesen hat. Denn auch eine Selektion und Implantation nach dem dritten Tag, wie sie in anderen Ländern üblich ist, erhöht die Schwangerschaftsraten erheblich, sagt Jens Hirchenhain von der Universitätsklinik Düsseldorf.

Dies ist aus oben genannten Gründen in Deutschland nicht möglich. Hier muss man sich die befruchteten Eizellen deshalb im so genannten Vorkernstadium anschauen. Zu diesem Zeitpunkt haben sich die Zellkerne von Spermium und Eizelle noch nicht vereint, fallen also nicht unter das Embryonenschutzgesetz. Doch bereits jetzt finden sich Indizien für ein gutes Entwicklungspotenzial. So zeigen die Vorkernzellen kleine Pünktchen. »Um so symmetrischer sie angeordnet sind, desto höher ist die spätere Schwangerschaftsrate«, sagt Hans van der Ven von der Universitätsfrauenklinik Bonn.

3. Mehrlinge – aus Wunschkindern werden Sorgenkinder

Andrea Soltau hatte nur eine Chance, schwanger zu werden, und sie wusste, sie musste sie bald nutzen. 36 Jahre war sie alt und nur noch ICSI konnte der Sozialpädagogin und ihrem unfruchtbaren Mann zur Elternschaft verhelfen. Die Frage, wie viele Embryonen ihr übertragen werden sollten, war schnell geklärt. Sie wollte drei, um die Chance auf ein Kind zu erhöhen. »Auch mein Arzt meinte, das sei das Beste«, sagt sie. Die Gefahr, statt einem Kind zwei oder gar drei zu bekommen, war ihr klar – theoretisch zumindest. Doch was ist, wenn es tatsächlich passiert? »Darauf bereitet einen niemand vor« – die IVF-Mediziner am allerwenigsten.

Natürlich freuten sich die Soltaus, als es hieß: Glückwunsch, es werden Zwillinge. Und ihr Arzt freute sich mit. Halb ernst, halb scherzhaft sagte er: »Sie verbessern meine Erfolgsquote.« Mit der Zeit jedoch wurde dem Paar klar, welche Doppelbelastung auf es zukommt. Die Kinderwunschpatientin aus dem nordrhein-westfälischen Grevenbroich traf es besonders hart. Während der Schwangerschaft kam es häufig zu Blutungen, schon frühzeitig setzten Wehen ein. Als es für die Kinder gefährlich wurde, verordneten die Ärzte strikte Bettruhe und einen Tropf. Drei Monate lang lag sie flach, nahm 27 Kilo zu. In der 37. Woche ging es nicht mehr, die Geburt wurde eingeleitet. Die Erleichterung währte nur kurz. Denn einmal zu Hause, wollten die Kinder nicht schlafen. Sie schrien rund um die Uhr, das Füttern dauerte jeweils eine Stunde. »Ich zweifelte schon an meinen Fähigkeiten als Mutter«, so Soltau. Später erfuhr sie, dass die Kinder die Medikamente vermissten, die sie selbst während der Schwangerschaft bekommen hatte. Sie waren auf Entzug. Füttern, wickeln, anziehen, ausziehen und zu Bett bringen – die ganze ungewohnte Arbeit fiel zudem doppelt an. »Ich habe den Aufwand bei Zwillingen völlig unterschätzt«, sagt sie heute. Dass sie nicht die einzige Zwillingsmutter mit derartigen Problemen in ihrer Kleinstadt ist, merkte sie bereits beim Geburtsvorbereitungskurs. Von der Wand mit den Babyfotos schauten ihr auf vielen Bildern zwei Gesichter entgegen.

Mehrlinge sind eine Folge der Sterilitätsmedizin – und eines ihrer größten Probleme. Anders als bei vielen Tieren vermeidet die Natur beim Menschen Zwillinge, Drillinge oder gar Vierlinge. Denn der Preis, den Mutter und Kinder während und nach der Geburt für den mehrfachen Babysegen zahlen müssen, ist hoch. Die Fruchtbarkeitsärzte durchbrechen diese Regel, indem sie die Eierstöcke so stimulieren, dass viele zu befruchtende Eizellen entstehen oder sie mehrere Embryonen in die Gebärmutter zurücksetzen. Diese Strategie schlägt sich in der Geburtsstatistik nieder. Seit der Geburt des ersten IVF-Kindes ist die Zahl der Zwillingsgeburten in Deutschland um knapp die Hälfte gestiegen. Insgesamt kommen heute in Deutschland 10.000 Mehrlingskinder mehr zur Welt als noch vor 25 Jahren – und das trotz stetig sinkender Geburtenrate.

Sieht man einen doppelten Kinderwagen auf der Straße, kann man in jedem zweiten Fall davon ausgehen, dass eine Sterilitätsbehandlung der Geburt vorausging. Bei Drillingen liegt die Wahrscheinlichkeit bei 80 bis 90 Prozent. 1982 gründete Helga Grützner ihren ABC-Club, benannt nach ihren Drillingen Arnd, Bernd und Christian. Sie wollte anderen Müttern von Drillingen oder Vierlingen helfen, mit der Herausforderung fertig zu werden. »Damals hatte ich keine Ahnung, dass man Drillinge auch anders bekommen kann als durch Zufall.« Zwei Jahre später bekam sie den ersten Anmeldungsbogen einer Drillingsmutter zurück, wo das Kürzel IVF stand. Sie wusste nicht, was es bedeutete. Doch sie lernte es schnell, denn die Zahl der Mitglieder ihres Vereins, deren Kinder durch künstliche Befruchtung entstanden waren, übertraf schnell die der natürlich gezeugten. Zwischen 1978 und 2000 stieg die Zahl der Drillingsgeburten laut Statistischem Bundesamt um schier unglaubliche 500 Prozent.

Dabei pflanzten hiesige IVF-Mediziner außer in den ersten Jahren der künstlichen Befruchtung niemals mehr als drei Embryonen ein, seit 1991 ist das sogar gesetzlich vorgeschrieben. In amerikanischen Fruchtbarkeitskliniken, wo gesetzliche Regelungen weitgehend fehlen, gibt es keine Beschränkung. Wenn er will, kann ein dortiger Reproduktionsmediziner auch vier, acht oder zehn Embryonen zurücksetzen – und manche tun es. In Zeitungsanzeigen können sie dann mit einer hohen Erfolgsquote werben. Welcher Leser weiß schon, dass von 1000 Frauen, die dank der Behandlung 900 Kinder bekommen haben, die meisten Mehrlingsmütter sind? In den ersten 50 Jahren des 20. Jahrhunderts wurden weltweit 46 Vierlingsgeburten registriert, schreibt Lori Andrews in ihrem Buch *The Clone-Age*. Heute gebe es so viele allein in den USA, und zwar jedes Jahr.

Wer ist nun für diese »desaströse Epidemie von Zwillings- und Drillingsgeburten«, wie der *New Scientist* schreibt, verantwortlich? Reproduktionsmediziner verweisen auf die niedergelassenen Frauenärzte. In der Tat können Mehrlinge nicht allein durch eine In-vitro-Fertilisation entstehen, sondern ebenso infolge einfacher Hormonbehandlungen. Und die darf jeder Frauenarzt durchführen. Bevor sie ihre Patientinnen ins Kinderwunschzentrum schicken, versuchen manche Gynäkologen erst einmal selbst, den Frauen zu einem Kind zu verhelfen. Doch die Stimulanzien zur

Eizellproduktion sind mitunter schwer in den Griff zu bekommen. Regelmäßig muss der Gynäkologe per Ultraschall die Eierstöcke der Frau kontrollieren, um sicher zu sein, dass nicht mehr als zwei oder drei Eizellen heranreifen, und die Behandlung gegebenenfalls abbrechen. Selbst wenn er an einem Tag auf dem Monitor nur zwei Follikel entdeckt, kann es passieren, dass am nächsten schon vier da sind. Erfolgt dann der Eisprung und das Ehepaar schläft zu Hause miteinander, ist das Vierlingsrisiko beträchtlich erhöht.

Doch nicht nur Hausgynäkologen inseminieren oder stimulieren. Auch für IVF-Zentren sind diese einfachen Sterilitätsbehandlungen alltägliche Routine. Und auch hier passieren immer wieder Pannen. Als Barbara Sandner sich nach sechs Jahren ungewollter Kinderlosigkeit an eine Kinderwunschpraxis wandte, hatte sie kaum noch Hoffnung. Höchstens drei Inseminationen, keine IVF, dann ist Schluss – darauf hatte sich das Paar geeinigt. Doch schon der erste Inseminationsversuch führte zum dreifachen Erfolg. Kurze Zeit später entdeckte der Arzt noch eine vierte Fruchtblase. Und als sie eine Woche später erneut per Ultraschall untersucht wurde, legte sich die Stirn des Arztes in Falten. »Was ist, Herr Doktor?«, fragte die besorgte Schwangere. »Wie viele von den vieren leben noch?« »Alle«, sagte der Arzt. »Doch es sind nicht vier, sondern fünf.«

Dass die höhergradigen Mehrlinge ein Produkt unfähiger Gynäkologen sind, wie Reproduktionsmediziner oft behaupten, können die Daten des ABC-Clubs nicht bestätigen. Hier stammten zwischen 1998 und 2001 nur 21 Prozent der Mehrlingskinder aus Hormonbehandlungen und Inseminationen. 49 Prozent dagegen waren ein Produkt von IVF oder ICSI. Die natürliche Wahrscheinlichkeit, Zwillinge zu bekommen, ist 1 zu 85. Nach Laborzeugung kommen auf 100 Entbindungen 25 Zwillingsgeburten und 3 Drillingsgeburten. Anders ausgedrückt: 20 bis 30 Prozent der Paare, die eine künstliche Befruchtung erfolgreich beenden, sehen sich laut DIR mit einer Mehrlingsschwangerschaft konfrontiert. Interessanterweise ist die Mehrlingsquote in Berlin, wo es auch die meisten Kinderwunschzentren gibt, besonders hoch.

Mehrlinge: eine enorme Belastung

Es gebe Ärzte, die »treiben die Frauen an ihre Grenzen«, glaubt die heutige Vorsitzende des ABC-Clubs Dorothea Maekeler. Sie findet es zumindest auffällig, dass es häufig dieselben Praxen sind, in denen Mehrlingsgeburten entstehen. Andererseits nehmen viele Patientinnen das Risiko billigend in

Kauf. Sie ahnen nicht, welche Probleme sie sich mit einer multiplen Schwangerschaft einhandeln. Und selbst wenn sie es wissen, treibt sie die Verzweiflung nach jahrelanger Kinderlosigkeit dazu, jede Chance zu nutzen, nach der Devise: Uns wird es schon nicht treffen und wenn, ist das auch egal. Früher, sagt Helga Grützner, habe sie nur die Ärzte kritisiert. Heute weiß sie: »Viele Paare sind genauso schuld. Die Hoffnung auf ein Kind macht sie blind.« Einige wechseln die Praxis, wenn der Arzt nur zwei statt drei Embryonen einpflanzen möchte. Andere ignorieren es einfach, wenn sie nach einer zu starken Hormonbehandlung gebeten werden, auf Sex zu verzichten, weil sich zu viele Eizellen gebildet haben.

Wenn es dann zu einer Mehrlingsschwangerschaft kommt, ist die Freude über das vielfache Glück zuerst stets groß. Einige Kinderwunschpaare seien sogar stolz auf »ihren Erfolg«, schreibt die Hamburger Psychosomatikerin Carola Bindt, die Kinderwunschpatienten befragt hat. Das mehrfache Kinderglück komme einer besonderen »Fruchtbarkeit in der Unfruchtbarkeit« gleich. Andere sehen den praktischen Vorteil, die anstrengende Prozedur der künstlichen Befruchtung nicht noch einmal zu wiederholen, sondern alles gleich auf einen Schlag hinter sich zu bringen. So gaben in einer kanadischen Befragung 41 Prozent der Patienten an, sie strebten bei der künstlichen Befruchtung einen doppelten Erfolg an. »Lieber ABC-Club, wir sind jetzt in der siebten Woche schwanger mit Drillingen. Wir sind so glücklich! Wir wollten sowieso drei Kinder! Woher bekommen wir einen Drillingskinderwagen?« Briefe wie diesen erhält Helga Grützner nicht selten. Nur Eltern, die noch keine Kinder haben, seien zu solcher »naiven Ahnungslosigkeit« fähig, meint sie.

Die Schwierigkeiten lassen nicht auf sich warten. Mehrlingsschwangerschaften sind Hochrisikoschwangerschaften, die – wenn nicht alles optimal läuft – das Leben von Paaren und Kindern mit einer schweren Hypothek belasten können. Fehl- und Frühgeburten, Gesundheitsrisiken für die Mutter und Behinderungen der Kinder, finanzielle Engpässe und soziale Isolation, Stress bis zur totalen Erschöpfung – und lang anhaltende Depressionen, wenn die Entscheidung fällt, einen Teil der Kinder abzutreiben, damit die anderen eine Überlebenschance haben. Das alles sind mögliche Folgen von Mehrlingsschwangerschaften, die umso wahrscheinlicher eintreten, je mehr Embryonen sich entwickeln. Dass viele IVF-Schwangere zudem Spätgebärende sind, verschärft das Risiko nochmals.

Schon vor der Entbindung kommt es vielfach zu Komplikationen, fast alle Schwangerschaften enden mit einem Kaiserschnitt. Die Frauen erleben häufiger depressive Phasen, ihr Risiko, an Bluthochdruck oder Diabetes zu erkranken, ist erhöht. Stirbt ein Fötus, stürzt das viele Mütter in eine tiefe Krise. Zwischen 10 und 20 Prozent aller Drillingsschwangerschaften enden mit mindestens einer Totgeburt. Aber auch bei Zwillingen ist das Risiko sechsmal höher, als wenn ein einziger Fötus die Gebärmutter für sich hat.

Ein einzelnes Kind bleibt in der Regel bis zur 40. Woche im Mutterleib, wo es sich am besten entwickeln kann. Mehrlingskinder tun das nicht: Ihr frühes Geburtsalter und das damit einhergehende niedrige Gewicht sind die größten Probleme von künstlich gezeugten Mehrlingen. Zwillinge kommen im Durchschnitt in der 35. Woche zur Welt, Drillinge kann der weibliche Körper oft nur 32 Wochen halten. Dann drängen sie heraus, weil der Platz fehlt. Die meisten dieser Kinder landen im Hightech-Trakt der Frühgeborenenmedizin. Wenn sie die kritische Marke von 1500 Gramm unterschreiten, verbringen sie hier viele Wochen im Brutkasten, mit Schläuchen ernährt, von Sonden und Monitoren überwacht. Neonatologen vollbringen heute wahre Wunder, die vor 15 Jahren niemand für möglich gehalten hätte. Mitunter bringen sie selbst Kinder von unter 500 Gramm durch.

Die Frage, ob die Ärzte Kindern und Eltern damit immer einen Gefallen tun, steht auf einem anderen Blatt, denn die Überlebensqualität hat mit der Überlebensrate nicht mitgehalten. Einer Untersuchung am Münchner Klinikum Großhadern zufolge hat jede zweite Drillingsfamilie trotz aller Verbesserungen der Medizin entweder mit einem toten oder einem behinderten Kind zu kämpfen. Geistige Behinderungen gehören ebenso zu den Folgen wie lebenslange Lähmungen und schwere Seh- beziehungsweise Hördefizite. Und selbst wenn es die Frühchen schaffen, den Brutkasten ohne offensichtliche Behinderungen zu verlassen: Eine normale Entwicklung ist ihnen meist nicht beschert, auch wenn die Eltern im Allgemeinen vom Gegenteil ausgehen. Das hat eine große bayerische Studie über die Entwicklung von Frühgeborenen, die Mitte der achtziger Jahre zur Welt gekommen sind, gezeigt. Das Resultat war ernüchternd: Noch zehn Jahre später leiden die ehemaligen Frühchen unter den Folgen der schweren ersten Monate – trotz intensiver Förderung und Betreuung. Sie sind häufiger verhaltensauffällig, können sich nur schwer konzentrieren. Nicht einmal die Hälfte der Kinder besucht eine Schulklasse, die ihrem Alter angemessen ist. Für Eltern sind Frühgeborene eine besondere Herausforderung. Sie müssen viel mehr Liebe, Zeit und Geduld investieren – und bekommen weit weniger zurück: Carola Bindt beschreibt das Eltern-Kind-Verhältnis deshalb als »mühsam, verunsichernd und wenig belohnend«. Der Stress, der bereits mit einem Kind verbunden ist, potenziert sich bei zweien oder dreien.

Angelika Kessner-Brugger, im ABC-Club Ansprechpartnerin für die

Betreuung Behinderter, hat gleich drei Sorgenkinder. Zwei ihrer (natürlich gezeugten) Drillinge kamen mit Hirnblutungen auf die Welt, einer mit einem Wasserkopf. Heute sind sie geistig beeinträchtigt und haben Schwierigkeiten sich zu bewegen. Ein Kind ist taub. Schon drei normale Kinder, die auf einen Schlag kommen, bringen jedes Elternpaar an die Grenze seiner Belastbarkeit. Wenn sie behindert sind, wird diese Grenze häufig überschritten. Ein Arztbesuch reiht sich an den nächsten. Sitzungen bei der Bewegungstherapeutin folgen Stunden beim Sprachtrainer.

Gesunde Drillinge benötigen bereits 12 bis 20 Stunden Betreuung am Tag. Über Jahre hinweg sind für die Mutter mehr als vier bis sechs Stunden Schlaf eine Seltenheit. Auftritte in der Öffentlichkeit sind nervenzermürbend, unter anderem, weil die »Kinder wie Zootiere betrachtet werden«, wie eine Mutter schreibt. Einige Ehen halten dieser Belastung nicht stand und zerbrechen. Ohne Haushaltshilfe hätten die Kessner-Bruggers die ersten Jahre nicht durchgestanden. Heute leben die drei Kinder wochentags in speziellen Internaten und werden am Wochenende nach Hause geholt. Drei behinderte Drillinge sind die Ausnahme. Aber ein Problemkind gebe es fast in jeder Familie, sagt ABC-Club-Vorsitzende Dorothea Maekeler.

Das schwärzeste Kapitel der Reproduktionsmedizin: der Fetozid

Von einer bewunderten Kuriosität sind Mehrlinge dank der Reproduktionsmedizin zu einem ernsthaften Problem geworden – das wiederum die Medizin zu lösen hat. Vielleicht würden Gynäkologen und Fortpflanzungshelfer vorsichtiger sein, besser informieren und Aufklärung nicht mit einer Unterschrift des Patienten auf einem Hinweiszettel verwechseln, wenn sie selbst für die negativen Folgen ihres Tuns verantwortlich wären. Doch die Zeugungshelfer sind nicht im Kreißsaal, wenn die Kinder zu früh zur Welt kommen. In ihren Fotogalerien fehlen die blinden oder spastisch gelähmten Kinder. Statt winzigen Neugeborenen mit Papierhaut, die mit großen Augen aus Greisengesichtern lächeln, sieht man meist propre Säuglinge an der Wand. Sie führen nicht die Nadel, wenn das tödliche Gift ins Herz eines Ungeborenen eindringt, um es zu töten. Und die Millionen an Behandlungskosten, welche die Zwillings- und Drillingsgeburten jedes Jahr kosten, belasten nicht ihren Honorartopf. (Genau das zu ändern hat im April 2002 Ruth Deech gefordert, die ehemalige Vorsitzende der obersten englischen Fortpflanzungsbehörde HFEA: Die Befruchtungsmediziner sollen für die negativen Folgen ihres Tuns selbst aufkommen.)

Die euphemistisch »Mehrlingsreduktion« genannte Technik ist kein großes Kapitel der Reproduktionsmedizin, dafür aber das schwärzeste. Wie viele Föten jedes Jahr sterben müssen, damit ihre Geschwister überleben, weiß niemand. Keine der rund zwei Dutzend Kliniken, die den Fetozid in Deutschland durchführen, veröffentlicht ihre Zahlen, Schätzungen belaufen sich auf 150 Fälle pro Jahr. In anderen Ländern wird die Technik häufiger und bedenkenloser angewandt. Da machen Ärzte auf Wunsch der Eltern auch schon einmal Zwillinge zu Einlingen und treffen die Wahl nach dem Geschlecht.

Fetozid – das Wort stand das erste Mal zwischen Barbara Sandner und ihren ungeborenen Kindern, als der Gynäkologe die vierte Fruchtblase entdeckte. Als der fünfte Embryo zum Vorschein kam, hieß die Entscheidung nur noch: Sollen zwei oder drei getötet werden? Soll die Teilabtreibung in Berlin geschehen oder in Bonn? Sie entschied sich für Bonn, die Ärzte dort plädierten für drei. Ausführliche Gespräche habe es nie gegeben, sagt Sandner heute. Kein Arzt nannte ihr eine Adresse, wo sie sich mit anderen Frauen hätte austauschen können, die sich in einer ähnlichen Situation befunden hatten. Mit der Reform des Paragraphen 218 ist die Pflichtberatung bei medizinischer Indikation weggefallen (Kapitel 11).

Allein reiste Barbara Sandner in die Klinik, ihr Mann hatte so schnell nicht frei bekommen. Die Erlebnisse, die nun folgten, suchen sie noch heute im Schlaf heim. Um die Gefahr einer vollständigen Fehlgeburt zu minimieren – sie liegt pro Eingriff bei zehn bis 20 Prozent –, musste zwischen den Abtreibungen je eine Woche vergehen. Zweimal erlebte sie die tödliche Prozedur bei vollem Bewusstsein. Dabei wird die Nadel durch die Bauchdecke in die Gebärmutter der Schwangeren gestoßen. Mit Hilfe des Ultraschalls findet sie ihren Weg ins schlagende Herz des Fötus und spritzt die Flüssigkeit – vier bis acht Milliliter 8,9-prozentigen Kaliumchlorids – zügig hinein. Nach einigen Momenten hört es auf zu schlagen. Welches Kind die Nadel aussucht, ist egal. Jedes einzelne wäre willkommen. Nur zusammen sind es zu viele.

Nach der zweiten Abtreibung konnte Barbara Sandner nicht mehr. »Wenn Sie mir das dritte auch noch wegnehmen, können Sie mich in die Klapsmühle stecken«, sagte sie den Ärzten. An psychologische Hilfe während dieser Zeit kann sie sich nicht erinnern. Die Ärzte versteckten sich hinter Zahlen und Rechnungen, so Sandner, mit welcher Wahrscheinlichkeit die Mehrlinge behindert sein würden. Nach dem zweiten Abbruch fand sie sich in einem Zimmer wieder, wo neben ihr eine Frau lag, die gerade eine Fehlgeburt erlitten hatte. »Sie trauert um ihr Kind und ich habe zwei getötet«, ging es ihr durch den Kopf.

Noch heute, sechs Jahre später, plagen sie Gewissensbisse. »Ich hatte der Natur ins Handwerk gepfuscht. Das war die Strafe.« Sie kann die Geschichte der beiden namenlosen Kinder nicht erzählen ohne zu weinen. Waren es zwei Jungen? Oder zwei Mädchen, wie ihre drei anderen Kinder, die lebend zur Welt gekommen sind? Wie hätten sie ausgesehen? Mitunter tröstet sie sich damit, dass ihre beiden »fehlenden Kinder in ihr weiterleben«, wie sie sagt. Die abgetöteten Föten wurden vom Körper absorbiert.

Am liebsten würde Barbara Sandner alles rückgängig machen. »Es ist doch pervers, wenn ich mich erst behandeln lasse, um Kinder zu bekommen, und dann habe ich welche und muss zwei töten«, sagt sie. Sie glaubt, dass sie auch fünf statt drei durchgebracht hätte. Vielleicht wäre es jedoch auch anders gekommen und keines hätte überlebt. Wäre, hätte, würde – der Fetozid stellt Menschen vor Entscheidungen, die niemand treffen kann. Wie das Ringen um die Alternativen auch ausgeht, jeder Weg ist falsch. Von allen Frauen im ABC-Club, die eine tödliche Selektion durchführen ließen, kenne sie nur eine, die es danach nicht bereut habe, sagt Dorothea Maekeler. Die Ausgabe der Mitgliederzeitung zum Thema Fetozid ist eine einzige Sammlung von Ärztekritik, Selbstanklagen und Reuegedanken. »Ich wurde von den Ärzten gut aufgeklärt, nur eines haben sie mir verschwiegen: die Albträume, die ich habe«, heißt es in einem Erlebnisbericht. Die meisten Frauen blieben nach dem Fetozid allein mit ihrer Seelennot. Eine psychologische Betreuung war nicht vorgesehen.

Das Ziel: Statt drei Embryonen wird nur einer zurückgesetzt

Viele Ärzte, die den Fetozid durchführen, fühlen sich missbraucht. Eigentlich sei ihr Beruf, Ungeborene zu retten, schreiben die Pränatalmediziner und Geburtshelfer Bernd-Joachim Hackelöer und Manfred Hansmann. Sie fordern ihre Kollegen aus der reproduktionsmedizinischen Zunft auf, zumindest die Embryonenreduktion in den ersten Wochen selbst durchzuführen, wo der Eingriff noch nicht so schwierig ist. Um den tödlichen Kindersegen zu vermeiden, plädieren Hackelöer und Hansmann dafür, nach der In-vitro-Befruchtung höchstens zwei Embryonen zurückzusetzen. Bislang gilt dieses Limit in Deutschland nur als Empfehlung der Bundesärztekammer für Frauen unter 35 Jahren. Nachdem die Richtlinie 1998 erlassen wurde, sind die Raten für Mehrlingsgeburten in Deutschland erstmals seit langem wieder zurückgegangen. Vor allem bei Drillingen ist es gelungen, die Häufigkeit von 7,7 Prozent 1998 auf 2,8 Prozent 2002 zu senken. Eine Ausweitung der Zwei-Embryonen-Regel auf alle IVF-Patientinnen würde die Mehrlingsschwangerschaften weiter senken und Drillinge zu einer absoluten Ausnahme werden lassen.

Noch besser wäre es, wie bei einer natürlichen Zeugung nur einen Embryo in die Gebärmutter zurückzupflanzen. Doch eine solche Beschränkung würde die Lebendgeburtenrate der Kinderwunschpraxen deutlich senken. Laut DIR-Vorsitzendem Ricardo Felberbaum würde unter den derzeitigen Bedingungen der künstlichen Befruchtung die Chance, in einem deutschen Zentrum schwanger zu werden, damit endgültig unter zehn Prozent pro Versuch sacken. Die körperliche und seelische Belastung, die jeder In-vitro-Zyklus für die Frauen mit sich bringt, wäre dann kaum noch zu rechtfertigen.

Es gibt nur einen Weg, die Zahl der Mehrlingsgeburten zu verringern und dennoch einigermaßen akzeptable Schwangerschaftsraten zu erzielen: die Embryo-Selektion. Schafft man es, aus den vorhandenen Embryonen den besten auszuwählen und nur diesen *einen* zurückzusetzen, ist die Aussicht auf ein Kind zumindest für jüngere Frauen nicht entscheidend beeinträchtigt. Der so genannte *Single-embryo-transfer* wird in einigen Ländern, wo die Embryo-Selektion erlaubt ist, bereits propagiert. Zum Beispiel heißt es in den skandinavischen Ländern zunehmend: Man kann so viele Embryonen eingepflanzt bekommen, wie man möchte, doch jeweils nur einen (ausgewählten) zur Zeit. Trotz dieser restriktiven Praxis haben Länder wie Schweden und Finnland die höchsten Schwangerschaftsraten in Europa. So zeigte eine Ende 2004 veröffentlichte Studie der Universität Göteborg, dass der *Single-embryo-transfer* unter bestimmten Bedingungen fast keine Nachteile hat. Voraussetzungen waren jedoch: Die Frauen müssen unter 36 Jahre alt sein, und die Embryonen müssen vor dem Einsetzen in den Mutterleib einem Qualitäts-Check unterzogen werden. Der Vorteil jedoch war groß:

Von 330 behandelten Frauen wurde nur eine einzige Mutter eines Pärchens: Das waren eineiige Zwillinge, für deren Entstehung es nur einer Eizelle bedurfte. Hierzulande ist der *Single-embryo-transfer* jedoch nicht sinnvoll, da es verboten ist, mehr als drei Embryonen zur Reifung zu bringen und dann eine Auswahl zu treffen. Solange in Deutschland das Selektionsverbot besteht und die Schwangerschaftsrate dementsprechend niedrig ist, werden weder die Frauen noch die Mediziner akzeptieren, den Transfer auf einen Embryo zu beschränken. Hebt man die Embryonenregel jedoch auf, muss man in Kauf nehmen, dass überzählige Embryonen entstehen – und man damit vor einem neuen Dilemma steht.

4. Babys aus dem Eis

Mit überzähligen Eizellen und Embryonen passiert in der ganzen Welt dasselbe: Sie werden vernichtet oder zwischengelagert. In Päckchen von zwei oder drei Stück bewahrt man die Keimlinge in kleinen Röhrchen auf. Mehrere hundert dieser Röhrchen werden dann in weißen Tanks versenkt, die aussehen wie überdimensionierte Gaskartuschen. Flüssiger Stickstoff und Kälteverhältnisse von minus 196 Grad Celsius sollen garantieren, dass jedes Leben zum Stillstand kommt, ohne jedoch abzusterben. Mehrere Stunden dauert der Prozess des Einfrierens, da die Temperatur nur langsam abgesenkt werden darf, um die Zellen nicht zu schädigen. So tiefgekühlt können befruchtete Eizellen sowie Embryonen bis zum jüngsten Tag dahinschlummern. Doch das ist nicht gewollt und zugleich teuer: 300 Euro kostet das Einfrieren im Schnitt den Patienten, noch einmal 200 Euro pro Jahr die Aufbewahrung. Die Paare müssen die so genannte Kryokonservierung selbst bezahlen.

Später kann das betroffene Paar die Embryonen für eine In-vitro-Befruchtung verwenden: Entweder weil aus dem ersten Versuch keine Schwangerschaft entstanden ist oder weil das Paar sich ein weiteres Kind wünscht. Das erste Kind, das aus der Kälte kam, war die Australierin Zoe Leyland, die 1984 in Melbourne geboren wurde. Heute hat jede größere IVF-Praxis das Verfahren im Angebot.

Was geschieht jedoch mit den Embryonen, die nicht gebraucht werden? Erlaubt man die Entstehung von mehr als drei Embryonen auch in Deutschland, werden auch hierzulande Embryonen übrig bleiben. Eine Möglichkeit wäre, sie für andere unfruchtbare Paare zur Adoption freizugeben, was in einigen Ländern möglich ist. In den USA bringt die christliche Agentur *Snowflakes* Spender- und Empfängerpaare gegen eine kleine Gebühr zusammen. Nach Angaben der Embryovermittler wurden bereits einige Dutzend solcher Kinder geboren. Auch Michael Thaele berichtet, dass immer mal wieder Patienten nach einer solchen Möglichkeit fragen. »Ich kenne zwei Paare, die nach Belgien gefahren sind, um sich einen fremden Embryo einpflanzen zu lassen«, so der IVF-Mediziner. Doch werden die Interessenten nicht sehr zahlreich sein, denn es kommen nur solche kinderlosen Paare in Frage, bei denen beide Partner unfruchtbar sind. Ist dies nicht der Fall, werden nur wenige Betroffene die Embryonenspende wählen, da das Kind weder zur Mutter noch zum Vater eine genetische Verbindung hätte.

Weitere Interessenten für verwaiste Embryonen dürften Wissenschaftler sein. Zum Beispiel bilden Blastozysten-Embryonen die Grundlage für die gefragten Stammzelllinien. Aus diesem Rohstoff hoffen Forscher und Pharmafirmen unter anderem Medikamente zu gewinnen. Die Stammzellen, die im Ausland produziert und nun bald auch nach Deutschland importiert werden dürfen, stammen in der Mehrzahl aus überschüssigen Embryonen.

Am wahrscheinlichsten jedoch ist, dass die Embryonen lange im Kältebad vor sich hin schlummern – und dann vernichtet werden. Das war zum Beispiel in England der Fall. Nach einem Gesetz aus dem Jahr 1991 dürfen dortige IVF-Kliniken Embryonen nur fünf Jahre aufbewahren. Dann muss erneut entschieden werden, was mit ihnen geschehen soll. 1996 stellte sich die Frage erstmals und alle Kliniken schrieben ihre ehemaligen Kunden an. Viele Paare waren jedoch umgezogen – oder hatten schlichtweg das Interesse an ihren potenziellen Nachkommen verloren. In einer koordinierten Aktion wurden gegen lautstarken Protest – der Vatikan sprach von einem »pränatalen Massaker« – 3000 Embryonen aufgetaut und vernichtet.

Was geschieht, wenn man die Embryonen nicht in regelmäßigen Abständen beseitigt, sieht man in den USA. Dort schätzt man die Zahl der eingefrorenen Embryonen auf weit über 100.000, und ihre Zahl steigt von Jahr zu Jahr. Viele Paare schieben den Entschluss, was mit den Zellhaufen passieren soll, immer wieder vor sich her und ändern mehrmals ihre Meinung. Besonders kompliziert wird es, wenn sich die Eltern scheiden lassen und über die Zukunft der Embryonen nicht einig sind. Denn einer Vernichtung müssen stets beide Ehepartner zustimmen. Nicht nur Haus, Auto und Kinder gehören deshalb heute zu den Streitobjekten in einem amerikanischen Scheidungsprozess, sondern zunehmend auch der einst gemeinsam gezeugte Reservenachwuchs. »Mein Mann verlässt mich wegen einer anderen. Was muss ich tun, damit ich meine Embryos benutzen darf?« Solche Anrufe erhält die Juristin Lori B. Andrews immer mal wieder. Die Frage stellt US-Richter stets vor Probleme. Sind Embryos Eigentum oder sind es Menschen, die gleichsam ein Recht haben geboren zu werden? Hat die Frau einen größeren Anspruch darauf als der Mann, weil sie die potenziellen Kinder austragen muss? Und muss der genetische Vater am Ende vielleicht sogar Unterhalt zahlen?

In Deutschland gibt es derartige Probleme bislang nicht, weil es offiziell keine eingefrorenen Embryonen geben darf. Dennoch kommt es vor, dass eine Frau nach der Befruchtung nicht zum Transfer erscheint, etwa weil sie krank wurde oder einen Unfall hatte. In solchen Ausnahmefällen werden Embryonen, bevor sie absterben, lieber dem Kältebad anvertraut. Rund 100 solcher Embryonen fallen jedes Jahr in deutschen IVF-Kliniken an. Die

Mehrzahl wird kurze Zeit später eingepflanzt. Wie viele wirklich verwaiste Embryonen in Deutschland existieren, darüber gibt es keine offiziellen Angaben. Michael Thaele schätzt ihre Anzahl auf weniger als 30. Theoretisch könnten sie adoptiert werden, da kein Gesetz es verbietet. Praktisch wird sich kein Reproduktionsmediziner auf eine Adoption einlassen, da es sich um einen ungeregelten Rechtsbereich handelt.

Was es in Deutschland dagegen sehr wohl in großer Zahl gibt, sind die erwähnten befruchteten Eizellen im Vorkernstadium – die nach hiesigem Gesetz noch nicht als menschliches Leben gelten. Bei knapp jeder zweiten künstlichen Befruchtung ist eine Kryokonservierung überzähliger Vorkerne möglich. Die meisten von ihnen werden bei späteren Laborzeugungen verwendet. Die Chance, nach einer Kryokonservierung schwanger zu werden, liegt bei rund 15 Prozent pro Embryotransfer, also deutlich niedriger als bei der herkömmlichen IVF. Dafür ist das Verfahren einfacher als eine vollständige In-vitro-Befruchtung. Die Frau muss nur leicht mit Hormonen stimuliert werden, damit ihre Gebärmutter den Embryo aufnimmt, und eine Eizellentnahme entfällt ebenso.

Einige Zehntausend Embryonen im Vorkernstadium lagern auch in deutschen IVF-Kliniken im Eis. Sie stellen auch hierzulande manches Paar vor einen schwierigen Entschluss. Nina Pawelciz brauchte drei ICSI-Versuche, dann klappte es: Neun Monate später gebar sie einen Jungen. Noch während der Schwangerschaft überlegten die Pawelcizs, was sie nun mit den restlichen Eizellen anstellen wollen. Sie ist gerade 39 geworden, ihr Mann zählt 44 Jahre. Wollen sie noch ein weiteres Kind, sollte es schnell gehen. Zwei Pakete mit jeweils drei Eizellen lagern noch tiefgekühlt in der Praxis. Mit dem Vernichten taten sie sich schwer: »Das ist ja kein Abfall, den man einfach wegschmeißt«, gibt Pawelciz zu bedenken. Am Ende entschloss sich das Paar, es noch einmal zu versuchen und die Natur über das Schicksal der befruchteten Eizellen entscheiden zu lassen.

Noch schwerer fällt die Entscheidung den Erfolglosen. Miriam Bleibtreu will nach fünf gescheiterten IVF-Zyklen eigentlich nicht weitermachen. Doch noch hat sie zwei Eizellpakete in petto. Immer wieder überlegen die Bleibtreus hin und her: Sollen sie lieber auf eine weitere Enttäuschung verzichten? Oder gibt es doch noch eine winzige Chance auf ein Kind? Sollen sie die Entscheidung verschieben – schließlich haben sie die Aufbewahrung für zwei Jahre bezahlt? Oder wäre es konsequenter, die befruchteten Eizellen sofort zu vernichten – trotz der Mühen, die es gekostet hat, sie zu erzeugen?

Kopfschmerzen und Schwindelgefühl, die Brust spannte und selbst nach neun Stunden Schlaf verspürte Miriam Bleibtreu eine ständige Müdigkeit: Während der Behandlungen fühlte sich die 39-Jährige stets zehn Jahre älter. Hinzu kam die Gewichtszunahme. Innerhalb von zwei Wochen war ihr Bauch so aufgequollen, dass kaum noch eine Hose passte. »Das jedoch gefiel mir fast ein wenig«, sagt sie. »Ich durfte mich ein bisschen schwanger fühlen.«

Die medizinischen Folgen der Kinderwunschbehandlung werden von Reproduktionsmedizinern häufig heruntergespielt – und von Kritikern übertrieben. Für die Patienten ist jede IVF-Therapie eine körperliche Belastung, auch wenn die meisten die psychischen Nöte als weit schlimmer empfinden. Die ambulante Betreuung, verträglichere Medikamente und die bessere Kontrolle über den weiblichen Zyklus haben die künstliche Befruchtung erheblich vereinfacht. In Zukunft könnten auch die lästigen Hormoninjektionen einfacher werden: Ein so genannter Pen, ein Arzneidepot in Form eines Füllfederhalters, auf dem eine kleine Nadel sitzt, könnte die bisherigen Spritzen ersetzen. Insulinpflichtigen Diabetikern erleichtert ein ähnliches Gerät bereits seit einigen Jahren das Leben. Auch Serono arbeitet daran, die Hormongabe zu vereinfachen. Durch eine neue chemische Zusammensetzung der Wirkstoffe könnte es in Zukunft reichen, pro Woche nur eine Spritze zu setzen statt jeden Tag mehrere. Ebenso arbeitet die Firma daran, die Hormone irgendwann einmal als Pille verabreichen zu können.

Dennoch werden starke Unannehmlichkeiten und medizinische Risiken immer bleiben, zumal jede Eizellentnahme mit einem Eingriff verbunden ist, der meist unter Narkose stattfindet. In rund jedem 200. Fall kommt es dabei zu Komplikationen. Da ist zum einen das Narkoserisiko selbst, zum anderen können Blutungen auftreten und innere Organe verletzt werden.

Noch größere Gesundheitsrisiken sind mit den Medikamenten verbunden. Als Marina Thomsen die Länge des Beipackzettels ihrer Hormonpräparate sah, wollte sie ihn erst gar nicht lesen. Von Akne bis Zysten an den Eierstöcken können die hohen Hormondosen jede erdenkliche Nebenwirkung hervorrufen. Es kommt fast immer zu Stimmungsschwankungen, die sich mitunter zu schweren Depressionen auswachsen können. Nur wenige Frauen spüren überhaupt keine Begleitsymptome.

Sehr selten jedoch kommt die schlimmste medizinische Nebenwirkung der künstlichen Befruchtung vor: das schwere Überstimulationssyndrom (englisch oft OHSS abgekürzt für *ovarian hyperstimulation syndrom*). Streng genommen geht jeder IVF eine Überstimulation voraus, sollen die Hormongaben doch mehr als eine Eizelle zum Wachsen bringen. Bei einer schweren Überstimulation gerät die medizinische Behandlung jedoch außer Kontrolle. Zunächst bilden sich nach dem Eitransfer an den Eierstöcken Zysten, die starke Unterleibsschmerzen verursachen können. Später kann sich Wasser im Bauch ansammeln, mitunter auch in den Lungen. Im schlimmsten Fall entstehen Blutgerinnsel, die schließlich zum Schlaganfall oder sogar zum Tod führen. Weltweit sind allerdings erst wenige Fälle mit tödlichem Ausgang bekannt.

Je nachdem wie man das Leiden definiert, sind 0,5 bis 10 Prozent der Patientinnen von einer Überstimulation betroffen. Für die schwere Form gibt das deutsche IVF-Register 0,66 Prozent an, »mit sinkender Tendenz«, wie der DIR-Vorstandsvorsitzende Ricardo Felberbaum feststellt. Jüngere Frauen sind stärker gefährdet, doch es trifft auch ältere und mitunter kommt es plötzlich. Anita Kelber reagierte stets ohne große Beschwerden auf die Medikamente. Doch beim dritten In-vitro-Versuch war alles anders. Schon während der Stimulation fühlte sie sich wie gerädert. Hitzewallungen und rasende Kopfschmerzen befielen sie. Jeder Gang zur Toilette wurde zur Tortur. »Für die Eientnahme kam ich ohne Hilfe kaum auf den gynäkologischen Stuhl«, erinnert sie sich. Ihr Arzt unterschätzte die Beschwerden und schickte Anita Kelber nach Hause. Als die Schmerzen nicht aufhören wollten, suchte sie selbst den Weg ins Krankenhaus. In diesem Falle war der Misserfolg der IVF ihr Glück. Mit dem Einsetzen der Regel waren alle Symptome verschwunden.

Kommt es zu einer Schwangerschaft, können die körpereigenen Hormone die Überstimulation noch anheizen. Wochenlang dauern die Beschwerden dann an. Bisher haben Ärzte kaum Möglichkeiten, eine Überstimulation zu stoppen. Ihnen bleibt nur abzuwarten – und im Extremfall die Schwangerschaft abzubrechen. Deshalb richten sich bislang alle Bemühungen darauf, den Hormonspiegel von Anfang an gut zu überwachen und den IVF-Zyklus bei ersten Anzeichen einer Überstimulation abzubrechen.

Langfristige Schäden der künstlichen Befruchtung lassen sich bislang nicht nachweisen. Laut einigen Untersuchungen Anfang der neunziger Jahre wurden die IVF-Hormone verdächtigt, Krebs zu verursachen, insbesondere Tumore an den Eierstöcken. Dabei war stets unklar, ob die Medikamente selbst Krebs fördern oder ob Kinderwunschpatientinnen wegen der Sterilitätsursache bereits einer bestimmten Risikogruppe angehören. Wissenschaftler der Universität Pittsburgh haben Daten von 12.000 Frauen ausgewertet und danach eine Teilentwarnung gegeben: Sie haben keinen Zusammenhang zwischen den Hormongaben und dem Auftreten von Krebs feststellen können, wohl aber zwischen Unfruchtbarkeit und Krebs. Demnach leiden Frauen, die viele Jahre vergeblich versuchten, Kinder zu bekommen, unter einem erhöhten Tumorrisiko. Insbesondere Endometriose scheint ein Risikofaktor zu sein. Eine Schwangerschaft dagegen senkt das Krebsrisiko bei allen Frauen beträchtlich – egal, ob sie ihr Kind auf natürliche Weise oder nach einer künstlichen Befruchtung bekommen haben.

6. Die Folgen von IVF und ICSI für die Kinder

Jedes Kind wird unter Schmerzen geboren – der Geburt eines Retortenbabys gehen zusätzliche Leiden voraus. Kann ein solcher Nachwuchs normal sein? Hinterlässt die technische Zeugung außerhalb des Mutterleibes Spuren an Körper und Seele – zumal dann, wenn die Befruchtung wie bei der ICSI-Methode durch die absichtliche Verletzung der Eizelle erzielt wurde? Und wie werden die Eltern ihrem »Kunstprodukt« begegnen: Wird es sie nicht ständig an ihre Unfähigkeit erinnern, auf normalem Weg Kinder zu zeugen? Müssen die Kinder beweisen, dass sie die Mühen ihrer Eltern wert waren – oder werden sie umgekehrt verzärtelt und vergöttert und auf diese Weise in ihrer Persönlichkeit eingeschränkt? Zu Recht fragten Kritiker, ob man den Kindern zumuten kann, was Ärzte anstellen, um den Fortpflanzungswunsch von Eltern zu befriedigen. Es gibt keine Gewähr, dass die Experimente namens IVF und ICSI gut verlaufen. Bislang jedoch muss man sagen: Sie sind recht gut verlaufen.

Die »eklatanteste Auffälligkeit« von IVF-Kindern und IVF-Paaren bestehe in ihrer Unauffälligkeit – so fasst Detlev E. Gagel vom Berliner Virchow-Klinikum die mehr als zwei Jahrzehnte Erfahrung mit der künstlichen Befruchtung zusammen. Der übergroße Teil der Befürchtungen hat sich nicht bewahrheitet. Das erfahren viele betroffene Paare selbst. Während der Schwangerschaft verhalten sie sich vorsichtiger als andere Paare. Sie haben mehr Angst vor einer Fehlgeburt und möglichen gesundheitlichen Schäden des Kindes und berichten Freunden und Verwandten oft erst spät von der Schwangerschaft. »Man wurde so oft enttäuscht«, sagt Kai Pastor. »Als es dann endlich klappte, dachten wir: Freuen wir uns nicht zu früh, da muss noch ein Haken sein.« Gleichzeitig nutzen IVF-Paare die Schwangerschaftsvorsorge intensiver, insbesondere die Ultraschalluntersuchung. »Ich hätte jeden Tag hingehen können, um zu sehen, dass alles in Ordnung ist«, so Monika Pastor.

In der Regel ist alles in Ordnung – auch wenn IVF-Frauen im Durchschnitt während der Schwangerschaft stärkere Beschwerden verspüren und häufiger in Behandlung sind. Auch werden IVF-Kinder oft etwas früher geboren als die von Frauen ohne Fruchtbarkeitsprobleme, wodurch sie im Schnitt etwas kleiner und leichter sind. Auf ihre Gesundheit wirkt sich dies jedoch nur in wenigen Fällen aus. Die wichtigste Untersuchung stammt aus Schweden und wurde Anfang 2002 veröffentlicht. In Schweden wird jedes kranke Kind in einem speziellen Register erfasst, was landesweite Vergleiche möglich macht. Demnach kamen 5,6 Prozent der IVF-Babys mit gesundheitlichen Problemen auf die Welt, fast doppelt so viel wie bei natürlich gezeugten Kindern. Eine australische Erhebung ergab sogar eine Fehlbildungsrate von 9 Prozent. Die Zahlen verlieren allerdings ihre Dramatik, wenn man berücksichtigt, dass IVF-Mütter älter und damit anfälliger sind für Frühgeburten und sonstige gesundheitliche Probleme. Zudem stehen sie wegen ihrer Vorgeschichte unter stärkerem Druck, sodass auch die Angst, das Kind zu verlieren, bei der höheren Zahl von Frühgeburten eine Rolle spielen mag. Ohnehin muss man die Studien genau lesen, um hinter die Schlagzeilen zu blicken. Wenn die Schlagzeile zur schwedischen Studie lautet: »Bei künstlicher Befruchtung viermal häufiger spastische Lähmung«, dann heißt das: Unter 11.360 normalen Probanden litten 17 unter der genannten Krankheit, in der 5680 Kinder starken IVF-Vergleichsgruppe traten 31 Fälle auf und die meisten von ihnen waren Mehrlinge. Die schwedische Reproduktionsmedizinerin Ulla-Britt Wennerholm, die die Ergebnisse der verschiedenen Folgeuntersuchungen zu einer Metastudie zusammenfasste, erklärte auf der ESHRE-Tagung im Juli 2002, dass das »absolute Risiko einer ernsthaften angeborenen Behinderung oder Chromosomenstörung durch ICSI und IVF gering« sei. Für die meisten Paare sei das leicht gestiegene Risiko akzeptabel, weil sie sonst keine Kinder bekommen können.

Neuerdings jedoch gibt es ein paar Besorgnis erregende Hinweise. Mehrere innerhalb kurzer Zeit publizierte Studien lassen es möglich erscheinen, dass einige sehr seltene Behinderungen im Zusammenhang mit einer künstlichen Befruchtung stehen könnten. Ein Beispiel ist das so genannte Angelman-Syndrom. Kinder mit dieser Krankheit leiden unter Krampfanfällen, sind geistig behindert und lernen nicht sprechen. Eine bestimmte Variante des Angelman-Syndroms kommt nur etwa einmal auf 375.000 Geburten vor. Umso überraschter waren Humangenetiker, als sie eine Häufung von gleich drei Angelman-Fällen dieser Art entdeckten und feststellten, dass alle Kinder durch künstliche Befruchtung zur Welt gekommen waren. Auch andere Syndrome wie das Beckwith-Wiedemann-Syndrom zeigten auffällige Häufungen. Die beobachteten Fehlbildungen seien »möglicherweise nur die Spitze des Eisberges«, heißt es in einem Übersichtsartikel im Journal für Reproduktionsmedizin und Endokrinologie.

Als Ursache der Krankheiten könnten so genannte Imprinting-Defekte in Frage kommen. Soll heißen: Die Steuerung beziehungsweise Prägung (»Imprinting«) der Gene läuft falsch. Denn für eine gedeihliche Entwicklung neuen Lebens müssen zahlreiche Gene wie die Instrumente eines riesigen Orchesters zeitlich präzise an- und ausgeschaltet werden. Ein möglicher Grund für die genetischen Fehlschaltungen bei der IVF können die künstlichen Bedingungen sein, unter denen der Embryo mehrere Tage lang in vitro heranreift, bevor er in den Mutterleib verpflanzt wird. Während es in natürlicher Umgebung einen steten Austausch und Wechsel von Nähr- und Signalstoffen zwischen Mutter und Embryo gibt, schwappt der Embryo in der Kulturschale in derselben Flüssigkeit. Noch verbieten sich alle Alarmmeldungen. Dafür stehen den ganz wenigen Fällen von Fehlbildungen zehntausende gesunde Kinder gegenüber. Dennoch beobachten Forscher die Entwicklung genau, zumal viele der seltenen Krankheiten erst spät auftauchen können.

Dagegen haben sich alle Befürchtungen als falsch erwiesen, im Labor gezeugte Kinder könnten sich als bindungsschwache Außenseiter erweisen. Die *Europäische Gesellschaft für menschliche Reproduktion und Embryologie* (ESHRE) ließ in einer Langzeitstudie 400 ehemalige Retortenbabys untersuchen. Bereits zum zweiten Mal wurden die mittlerweile elf bis zwölf Jahre alten Kinder auf Sozialverhalten und die Beziehung zu ihren Eltern getestet. Das Fazit der Studie: Die »generell emotional gesunden Kinder« würden »unter der Obhut stabiler und liebender Eltern gedeihen«. Wissenschaftler in Berlin und Hamburg kamen zu einem ähnlichen Ergebnis. Sie begleiteten knapp 100 IVF-Familien über mehrere Jahre, machten Interviews sowie Filmaufnahmen. Sie testeten die Kinder auf Krankheiten und die Paare darauf, wie sie mit sich und dem Kind auskommen. Das Ergebnis überraschte die Forscher selbst: Bis auf kleine Unterschiede wiesen IVF-Familien keine Besonderheiten auf. Die Paare zeigen sich zufrieden mit ihrer Beziehung, die Kinder sind gesund und entwickeln sich normal. »Trotz der langen Phase der Kinderlosigkeit zeigen die Familien erstaunlich wenige psychische Auffälligkeiten«, stellt Heribert Kentenich fest, der das Projekt in Berlin leitete.

ICSI – ein Restrisko bleibt

Die intra-cytoplasmatische Spermien-Injektion, kurz ICSI, kann derartige Gütesiegel bis heute nicht vorweisen. Vor wenigen Jahren noch haben selbst viele Fertilitätsexperten an der Unbedenklichkeit der Methode gezweifelt. Wer hätte gedacht, fragt der Androloge Wolfgang Schulze, dass man eine Eizelle einfach anstechen kann, um ein Spermium hineinzudrücken und »neun Monate später entsteht daraus ein gesundes Kind«? Schließlich könnte die Nadel Ei und Samen beschädigen oder Fremdkörper in die Eizelle hineintragen. Zudem schaltet ICSI die natürliche Auslese aus. Bei der spontanen Befruchtung im Körper der Frau schafft es nur das fitteste Spermium die Eizelle zu befruchten. Bei ICSI wird ein Spermium sozusagen »zum Jagen getragen«. Lange Zeit hat der Androloge aus dem Hamburger Universitätskrankenhaus Männern, denen er Unfruchtbarkeit diagnostizieren musste, von dem Verfahren abgeraten. Auch die Krankenkassen weigerten sich für ICSI-Befruchtungen aufzukommen. Die Begründung: Die Technik sei wissenschaftlich nicht abgesichert und zu risikoreich für die Kinder.

Heute leistet Wolfgang Schulze viele hundert Mal im Jahr die wichtigste Vorarbeit für eines der kühnsten Verfahren: Er gewinnt einzelne Spermien aus dem Hodengewebe unfruchtbarer Männer. Und die Kassen zahlen. Seit März 2002 gehört ICSI zum Leistungskatalog der gesetzlichen Krankenversicherer – auch wenn für ICSI seit Januar 2004 die gleichen Zuzahlungsregelungen gelten wie für die normale IVF. Schon ein Jahr vorher hatte das Bundessozialgericht sie belehrt: Es sei die Sache der Eltern und nicht der Kassen, ob sie ein erhöhtes Fehlbildungsrisiko akzeptieren. Nur wenn eine »ganz erheblich höhere Gefährdung vorliege«, so das Urteil, könne die Kostenübernahme verweigert werden.

Dass ein solches Risiko nicht besteht, ist nun auch wissenschaftlich belegt. Die Unbedenklichkeitsbescheinigung für ICSI stellten unter anderem Reproduktionsmediziner der Universität Lübeck aus. In der weltweit größten Recherche dieser Art analysierten sie 3372 ICSI-Fälle aus 59 Kinderwunschpraxen. Das Resultat ähnelt der IVF-Studie aus Schweden: ICSI-Kinder weisen mehr gesundheitliche Störungen auf, aber vermutlich nicht wegen ICSI. »Das Verfahren birgt kein relevantes Risiko für die Kinder«, so Studienleiter Michael Ludwig. Vielmehr verursache das so genannte »Hintergrundrisiko« der Eltern, etwa ihr höheres Alter, die vermehrten Störungen. Rechnet man diese ab, kommen bei einer ICSI auf 1000 Geburten im Schnitt zwei zusätzlich geschädigte Kinder. Dennoch sind Reproduktionsmediziner aufgefordert, die Patienten über dieses (kleine) Risiko zu informieren. Keinen Einfluss auf die Kinder hat dagegen das Ausmaß der Unfruchtbarkeit: Ob sich beim Vater noch Spermien im Ejakulat finden lassen oder ob man nach ihnen einzeln in den Keimdrüsen fahnden muss, scheint egal zu sein.

Das ist für ICSI-Paare eine gute Nachricht – wenn auch eine vorläufige, die zudem nicht für alle Betroffenen gilt. Noch sind die Kinder zu jung, um eine generelle Entwarnung zu geben, Langzeitstudien müssen die bisherigen Resultate bestätigen. Insbesondere stellt sich die Frage, ob die männlichen ICSI-Sprösslinge irgendwann ebenso zu Besuchern einer Kinderwunschpraxis werden – weil auch sie unfruchtbar sind.

Bei der Zeugung mit Hilfe einer Nadel kommt es nicht auf die Eihülle an. Sie kann kurzzeitig beschädigt werden. Wichtig ist der Zellkern. Doch wenn dieser Störungen aufweist, kann das Folgen haben, insofern als sie bei der Zwangsvereinigung auf den Embryo übertragen werden können. In manchen Fällen tragen die Gene die Schuld daran, dass Männer keine Kinder zeugen können. So fehlen 10 bis 20 Prozent der Männer, die unter einem schweren Spermienmangel (Azoospermie) leiden, auf dem Y-Chromosom ein paar Gene. Zeugen sie einen Sohn, hat auch dieser den Gendefekt, wie US-Wissenschaftler festgestellt haben. Aller Voraussicht nach werden auch sie infertil sein. Ebenso wird vermutet, dass männliche Unfruchtbarkeit sich mit anderen Defekten paart. Das könnte beim Nachwuchs einiger ICSI-Väter zu einer erhöhten Krebsrate führen oder zum Auftreten von Mukoviszidose.

Normalerweise verhindert die Natur, dass die schadhaften Gene an die nächste Generation weitergegeben werden, da sich die betroffenen Männer nicht vermehren können. ICSI jedoch hebt die Vererbungsschranke auf. Langfristig werde ICSI das Vorkommen von derartigen Genmutationen in der Bevölkerung vermehren, schreibt der Würzburger Reproduktionsmediziner Thomas Steck. Neue Kundschaft also für die Medizin, diesmal in Eigenproduktion hergestellt.

Doch selbst wenn man die Gendefekte vermeiden möchte, verdient die Fortpflanzungsmedizin daran. Eine Möglichkeit wäre es, die belasteten Föten mit Hilfe der Pränataldiagnostik zu erkennen und gegebenenfalls abzutreiben. Ebenso ließen sich die Träger schadhafter Gene bereits im Embryonalstadium mit der Präimplantationsdiagnostik (Kapitel 9) ausmerzen. Hierfür bräuchte man nur alle männlichen Embryonen auszusortieren, Mädchen nämlich wird der Defekt nicht vererbt. In Deutschland werden Männer, bei denen dieser Erbfehler bekannt ist, von einem Humangenetiker auf die Folgen der Genabweichung für ihre Söhne hingewiesen. Die meisten Paare gehen das Risiko dennoch ein und entscheiden sich für eine ICSI. Was werden sie ihren Söhnen später sagen: Dass sie zwar unfruchtbar sind, aber ohne das Injektionsverfahren überhaupt nicht existieren würden? Nina Pawelciz, deren Sohn mit ICSI gezeugt wurde, sieht es pragmatisch: »Wer weiß schon, was ist, wenn unser Sohn einmal erwachsen sein wird. Vielleicht werden dann alle Kinder im Labor gezeugt?«

IX. Dann gehen wir eben ins Ausland
In Deutschland verbotene Methoden

1. Zur Eizellspende nach Valencia

Manchmal überlegt Claudia Herbart, wie die andere Frau wohl aussieht. Allzu klein sollte sie nicht sein, hofft sie. Und, bitte, keine schwarzen Haare und dunkle Augen. Sie selbst ist schließlich blond, blauäugig und nicht gerade zierlich. Aber auch in Spanien gibt es solche Frauen. Das hat sie gesehen, als sie in Valencia durch die Straßen ging. Blonde Spanierinnen. Hätte sie gar nicht gedacht.

Dabei wurde ihr beim ersten Besuch in der Klinik versichert, dass sie sich keine Sorgen machen brauche. »Wir passen auf, dass sich die Spenderin nicht zu sehr von Ihnen unterscheidet«, hatte es geheißen. Man achte auf Größe und Gewicht, Augen- und Haarfarbe sowie die Blutgruppe. Aber ein Rest Zweifel bleibt immer. »Das Ergebnis sieht man erst nach neun Monaten«, sagt Claudia Herbart. »Wenn es denn klappt.« Doch wo sonst soll es klappen, wenn nicht in Valencia, der zur Zeit beliebtesten Destination des deutschen Fortpflanzungstourismus?

Ob man sich die Eizellen einer fremden Frau einpflanzen, seine eigenen Embryonen auf Krankheitsgene untersuchen lassen oder in den Genuss der Embryonenselektion kommen möchte: Das *Instituto Valenciano de Infertilidad* macht es möglich. Das IVI gehört zu einem Dutzend Kliniken in Europa, in denen deutsche Paare all das geboten bekommen, was ihnen Paragraphen hierzulande verwehren. Und das ist eine ganze Menge. In Sachen Fortpflanzungsmedizin gilt das Embryonenschutzgesetz als das strengste Regelwerk der Welt: In keinem anderen Land ist ein Embryo derart klar und umfassend geschützt – und ist gleichzeitig so vieles verboten, was Paaren helfen könnte, wenn eine herkömmliche In-vitro-Fertilisation versagt. Ob Blastozystentransfer, Eizellspende oder Präimplantationsdiagnostik: Die Vorschrift untersagt sämtliche Techniken, bei denen Embryonen zu einem anderen Zweck entstehen, als sie einer Frau kurze Zeit später einzusetzen.

Andere Länder Europas legen weniger strenge Maßstäbe an den Schutz des werdenden Lebens an. Die Bundesrepublik ist geradezu umzingelt von Staaten, die den wenige Tage alten Embryo nicht einmal als menschliches Leben betrachten. Die meisten Fertilitätspraxen im Ausland fragen nicht danach, ob ein unfruchtbares Paar aus der Nachbarschaft oder aus Deutschland kommt. Wenn Eizellen zur Verfügung stehen und Ärzte Zeit haben, sind Kunden von überall her willkommen – solange sie zahlen.

In den Anfangsjahren der IVF war England das vorrangige Ziel deutscher Paare – das Land, wo die erste künstliche Befruchtung gelang. Später folgten für besonders Betuchte und Verzweifelte die USA. Auch die Niederlande und Belgien zeichnen sich schon lange durch Liberalität und Offenheit in Fortpflanzungsangelegenheiten aus. In den vergangenen Jahren schließlich hat für den Fortpflanzungstourismus eine Osterweiterung begonnen. Kliniken aus Tschechien, Zypern, Polen und der Ukraine haben den deutschen Markt entdeckt und unterlaufen mit ihren liberaleren Gesetzen die hiesigen Restriktionen. Selbsthilfegruppen reichen die Namen der Kliniken herum. Im World Wide Web werden Schwangerschaftsraten verglichen. Zudem machen viele deutsche Reproduktionsmediziner ihre Patienten diskret auf die Möglichkeiten des sich globalisierenden Medizinmarktes aufmerksam.

Die Münchner Bankangestellte Claudia Herbart stieß erstmals im Sommer 2001 auf das *Instituto Valenciano de Infertilidad*. Davor suchte sie mehrere Jahre vergeblich nach einem Arzt, der ihren nach einer Strahlentherapie zerstörten Eierstöcken noch ein paar Eizellen entlocken konnte. Als sie 25 war, hatte Krebs ihre Lymphdrüsen befallen. Bevor die Therapie begann, musste sie einen Zettel unterschreiben. Darauf wurde als eine von vielen Nebenwirkungen der Behandlung auch Unfruchtbarkeit erwähnt. »Doch das war mir damals egal«, erinnert sich Herbart. Sie dachte ans Überleben, nicht ans Kinderzeugen.

Nach einem Jahr war der Krebs besiegt – und die Periode blieb aus. Nur noch sporadisch und unregelmäßig erfolgten die Blutungen, die anzeigen, dass die Fortpflanzungsorgane funktionieren. Stattdessen plagten sie Hitzewellen, Herzrasen und Schweißausbrüche in der Nacht – Symptome wie in den Wechseljahren. Dennoch konnte ihr lange Zeit kein Arzt sagen, ob sie noch eigene Kinder bekommen könne. Der Reproduktionsmediziner im Kinderwunschzentrum meinte, man könne es mit Medikamenten versuchen; ihre Blutuntersuchung lasse auf eine kleine Chance schließen. Doch selbst die stärksten Hormone ließen keine Eizellen mehr wachsen. Claudia Herbart war 33 Jahre alt, doch ihre Eierstöcke waren die einer alten Frau.

Chemo- oder Strahlentherapien sind eine häufige Ursache für einen Fertilitätsverlust. Einige Frauen verlieren ihre Eierstöcke auch durch eine Operation. In anderen Fällen setzen die Wechseljahre scheinbar grundlos vor dem 40. Lebensjahr ein, mitunter bereits mit 30. Allen Frauen gemeinsam ist, dass sie keine Eizellen in ausreichender Zahl mehr produzieren.

Genetisch eigene Kinder können sie deshalb nicht bekommen. Diese endgültige Diagnose gilt für die meisten betroffenen Frauen bis heute. Doch was heißt schon endgültig in Zeiten, da noch über 50-Jährige schwanger werden (Kapitel 12) und Forscher halbe Eierstöcke transplantieren?

Eizellspenderinnen aus dem Internet

Claudia Herbart, die sich als »hartnäckiger Typ« bezeichnet, wollte ein Kind, und sie wollte ein eigenes. So setzte sie sich an den Computer und begann zu suchen. Mehr noch als für andere Kinderlose ist das Internet für Frauen wie Claudia Herbart eine große Hoffnungsmaschine. Da es keine Beratungsstellen gibt und kein deutscher Mediziner ihnen offiziell helfen darf, sind sie auf das Netz angewiesen. Meist unter falschem Namen tauschen sich die Mitglieder der Internetgemeinde hier über neue Therapien und Behandlungspreise, Ärztenamen oder Hotels im Ausland aus. »Ohne Internet wäre ich nicht bis nach Valencia gekommen«, sagt Herbart.

Nach einigem Suchen fand sie die Lösung, die sie schließlich nach Spanien führen sollte: Mit Hilfe der Keimzellen einer anonymen jungen Frau wollte sie doch noch Mutter werden. Die so genannte Eizellspende, das Pendant zur wesentlich älteren Samenspende (Kapitel 10), wurde erstmals 1984 in Australien erfolgreich angewandt. Heute bieten Dutzende Kliniken weltweit den Service an. Claudia Herbart fand im Netz seriöse Unikliniken und windige Selfmade-Befruchter. Ableger von Fertilitätszentren aus den USA werben mit ihren besonderen Erfahrungen in Sachen PID, IVF-Kliniken auf Zypern mit eigenem Privatstrand. Herbart surfte durch ukrainische Labore und über virtuelle Marktplätze. Dort bieten Agenturen die Eizellen modelreifer US-Amerikanerinnen *(Age 22, Height 5′2, Degree: Master)* für 8000 Dollar an und versichern in holprigem Deutsch, dass alle Spenderinnen »Intelligenzteste und Krankenrückblick« vorweisen können.

Die Herbarts entschieden sich für Mailand. 3000 Euro, nur drei Monate Wartezeit und fünf Autostunden nah: Die Offerte erschien ihnen am attraktivsten. Doch die Wahl entpuppte sich als Fehler, der Fortpflanzungsmediziner als unfähig. Heute möchte sie nicht mehr dran denken. Nur so viel erzählt sie: »Es tat sehr weh und war herausgeschmissenes Geld.«

Beim zweiten Mal war Claudia Herbart schlauer. Sie wusste, welche Präparate sie nehmen musste und dass eine Eizellspende in Westeuropa so preiswert nicht zu haben ist. Also, wieder Italien, diesmal 4000 Euro, diesmal Bologna – und wieder nichts. Zwei Wochen später zeigte der Schwangerschaftstest an, dass auch dieses Geld eine Fehlinvestition war. Claudia

Herbart hatte schon fast aufgegeben, als sie in einem der Internetforen auf »Carla« stieß. Und »Carla« war schwanger – durch eine Eizellspende. »Nun wusste ich: Es funktioniert tatsächlich«, sagt Herbart. Denn nicht nur »Carla«, auch zwei weitere Frauen im Forum erwarteten ein Baby. Und alle waren im gleichen Zentrum schwanger geworden, in Valencia. Claudia Herbart wählte noch am gleichen Tag die Nummer mit der spanischen Vorwahl. Als sich am anderen Ende der Leitung eine deutsche Stimme meldete, schöpfte sie nach Monaten der Verzweiflung wieder Hoffnung.

Claudia Herbart kannte ihren Namen schon aus dem Internetforum: »Unsere Anita« wird sie da genannt, oder »Anita, die gute Seele«. Anita Thiems ist Deutschspanierin und im IVI für die Patienten aus Alemania zuständig. Von ihrem kleinen Büro aus, umgeben von Babyfotos, die ihr deutsche Paare nach der Geburt schicken, organisiert die ehemalige Krankenpflegerin die Kundenbeziehungen des Instituts nach Düsseldorf, Freiburg oder Berlin. Ob beim ersten Gespräch mit dem Arzt oder beim Transfer der Embryonen im OP: Anita ist dabei.

In den vergangenen Tagen hatte sie mal wieder besonders viel zu tun, erzählt sie. Am Freitag fünf Embryonenübertragungen, zwei Vorstellungsgespräche; samstags zwei Eizellentnahmen für eine IVF und eine für eine spätere PID, montags drei Vorstellungsgespräche und eine Embryonenübertragung. Dreizehn deutsche Paare in vier Tagen, kein ungewöhnlicher Schnitt. Regelmäßige Wochenenddienste gehören zum Job. »Die meisten deutschen Paare wollen am Samstag oder Sonntag kommen, weil die Flüge da billiger sind«, sagt Thiems. Der Termin am Wochenende hat noch einen Vorteil: Niemand erfährt, dass man zwischen Freitag und Montag kurz in Spanien war, um sich zwei fremde Eizellen einpflanzen zu lassen.

Mehr und mehr deutsche Patienten im Ausland

Weit mehr als 100 ausländische Patienten hat das IVI jedes Jahr, schätzt der Direktor Antonio Pellicer. Die meisten kommen aus Deutschland. Ihre Zahl habe sich seit 1998 fast jedes Jahr verdoppelt, sagt der Mediziner. Und das, obwohl das Institut keine Werbung macht und lange Zeit nicht einmal über eine deutsche Internetseite verfügte. Zu Beginn war die Eizellspende der einzige Grund für den Besuch. Mittlerweile kommen Patientinnen auch wegen einer konventionellen In-vitro-Befruchtung, insbesondere nachdem das IVI auch die Blastozystentechnik im Angebot hat. Die nächste Welle läuft gerade an: Die Zahl ausländischer Paare, die das Zentrum wegen einer Präimplantationsdiagnostik besuchen, steige stetig.

Noch immer lockt jedoch die Eizellspende die meisten Frauen nach Valencia. Viele haben eine Krebsbehandlung hinter sich, andere leiden unter genetisch belasteten Eizellen. Aber unter den deutschen Kunden seien auch ältere Patientinnen, sagt Pellicer. Nach mehreren gescheiterten künstlichen Befruchtungen bleibt ihnen nur die Möglichkeit, sich den Kinderwunsch mit den Eizellen einer jüngeren Frau zu erfüllen. Hella Seewald reiste nach elf vergeblichen ICSI-Versuchen nach Valencia. Nach der letzten Hormonstimulation reifte nur noch ein einziges Ei heran. Ihre Ovarien waren ausgelaugt. Die Alternative, ein Kind zu adoptieren, ließ sie schnell fallen. Die noch schlechteren Erfolgsaussichten und das komplizierte Verfahren schreckten sie ab. Der Weg nach Valencia schien ihr einfacher. »Da stellte niemand Fragen nach der Höhe unseres Gehaltes oder dem Funktionieren unserer Ehe«, sagt Seewald.

IVI-Direktor Pellicer kennt Deutschland. Als junger Gynäkologe war er Anfang der achtziger Jahre eine Zeit lang in Mainz. Sein akademischer Lehrmeister hatte ihn dort hingeschickt, um die Kunst der Mikrochirurgie am weiblichen Genitaltrakt zu erlernen. Die Methode galt damals für Frauen mit verschlossenen Eileitern als viel versprechendes Verfahren. Doch der Professor irrte sich. Als Pellicer in Mainz die Skalpellführung lernte, wurde 250 Kilometer entfernt in Erlangen das erste deutsche IVF-Kind geboren. »Das ist die Zukunft«, sagte sich Pellicer und orientierte sich um. Nach weiteren Lehrjahren, unter anderem in Yale, wurde er Professor an der Universität von Valencia und eröffnete 1990 seine eigene kleine Klinik. Mittlerweile gehört das *Instituto Valenciano de Infertilidad* mit seinen sechs Außenstellen in anderen spanischen Städten zu den größten reproduktionsmedizinischen Zentren der Welt, in dem auch ein deutschsprachiger Gynäkologe beschäftigt ist, der sich um die Öffentlichkeitsarbeit im deutschsprachigen Raum kümmert. Andere spanische Kliniken kopieren den Erfolg des IVI und bieten den gleichen Service an.

Die spanischen Gesetze räumen den Zeugungshelfern aus Valencia einen großen Spielraum ein. Das katholische Land verfügt über eine der liberalsten Fortpflanzungsregelungen Europas. Nur englischen Reproduktionsmedizinern ist mehr erlaubt, unter anderem die Leihmutterschaft und das therapeutische Klonen. Der absolute Schutz des Embryos vom ersten Tag an ist in Spanien unbekannt. Auch allein stehende und lesbische Frauen dürfen Nachwuchs per künstlicher Befruchtung bekommen. Hormone werden in großzügigeren Mengen verabreicht als hierzulande und die deutsche Regel, nur drei Embryonen zurückzusetzen, existiert nicht. Entsprechend hoch ist die Mehrlingsquote – und die Zahl der selektiven Abtreibungen.

Die freizügigen Bestimmungen verhelfen der Klinik in Valencia zu Erfolgsraten, die deutsche Befruchtungsspezialisten ihren Patientinnen nicht bieten können. Bei einer Eizellspende liegt die Schwangerschaftsrate pro Transfer bei über 50 Prozent, sagt Pellicer. Kontrollieren kann man die Angabe nicht, ein nationales Register wie in England oder Deutschland fehlt in Spanien. Da die Eizellen in Valencia meist von Spenderinnen unter 25 Jahren stammen, ist eine solche Quote jedoch möglich, insbesondere, wenn man mit dem Blastozystentransfer arbeitet. Auch Michael Thaele, der gute Kontakte zum IVI pflegt, lobt die spanischen Kollegen. »Wir sagen immer scherzhaft: Die Spanier spucken in die Nährmedien«, so der Saarbrücker IVF-Arzt. Nur so sei der – im Vergleich zu Deutschland – häufige Erfolg zu erklären.

Auf Fortpflanzungsurlaub

Viele Patienten würden die Behandlung in Valencia mit einem Urlaub verbinden, sagt Anita Thiems. Das sorgt für Entspannung, amortisiert die Kosten und hilft dabei, den Besuch in der Befruchtungsklinik zu verschleiern. Später kann man wie gesunde Paare sagen: Unser Baby wurde im Urlaub gezeugt. Dass der Urlaub teurer als üblich ist, muss niemand wissen. 5000 bis 6000 Euro kostet ein IVF-Zyklus mit Eizellspende im IVI, Flug und Hotelkosten kommen hinzu. Bezahlt wird bar am Tresen oder per Kreditkarte. Welche Karten akzeptiert werden, erfährt man schon, bevor man das Zentrum betritt. Visa, Eurocard und Amex kleben wie im Kaufhaus an der Eingangstür. Einige deutsche Patientinnen reichen die Rechnung bei ihrer Kasse ein und bekommen einen Teil ersetzt. Spanien gehört zur EU, und in deren Grenzen darf man sich überall behandeln lassen.

Auch die Herbarts buchten ihren Urlaub um, als die ersten Telefongespräche Vertrauen erweckten. Statt Nordfrankreich nun ein Häuschen auf Mallorca mit Zwischenstopp zur Erstuntersuchung in Valencia. Joachim Herbart musste eine Samenprobe abgeben, die getestet und eingefroren wurde. Seine Frau brauchte nur einige einfache Untersuchungen über sich ergehen lassen. Die wichtigsten Bluttests und Ultraschallbilder hatte ihre Gynäkologin in Deutschland bereits erstellt. Ein paar Unterschriften, eine erste Anzahlung, dann hieß es: Sie hören von uns – *hasta luego*.

Die Nachricht kam bereits drei Wochen später. Eine passende Spenderin sei gefunden, Claudia Herbart solle sich bereit halten. Nun begann zwischen München und Valencia ein kompliziertes medizinisches Manöver mit regem E-Mail- und Telefonverkehr. Eine Eizellspende ähnelt einer In-vitro-Fertilisation, nur dass sie auf zwei Frauen verteilt wird: Die Spenderin wird mit Hormonen stimuliert, damit sich möglichst viele Eizellen bilden. Diese werden entnommen, mit dem Samen des Mannes der Empfängerin befruchtet und wenige Tage später der unfruchtbaren Frau eingesetzt. Für sie ist die medizinische Belastung relativ gering: Sie braucht nur Hormontabletten zu schlucken, die ihre Gebärmutter darauf vorbereiten, dass sich ein fremder Embryo einnistet.

Doch eine Eizellspende verlangt ein hohes Maß an Koordination. Da man weibliche Keimzellen anders als Sperma bislang nur schwer einfrieren kann (Kapitel 12), müssen die Zyklen von Erbgutgeberin und Empfängerin genau aufeinander abgestimmt werden. Sind die Eizellen der einen reif, muss auch die Gebärmutter der anderen bereit sein. Nicht immer funktioniert die reproduktionsmedizinische Choreografie. Auch für Claudia Herbart hieß es zittern. Ob die fremde Frau die Prozedur vorschriftsmäßig durchzieht? Ob die Spenderin genügend Eier produziert? Ob diese sich mit dem Sperma ihres Mannes vereinen? Erst als diese Hürde geschafft war, erteilte Anita Thiems die letzte Anweisung: »Buchen Sie Ihren Flug, in drei Tagen werden Ihnen die Embryonen übertragen.«

Bei der Arbeit sagte sie, sie müsse kurzfristig ihre kranke Schwester in Hamburg besuchen. Ihrer Familie erzählte sie etwas von einem Seminar. Nur wenige Paare, die ihren Nachwuchs im Labor zeugen lassen, erzählen ihren Freunden und Verwandten davon. Fahren sie dazu noch ins Ausland, um sich der Keimzellen einer Unbekannten zu bedienen, wird die Sache fast immer zum strikten Geheimnis. Nur einer Freundin hatte Claudia Herbart vor Jahren ihre Unfruchtbarkeit gebeichtet. Heute bedauert sie ihre Offenheit – zumal sie nicht weiß, ob sie ihrem Kind erzählen würde, dass seine genetische Mutter irgendwo in Spanien wohnt und sie nicht einmal deren Namen kennt.

Eizellen von Studentinnen

Die Eizellspenderin könnte Clara Pérez oder Susana Galán heißen, denn die beiden Freundinnen gehören seit einem halben Jahr zu den Spenderinnen des IVI. Clara ist 19 Jahre alt und studiert Geschichte, Susana 20 Jahre und belegt im zweiten Studienjahr Soziologie. Beide sind mädchenhaft schlank, etwas überdreht und nervös und reden wie ein Maschinengewehr. Über einen Aushang an der Uni – »Eizellspenderinnen gesucht« – sind sie an den Job geraten. Sie müssten gesund und zwischen 18 und 33 Jahre alt sein, habe es geheißen. Vertraulichkeit sei garantiert, eine Entschädigung ebenso. Und eine Telefonnummer stand dabei, keine Adresse. Als sie im IVI vorstellig wurden, klärte ein Arzt sie über die Risiken der Prozedur auf, untersuchte sie und fragte, ob sie bereits eine Geburt oder Abtreibung hinter sich hätten. Clara sagt, sie habe einen Intelligenztest erwartet. Doch so etwas ist im IVI nicht vorgesehen. Am Ende hieß es, man würde sie benachrichtigen, wenn man ihre Hilfe benötige.

600 Euro bezahlt das IVI einer Frau pro Spende für ihre Eizellen. Klinikdirektor Pellicer nennt es jedoch nicht Bezahlung, er spricht von einer Entschädigung. »Allein wegen des Geldes macht es niemand«, versichert er. Ohne Geld aber auch nicht. Natürlich haben Clara und Susana auch an die kinderlosen Frauen gedacht, denen sie helfen können, sagen beide. Obwohl sie, nebenbei bemerkt, gar nicht wüssten, ob Kinder so erstrebenswert sind. In erster Linie waren es die 600 Euro, die lockten. Mit dem Geld für die erste Eizellspende hat Clara Schulden bezahlt und Bücher gekauft. Der Rest floss in die Urlaubskasse einer Frankreichreise. Viel weniger Geld dürfte es denn auch nicht sein, sagt Susana, für all die Mühen, die man habe. Die vielen Spritzen zum Beispiel, die müde machen und launisch. Einmal war ihr ganzer Oberschenkel so blau, dass ihre Mutter sie danach gefragt habe. Sie habe sich gestoßen, war ihre Ausrede. Zum Glück sei das IVI gleich um die Ecke der Uni. Da macht es keine großen Umstände, sich morgens vor der Vorlesung die Hormonspritze abzuholen.

Ausgebeutet fühlen sie sich nicht. »*No, nada*«, so schlimm sei es nun auch wieder nicht. Fast überrascht sie die Frage. »Was wäre sonst mit meinen Eiern passiert? Sie wären im Tampon gelandet. Da ist es doch besser, damit anderen zu helfen und gleichzeitig etwas zu verdienen?« Zudem würden »ihre Eier gut behandelt«, glaubt Clara. Die Paare werden alles tun, damit die Kinder, die aus ihren Genen entstehen, es gut haben, vermutet sie. Dass auch Frauen aus dem Ausland zu den Empfängerinnen ihrer Eizellen gehören, wussten beide nicht. Als sie es erfahren, scheint es sie ein wenig stolz zu machen.

Würden sie es also wieder machen? Zwei Gelegenheiten haben sie noch. In Spanien darf jede Frau viermal spenden. Beide zögern. Ja, schon, das Geld ist schnell verdient, sagt Clara. Andererseits macht es ihr Gewissensbisse, dass sie es niemandem erzählt hat. Als ihre Mutter fragte, woher die 600 Euro stammen, habe sie gesagt, sie arbeite mit Behinderten. Kinderlose als reproduktiv Behinderte, ganz falsch ist die Definition nicht. Bei Susana weiß es noch nicht einmal ihr Freund. Der stammt aus einer erzkonservativen Familie, sagt sie. Wenn die herausbekommen, dass die Freundin ihres Sohnes ... »Bloß nicht dran denken«, sagt sie. Nur die Zukunft macht beiden manchmal etwas Sorgen. Clara kam schon mal der Gedanke, wie es ist, wenn in 20 Jahren plötzlich ein Deutscher zu ihr kommt und sagt: »Hallo, ich bin dein Sohn.« Oder die Empfängerin der Eizellspende ruft an und sagt: »Das Kind ist behindert, die Eier waren schlecht.« Doch im gleichen Moment schüttelt sie den Gedanken wieder ab. Weder Kind noch Eltern dürfen den Namen der Spenderin erfahren. Umgekehrt gilt das Gleiche. So schreibt es das spanische Gesetz vor.

Manchmal wollen die deutschen Paare ein Bild der Spenderin sehen. Oder sie haben besondere Vorstellungen: Sportlich sollte sie sein oder dies und jenes studiert haben. Auf solche Wünsche gehe das IVI nicht ein, sagt Thiems. Nur wenn das Paar später ein zweites Mal kommt, versucht man die gleiche Spenderin zu finden, damit sich die Geschwister ähneln. Die meisten Paare wollen über die Spenderinnen nicht viel wissen. Sie vertrauen auf das Wort der Ärzte, dass die Eizellen von jungen, gesunden Frauen stammen, die ihr genetisches Gewebe freiwillig hergeben. Sie könne sich nicht vorstellen, dass Frauen sich aus Not gezwungen sehen, ihre Eizellen zu verkaufen, sagt Claudia Herbart: »Ich habe kein schlechtes Gewissen.«

Der Preis einer Eizelle

Fertilitätsmediziner beziehen ihre Eizellen aus verschiedenen Quellen. In Belgien und Frankreich dürfen Angehörige für eine unfruchtbare Verwandte spenden. In Dänemark, Holland und Israel überlassen IVF-Patientinnen, die nach der Hormonstimulation einen Eizell-Überschuss haben, anderen Leidensgenossinnen einen Teil der Ernte. In England ist das so genannte *Egg-sharing* mit einem Anreiz verbunden. Wenn eine Frau ihre überzähligen Eier spendet, übernimmt die Empfängerin Teile der Kosten von deren künstlicher Befruchtung.

Häufig jedoch sind es junge Freiwillige, die sich gegen eine Entschädigung in den Dienst der Fortpflanzung anderer stellen. In den USA ist aus der Entschädigung längst eine lukratives Geschäft geworden. Bis zu 10.000 Dollar werden auf dem Eiermarkt geboten, für besonders gefragte Spenderinnen – gut aussehend, sportlich, Examen an einer Eliteuniversität – mitunter sogar das Vierfache.

Insofern sind die 600 Euro, die in Valencia bezahlt werden, moderat. Dennoch scheint den spanischen Vertretern des Befruchtungsgewerbes der begehrte menschliche Rohstoff nicht auszugehen. Ähnlich wie bei Blut- und Organspenden zeigen sich die Spanierinnen auch bei der Abgabe ihrer Keimzellen freigebiger als andere Nationalitäten. Denn trotz Werbung und hoher Preise sind weibliche Keimzellen weltweit absolute Mangelware. In England, Dänemark oder Belgien belaufen sich die Wartezeiten auf mehrere Jahre. In den USA müssen sich Kinderwunschpraxen Mühe geben, um die Nachfrage zu befriedigen. »Wir bezahlen ein Jahr lang die Studiengebühren für die richtige Spenderin«, heißt es zum Beispiel in der Studentenzeitung der *University of Pennsylvania*. In England fordern IVF-Kliniken aufgrund des akuten Mangels an weiblichen Keimzellen seit langem, Eizellspenderinnen wesentlich besser zu bezahlen. Bisher erhalten sie eine Entschädigung von rund 50 Euro. Die britische Fortpflanzungsagentur HFEA stellte einen Preis von 1.000 Pfund zur Diskussion. Mittlerweile scheinen verschiedene britische Kliniken, Eizellen aus Osteuropa zu importieren, unter anderem aus Rumänien. Gegen diesen kommerziellen Handel mit Eizellen wandte sich im März 2005 das Europäische Parlament in einer Resolution.

Als sich Jeanette Böger im belgischen Leuven nach einer Eizellspende erkundigte, hieß es, sie müsse eine Spenderin mitbringen. Hierfür gibt es zwei Möglichkeiten: die direkte Spende oder die so genannte Überkreuzversion. Dabei erhält man selbst Eizellen einer anonymen Spenderin, wenn man eine Frau besorgt, die ihrerseits bereit ist, in den Pool Eizellen einzuzahlen. Jeanette Böger fand eine Freundin, die zu dem Opfer bereit war, und ließ sich auf die Überkreuzspende ein. Der Deal misslang – und kostete sie die Freundschaft. Je näher der Tag der Eientnahme rückte, desto unheimlicher wurde der Freundin ihr Versprechen. Sie vergaß die Medikamente einzunehmen, erschien nicht zu Arztterminen und sprang eine Woche vor der Operation endgültig ab. »Seitdem herrscht Funkstille zwischen uns«, sagt Böger.

Hanna Pistor, eine Patientin aus Wiesbaden, die unter vorzeitigen Wechseljahren leidet, brachte ihre Schwester mit nach Belgien. Sie entschied sich für eine direkte Verwandtschaftsspende und ließ sich die Eizellen ihrer Schwester einpflanzen. Der Versuch ging schief. Heute ist sie froh darüber, dass die familiäre Hilfe nicht funktioniert hat. »Wahrscheinlich hätte ich in dem Kind stets meine Schwester gesehen«, sagt Pistor. Für das Kind wiederum wäre die Schwester genetische Mutter und Tante zugleich gewesen. Keine einfache Konstellation.

Nach dem Scheitern in Belgien buchten Pistor und Böger um. Diesmal war Tschechien das Ziel. Noch ist das Land eine Art Geheimtipp im expandierenden Fruchtbarkeitstourismus. Doch eine Hand voll Kliniken in Prag und Brünn ist dabei, ihr Angebot in Richtung Westen auszubauen. Sie haben ihre Internetseiten übersetzt, deutsche Unternehmensberater und deutschsprachiges Personal verpflichtet und ihre Betriebe auf Kundenfreundlichkeit getrimmt. Vorreiter der Internationalisierungsstrategie ist Pronatal. Im vergangenen Jahr schickte die in einem ehemaligen Sanatorium untergebrachte Klinik als erste ausländische IVF-Praxis ein Werbefaltblatt an eine Reihe von deutschen Kinderwunschzentren, in dem sie ihre Dienste anbietet.

Aufschwung Ost

Einfach haben es die Prager nicht. Zwar hat die tschechische Fortpflanzungsmedizin in Fachkreisen einen ordentlichen Ruf. Doch für die meisten deutschen Paare ist »einmal Ostblock immer Ostblock«, klagt Pronatal-Geschäftsführer Vladimir Sobotka. Also versuchen sie, die Kunden mit Service anzulocken. Jeanette Böger war zunächst skeptisch, doch das Misstrauen schwand, als bereits am Prager Flughafen eine Mitarbeiterin der Klinik auf sie wartete: Marcella Brezinová, ihre Betreuerin für die nächsten Tage. Als ehemaliges Aupairmädchen weiß die Tschechin, was deutsche Gäste schätzen: Zuverlässigkeit, gute Sprachkenntnisse und einen Service möglichst rund um die Uhr. Marcella übersetzt, Marcella hält Händchen im OP, Marcella fährt die Gäste durch Prag. Und wenn nötig, gibt Marcella auch Tipps bei der Souvenirsuche. »Kein Problem« sind die beiden deutschen Lieblingsworte der Tschechin.

Mittlerweile sind rund zehn Prozent der Pronatal-Patienten Ausländer, die Mehrzahl kommt aus Deutschland. Im Wartezimmer der Klinik hängt neben der obligaten Babygalerie und der Statistik mit der Schwangerschaftsrate des letzten Jahres eine Urkunde hinter Glas, auf die die Klinik besonders stolz ist. Sie weist Pronatal als »zertifiziertes QM-System ISO 9001« aus. Das Gütesiegel, ausgestellt von einer bayerischen Zertifizierungsagentur, soll deutschen Ärzten und Patienten Vertrauen einflößen. Gleichzeitig dient es der zukünftigen Positionierung auf dem gemeinsamen europäischen Gesundheitsmarkt.

Die medizinischen Marktwirtschaftler aus Prag haben das Beitrittsdatum Tschechiens zur Europäischen Union fest im Blick. Dann soll ihre Strategie, deutsche Qualität zu tschechischen Preisen zu bieten, voll zur Entfaltung kommen. Langfristig, so hofft Geschäftsführer Sobotka, werde die Klinik mit deutschen Krankenkassen Verträge abschließen können – und zwar nicht nur über Techniken, die in der Bundesrepublik verboten sind. »Auch eine konventionelle IVF bekommen sie in Prag für die Hälfte des Preises«, sagt Günther Löscher, ein Unternehmensberater in Sachen Qualitätsmanagement, der der Praxis den Weg nach Europa ebnen soll. Das liegt allerdings noch in weiter Ferne. Heute spielen andere Argumente eine Rolle, wenn es deutsche Paare nach Tschechien zieht: die liberalen reproduktionsmedizinischen Gesetze des Landes. »*The legal advantage is our market-niche*«, lernen die Mitarbeiter von Repromeda, einer Klinik in Brünn, in einem Fortbildungsseminar – »der Gesetzesvorteil ist unsere Marktlücke«.

Die deutschen Patienten nutzen diesen Vorteil zunehmend zu ihren Gunsten – und deutsche Ärzte helfen ihnen dabei. Jeanette Böger gelangte durch ihren Düsseldorfer IVF-Arzt nach Prag. Auch der Essener Reproduktionsmediziner Thomas Katzorke schickt seine Frauen nach Prag und Polen, wie er offen sagt. »Umgekehrt kommen Patientinnen aus Holland zu uns nach Essen, wo die Spermagewinnung aus dem Hoden verboten ist.« Europäische Fertilitätsspezialisten kennen sich untereinander. Sie treffen sich auf Kongressen, sitzen in den gleichen Fachgesellschaften, publizieren den einen oder anderen gemeinsamen Fachaufsatz – und vermitteln sich gegenseitig Patientinnen, die im Heimatland keine Hilfe finden können.

Conrad Kleinschmidt, Frauenarzt aus Baden-Württemberg, begleitet seine Patientinnen sogar bis nach Spanien. Er ist ein gern gesehener Gast im IVI. Beim letzten Mal waren drei Frauen dabei, als er nach Valencia flog. Zuvor hatte er die Frauen in seiner Praxis mit Ultraschallkontrollen und Medikamenten auf die Eizellspende vorbereitet. »Als Arzt muss ich einer Patientin helfen, die mit 30 Jahren in die Wechseljahre kommt«, sagt Kleinschmidt – selbst wenn er dafür das Gesetz ignorieren müsse. Für ihn ist der Auslandseinsatz ebenso lohnend: Er schaut den spanischen Kollegen bei der PID und der Eizellspende über die Schulter und lernt damit Techniken, die ihm in Deutschland niemand beibringen darf. Für die Zukunft, wenn die Techniken möglicherweise auch hierzulande erlaubt sind, ist er gerüstet.

Die meisten deutschen Ärzte belassen es allerdings dabei, den betroffenen Frauen eine Telefonnummer oder Internetadresse einer ausländischen Praxis zu nennen, oder sie verweisen auf eine Selbsthilfegruppe, die dann beides zur Verfügung stellt. Als Claudia Herbart ihrer Frauenärztin den Medikamentenplan aus Spanien vorlegte, riss sie jenen Teil des Zettels ab, wo das Wort »Eizellspende« stand. Ihr Kommentar: »Das brauche ich nicht zu wissen.« Die Vorsichtsmaßnahme ist berechtigt. Deutsche Patienten, die für eine Eizellspende ins Ausland reisen, können nicht behelligt werden – Mediziner, die ihnen dabei helfen, schon.

Die Rechtslage sei wenig bekannt, aber eindeutig, erklärt Hans-Georg Koch vom Max-Planck-Institut für ausländisches und internationales Strafrecht in Freiburg: »Die Straffreiheit am Tatort exkulpiert den deutschen Arzt keineswegs.« Vor 25 Jahren machten sich Ärzte strafbar, die deutsche Frauen zur Abtreibung ins liberale Holland schickten. Heute brechen sie das Gesetz, wenn sie ihren Patientinnen den Weg zur Eizellspende oder

Präimplantationsdiagnostik im Ausland ebnen. Darauf hat die ehemalige Justizministerin Däubler-Gmelin auf Nachfrage in einem Brief an den Stuttgarter Humangenetiker Helmut Heilbronner ausdrücklich hingewiesen.

Bislang wurde die deutsche Staatsanwaltschaft nur in einem einzigen Fall tätig. Eine Gruppe deutscher Gentechnologiekritiker hatte gegen den Lübecker Reproduktionsmediziner Klaus Diedrich Anzeige erstattet. Diedrich, so die Anschuldigung, habe ein deutsches Paar zur Präimplantationsdiagnostik nach Belgien überwiesen und damit Beihilfe zu einer Straftat begangen. Der Vorwurf war nicht zu beweisen, die Ermittlungen wurden eingestellt.

Ist das Verbot der Eizellspende berechtigt?

Wenn ein deutscher Arzt einer Patientin die Eizellen einer anderen Frau einpflanzt, stehen darauf bis zu drei Jahren Gefängnis. So formuliert es das Embryonenschutzgesetz. Die Regelung möchte einer so genannten gespaltenen Mutterschaft vorbeugen, also verhindern, dass die genetische und die biologische Mutter zwei verschiedene Personen sind. Beim Vater gilt diese Regelung nicht. Zwar ist die Samenspende in Deutschland nicht ausdrücklich erlaubt, aber auch nicht verboten (Kapitel 10). Richtig ist, dass sich die Gewinnung von Sperma und Eizellen erheblich voneinander unterscheiden. Männer müssen nur masturbieren, Frauen eine aufwändige Prozedur über sich ergehen lassen, bei der sie sich Medikamente spritzen müssen und in Narkose versetzt werden. Bei der Eizellspende werden also Frauen, die eigentlich gesund sind, einer medizinischen Behandlung unterworfen.

Die gesetzliche Geschlechtsdiskriminierung folgt allerdings einer gewissen Logik der Natur. Wer der leibliche Vater eines Kindes ist, war immer schon mit einem Restzweifel behaftet. Beim weiblichen Elternteil dagegen bestand diese Ungewissheit bisher nicht. Genetische Mutter war, wer das Kind geboren hat. Diese Sicherheit wird durch die Eizellspende aufgehoben.

Dennoch haftet der Unterscheidung etwas Anachronistisches an. Aus ihr spricht die Auffassung, dass die Mutter für ein Kind wichtiger ist als der Vater – und biologische Grenzüberschreitungen mütterlicherseits demnach besonders nachteilige Folgen für die Kinder haben. Bisherige Erfahrungen mit der Eizellspende stützen diese Befürchtungen nicht. Die Beziehungen zwischen den Eltern und ihrem Nachwuchs scheinen nicht weniger eng und fürsorglich zu sein, wenn bei der Zeugung eine unsichtbare Dritte im

Spiel ist. Bei der Eizellspende ist die Bindung zwischen dem Kind und dem unfruchtbaren Elternteil laut allen Studien scheinbar sogar stärker als bei der Samenspende. Es wäre deshalb logisch, die Eizellspende zu erlauben – oder aber die Samenspende ebenfalls zu verbieten.

Patientinnen finden es ungerecht, für eine medizinische Therapie ins Ausland reisen zu müssen. »Warum ist in Deutschland verboten, was fast überall erlaubt ist?«, fragt Claudia Herbart. Auch deutsche Reproduktionsmediziner plädieren seit langem für die Zulassung. In ihrem Positionspapier zu einem reformierten Fortpflanzungsgesetz steht diese Forderung ganz oben. Die Frage, woher die Eizellen stammen sollen, lassen die Fruchtbarkeitsexperten aber offen.

Auf den ersten Blick erscheint das so genannte *egg-sharing* die beste Lösung: Patientinnen in einem IVF-Programm stellen ihre überzähligen Eizellen anderen Frauen zur Verfügung. Auf den zweiten Blick hat das seine Tücken. Was passiert zum Beispiel, wenn die Spenderin keinen Erfolg hat bei ihrer In-vitro-Befruchtung, die Empfängerin jedoch schwanger wird? Schlimmstenfalls muss sie dann mit dem Wissen leben, dass sie kinderlos bleiben wird, während eine andere Frau ein Kind hat, das mit ihren Eizellen gezeugt wurde.

Zudem steht bereits heute fest, dass überzählige Eizellen aus der künstlichen Befruchtung den Bedarf nicht decken können. Wie in anderen Ländern würde man Freiwillige brauchen, die ihre Keimzellen gegen Geld zur Verfügung stellen. Hier einer Kommerzialisierung vorzubeugen, dürfte die größte Herausforderung für eine neue Eizellregelung sein. Denn die Gefahr ist real: Ines und Christoph Schmid, ein Betroffenenpaar aus Fulda, betreiben die wichtigste Internetseite zur Eizellspende in Deutschland. Sie erhalten immer wieder E-Mails von potenziellen Spenderinnen, die fragen, wie viel Geld sie für ihre Eier erwarten dürfen.

2. Letzte Hoffnung Brüssel: die Präimplantationsdiagnostik

Jetzt fehlt nur noch eine Untersuchung, dann hat Anne Ridder alle Unterlagen für Brüssel beisammen. Den HIV- und den Hepatitis-Test, die Ultraschallbilder, die Analyse ihrer Gene und das Spermiogramm ihres Mannes. Die fünf aktuellen Hormonwerte hat ihr Frauenarzt gestern abgenommen, morgen folgt die Syphilis-Kontrolle. Dann steht hinter jeder Spalte ein Häkchen.

Wer sich im Krankenhaus der Freien Universität Brüssel zur Präimplantationsdiagnostik (PID) anmeldet, bekommt eine lange Liste benötigter Voruntersuchungen mit. Für die Patientinnen ist das jedoch nur selten ein Problem: Sie haben die meisten Tests schon lange hinter sich und die Ergebnisse in einem dicken Ordner zu Hause abgeheftet. Der Besuch in Brüssel ist für fast alle Paare die letzte Station auf einer jahrelangen Odyssee durch gynäkologische Praxen und Kinderwunschzentren, humangenetische Beratungsstellen und Betroffenenvereinigungen. Die Ridders führte ihre Kinderlosigkeit nach Göttingen, Heidelberg, Bonn und sogar Las Vegas. Im US-Spielerparadies heirateten sie im Schnellverfahren, weil ihre Krankenkasse nur Ehepaaren ihre Sterilitätstherapie erstattet.

Die Irrfahrt begann vor drei Jahren, als Heiner Ridders Schwester ein Baby bekam. Der Kindersegen der Schwägerin weckte schwelende Befürchtungen, denn auch die Ridders versuchten bereits seit zwei Jahren zu Nachwuchs zu kommen. Doch die beiden Zimmer, die für die Kinder bestimmt sind, blieben leer. Es begann die typische Karriere eines Kinderwunschpaares von einer Eskalationsstufe zur nächsten. Auf Hormonbehandlungen folgten diverse Inseminationen, anschließend vier In-vitro-Fertilisationen und sieben Kryoversuche. »Wir haben nichts unversucht gelassen«, sagt Anne Ridder. Als im Internet von einer Immunisierungstherapie aus Heidelberg berichtet wurde, reisten die Ridders nach Heidelberg. Es brachte alles nichts. Selbst das so genannte *assisted hatching*, auf das sie an der Uniklinik Bonn setzten, zeigte nicht die gewünschte Wirkung. Bei dieser Methode werden die Embryonen kurz vor ihrem Transfer per Laser angeritzt, um dem Blastozysten das »Schlüpfen« aus dem Zellmantel zu erleichtern. Was blieb, waren Kosten von mehr als 500 Euro und eine kuriose Erinnerung an eine Fahrt von Fulda nach Bonn mit acht eingefrorenen Eizellen (»unseren potenziellen Kindern«) auf dem Rücksitz.

Das Rätsel, warum sich aus den befruchteten Eizellen niemals eine Schwangerschaft entwickelte, löste erst ein humangenetisches Gutachten: Eine Fehlfunktion ihrer Gene lasse die Embryonen bereits kurz nach dem Transfer in die Gebärmutter absterben. Doch nicht alle Embryonen sind belastet, so der Genexperte. Die gesunden von den kranken Zellen zu unterscheiden – dieses Kunststück sollten nun die Reproduktionsmediziner in Belgien mittels der Präimplantationsdiagnostik vollbringen.

Die PID (oder englisch abgekürzt PGD) wurde erstmals Anfang der neunziger Jahre erfolgreich angewandt. Damals kamen zwei Kinder zur Welt, deren Mütter beide Träger einer schweren Genmutation sind. Die Defekte kommen jedoch nur bei Jungen zum Tragen, Mädchen bleiben unbelastet. Den Forschern um den Briten Alan Handyside gelang es, die

Embryonen mit einem Y-Chromosom auszusondern und nur weibliche Zellen einzupflanzen.

Embryonen auf ihre Qualität überprüfen zu können, gehörte von Anfang an zu den wichtigsten Zielen der Reproduktionsmedizin. Schon 1970 – acht Jahre vor der Geburt des ersten Retortenbabys – hatte IVF-Pionier Robert Edwards in einem Artikel darauf spekuliert, für jedes Ehepaar mehrere Embryonen heranzuzüchten und dann die mit den günstigsten Eigenschaften für den Transfer auszuwählen. Die große Herausforderung sei, schrieb Edwards 1970, die defekten Embryonen zu erkennen.

Gut zwei Jahrzehnte später hatte man das Problem gelöst. Man kann den Embryonen-Check im Labor wie ein umgekehrtes ICSI-Verfahren verstehen. Statt einer Eizelle hält die Pipette nun einen mehrzelligen Blastozysten, statt etwas in die Zelle hineinzudrücken, zwackt man von dem Zellhaufen etwas ab. Zuerst schlitzt der Biologe dafür die äußere Zellhülle, die »zona pellucida«, auf. Wie Bälle schweben die durchsichtigen Zellen innerhalb der Schutzschicht. Dann dringt er mit einem haarfeinen Röhrchen in den Blastozysten ein, greift sich eine Zelle heraus und versucht diese durch Ansaugen von den anderen zu trennen. Ein paar Augenblicke scheint sich die Zelle zu sträuben. Dann jedoch bricht ihr Widerstand und sie verschwindet im Röhrchen.

Wer die brutal anmutende Prozedur auf dem Bildschirm verfolgt, kann kaum glauben, dass ein Embryo so etwas überlebt. Doch in diesem frühen Stadium wird die entnommene Zelle augenblicklich ersetzt. Die Hülle schließt sich und die Entwicklung verläuft ungestört weiter. »Bisher ist kein Fall bekannt, wo die Biopsie dem sich entwickelnden Fötus oder dem späteren Kind geschadet hätte«, erklärt der Brüsseler Reproduktionsmediziner Peter Platteau. Misslingt der Eingriff jedoch, sterbe der Blastozyst kurze Zeit später ab.

Hightech-Zeugung im Labor

Nachdem die Molekularbiologen jedem Blastozysten eine oder zwei Zellen entnommen haben, stehen ihnen zwei Methoden zur Verfügung, um die Zelle auf Anomalien zu prüfen. Das einfachere Verfahren ist die so genannte FISH-Technik. Bei der »Fluoreszenz-in-situ-Hybridisierung« wird der Kern der Zelle, in dem sich die Chromosomen befinden, auseinander gefaltet und auf einem Glasplättchen fixiert. Je nachdem, welche Chromosomenstücke man testen möchte, gibt man so genannte leuchtende Sonden hinzu, die sich mit dem entsprechenden Chromosomen(-teil) verbinden.

Kommt keine Verbindung zustande, weiß der Biologe, dass ein Chromosomenstück fehlt. Leuchtet es mehr oder weniger als zweimal, liegt eine Mutation vor. Mit dem FISH-Verfahren lassen sich das Geschlecht sowie häufige Chromosomenstörungen wie etwa das Downsyndrom entdecken. In der Regel werden fünf bis zehn Sonden für die gleiche Anzahl von Chromosomenabweichungen angelegt. Eine höhere Anzahl ist nicht sinnvoll, weil sich die verschiedenfarbigen Sonden dann überlappen und der Biologe die einzelnen Chromosomen nur noch schwer unterscheiden kann.

Die FISH-Methode erfasst die groben Strukturen: die Zahl, größere Teile und die Form der Chromosomen. Krankhafte Veränderungen in den Mikrostrukturen der Chromosomen, also den Genen, lassen sich mit ihr nicht erkennen. Gerade hier liegt jedoch oftmals die Ursache für Fehlgeburten oder spätere Krankheiten.

Eine solche Anomalie zu entdecken, hielt man lange Zeit für unmöglich. Dabei gilt es herauszufinden, ob unter den Milliarden von Atomen, aus denen ein Chromosom besteht, einige Dutzend in der korrekten Reihenfolge angeordnet sind. Das ist in etwa so, als würde man in einer riesigen Bibliothek stehen und versuchen herauszufinden, ob drei oder vier Wörter in einem Buch richtig geschrieben sind. Mit der so genannten PCR-Methode *(Polymerase chain reaction)* hat man dieses Problem dennoch gelöst, und zwar, indem man die gesuchten Wörter so oft kopiert, bis sie leicht nachweisbar sind. Das heißt, das bestimmte Gen wird tausendfach vermehrt und mit einem Farbstoff oder einer radioaktiven Substanz markiert. So kann festgestellt werden, ob es im Vergleich zu einem gesunden Kontrollgen eine Veränderung aufweist.

Für die Präimplantationsdiagnostik bringen die beiden Methoden ein unterschiedliches Vorgehen mit sich. Während bei der FISH ein fester Bestandteil von Chromosomenstörungen quasi routinemäßig abgecheckt wird, sucht der Molekularbiologe mit der PCR nach einem ganz bestimmten Gendefekt. Er muss also vorher schon einen bestimmten Verdacht hegen. Das Ganze hört sich kompliziert an, und das ist es auch: Bis heute ist die PID mit einem hohen Aufwand verbunden. Die Sonden und medizinischen Geräte zum Kopieren der Gensegmente sind teuer, die Analyse der Embryonen dauert mehrere Stunden, häufig erfolgt die Arbeit über Nacht.

Obwohl die Methode bereits zehn Jahre alt ist, gehört sie erst seit kurzem zu den gebräuchlichen klinischen Verfahren. Yuri Verlinsky vom *Reproductive Genetics Institute* in Chicago, dem wichtigsten PID-Zentrum der USA mit Ablegern in Tokyo, Zypern, London und St. Petersburg schätzte im März 2002 die Zahl der PID-Kinder weltweit auf 1000. Inzwischen dürfte die Zahl jedoch auf knapp 2000 gestiegen sein, denn nach einer sehr niedrigen Steigerungsrate in den ersten acht Jahren nimmt der Gencheck neuerdings stark zu. Selbst in Ländern wie Indien wird die Methode angewandt – hier in erster Linie zur Geschlechtsselektion.

Am Krankenhaus der Freien Universität Brüssel wird mittlerweile täglich eine Präimplantationsdiagnostik durchgeführt, sagt Peter Platteau. Damit dürfte Brüssel die europäische PID-Hauptstadt sein. Der deutschsprachige Mediziner Platteau hat jeden Tag mindestens zwei Paare aus der Bundesrepublik in seinem Behandlungszimmer. Allerdings kommen nicht alle wegen einer Präimplantationsdiagnostik zu ihm – und umgekehrt sind nicht alle, die deswegen kommen, dafür geeignet. »Es fragen auch Frauen nach einer PID, die zu wenige Eizellen produzieren«, so Platteau. Die PID scheint Wünsche zu wecken, die nicht einmal ihre entschiedenen Anhänger erfüllen können.

Wie schützenswert ist ein Embryo?

Angesichts der wenigen Fälle angewandter Präimplantationsdiagnostik weltweit überrascht auf den ersten Blick, welches Ausmaß die Auseinandersetzung über das Verfahren in Deutschland erlangt hat. Mittlerweile erinnern Dauer und Heftigkeit der PID-Debatte an den Kampf um den Paragraphen 218 in früheren Zeiten. Seit Mitte der neunziger Jahre streiten sich Mediziner, Theologen, Juristen und Politiker über den Embryonen-Check. So als hinge das Schicksal von Zehntausenden Paaren und Kindern von einer Entscheidung pro oder contra PID ab. Das ist (bislang) jedoch nicht so.

Weitgehende Einigkeit herrscht darüber, dass das Embryonenschutzgesetz die PID verbietet. Völlig sicher ist man sich nicht, weil die Methode noch nicht existierte, als das Regelwerk 1991 in Kraft trat. Es besagt jedoch in seiner für die PID wichtigen Passage, dass bestraft wird, wer »zu einem anderen Zweck als zur Herbeiführung einer Schwangerschaft bewirkt, dass sich ein menschlicher Embryo extrakorporal weiterentwickelt«. Dabei gilt jede Zelle als Embryo, die sich theoretisch später einmal zu einem Menschen entwickeln könnte. Experten sprechen in diesem Zusammenhang von der »Totipotenz« einer Zelle. Die meisten Wissenschaftler gehen davon aus, dass jene Zellen, die man bei der PID vom Embryo zum Gencheck abtrennt, totipotent sind. Überspitzt formuliert: Nach der Definition des Embryonenschutzgesetzes tötet der Molekularbiologe bei der PID potenzielles menschliches Leben. Das jedoch ist verboten – auch wenn das menschliche Leben in diesem Zustand nur aus einer Zelle besteht. Ebenso ist es untersagt, mehr Eizellen zu befruchten, als später der Frau übertragen werden sollen. Doch auch das wird bei einer PID gemacht.

Die Debatte um die Totipotenz der Zellen ist jedoch nicht die Hauptsache. Im Grunde genommen geht es darum, ob der Embryo tatsächlich vom ersten Tag seines Bestehens an ebenso schützenswert ist wie ein menschliches Wesen. Andere Länder und Kulturen ziehen die Grenze später. In England zum Beispiel beginnt der Schutz des Embryos erst zwei Wochen nach der Befruchtung. Zu diesem Zeitpunkt hat sich der Keimling bereits endgültig eingenistet und fängt an sich zu differenzieren. Nun besteht eine definitive Verbindung zwischen Mutter und Kind, was sich auch im Schwangerschaftstest niederschlägt. Andere mögliche Zäsuren, die den Beginn des schützenswerten Lebens definieren, könnten das Schlagen des Herzens sein (4. Woche), die Entwicklung der Großhirnrinde (8. Woche) oder die Anlage der übrigen Organe (12. Woche). Auch die 23. Woche, wenn der Fötus (mit technischer Hilfe) außerhalb des Mutterleibes lebensfähig ist, sowie die Geburt sind wichtige Einschnitte.

Jeder Zeitpunkt hat etwas für sich – und dennoch bleibt er willkürlich. Denn die Entwicklung von der befruchteten Eizelle über Embryo und Fötus bis zum geborenen Kind ist ein Kontinuum. Insofern ist die deutsche Lösung, den Schutz des Embryos nach der Verschmelzung von Ei und Samenzelle beginnen zu lassen, durchaus konsequent – auch wenn sie den betroffenen Paaren fundamentalistisch, widersinnig, ja mitunter unmenschlich erscheinen muss.

Bei Betroffenen stößt das PID-Verbot auf Unverständnis

Als Beate Großkopf nach mehr als sechs Jahren Wartens auf ein Kind das positive Ergebnis des Schwangerschaftstests erfuhr, begannen drei der glücklichsten Monate ihres Lebens. In einem Bildband betrachteten sie und ihr Mann Fotos von ungeborenen Kindern im Mutterleib. Sie stellten sich vor, wie ihr Kind wohl aussähe, und waren »in höchsten Elternfreuden«, erinnert sich Norbert Großkopf. Doch bei der zweiten Ultraschalluntersuchung sagte der Arzt: »Ihr Kind ist tot.« Die Ärzte schabten den Fötus aus und stellten den Grund für die Fehlgeburt fest: Downsyndrom. Doch die Ärzte machten ihnen Mut: Die Gefahr einer erneuten Fehlgeburt sei äußerst gering. Wieder wurde Beate Großkopf schwanger. Diesmal waren die Wochen weniger unbeschwert. Ängste und Albträume suchten die Lehrerin heim. Und wirklich tötete derselbe Gendefekt auch das zweite ungeborene Kind des Paares. Es handelte sich um den seltenen Fall einer vererbten Trisomie 21.

»Wir hätten ewig so weitermachen können«, sagt Norbert Großkopf. Doch das ersehnte Kind erst im Ultraschall zu sehen, mit Kopf und Körper sowie Armen und Beinen, die sich bewegen – und es wenig später ausschaben zu lassen: »Das steckt eine Frau höchstens zweimal weg.« »Gibt es denn keinen Ausweg aus diesem Kreislauf von Hoffnung und Tod?«, fragte sich das Paar. »Ist es nicht möglich, den Embryo darauf zu testen, ob er den tödlichen Gendefekt in sich trägt?« Statistisch betrachtet könnte Norbert Großkopf mit jeder zweiten Samenzelle ein gesundes Kind zeugen. Doch wie lässt sich das richtige Spermium herausfinden? Testet man eine Samenzelle, zerstört man sie gleichzeitig.

Der Lübecker Reproduktionsmediziner Klaus Diedrich, der das Paar betreute, kannte die Lösung. Allerdings durfte er dem Paar nur mitteilen, dass sie in Deutschland nicht zu haben ist. Herauszufinden, wo die Präimplantationsdiagnostik erlaubt ist, fiel Norbert Großkopf nicht schwer. Nach ein paar Monaten hatten sie einen Termin in Brüssel. Wie bei einer konspirativen Aktion fühlte sich das Paar, als es die belgische Grenze überschritt. Die 5000 Dollar für die Behandlung steckten in der Jackentasche. Dafür sollten die belgischen Fortpflanzungsmediziner jene Embryonen aussortieren, deren Erbgutdefekt zuvor zum Kindstod geführt hatte. Hektisch ging es in der Klinik zu. Die fremde Sprache machte sie unsicher. Immer wieder musste das Paar mit der Lübecker Klinik telefonieren, um Rat zu holen. Wenn sie nicht in der Klinik waren, warteten sie in einem tristen Hotel auf den nächsten Untersuchungsschritt. Warum, fragten sie sich, muss man solche Torturen auf sich nehmen, wenn man doch nur eine weitere Fehlgeburt vermeiden möchte? Warum dürfen wir das Gleiche nicht bei einem uns vertrauten Arzt machen?

Als sie am Tag des Transfers wieder ins Krankenhaus kamen, bekamen sie eine ernüchternde Nachricht. Von sieben Eizellen, die Beate Großkopf entnommen worden waren, hatten sich nur zwei befruchten lassen. Doch selbst diese entwickelten sich so schlecht, dass sie den Gentest mit der Präimplantationsdiagnostik nicht mehr erlebten. Und selbst wenn sie es geschafft hätten: Die Wahrscheinlichkeit, dass die beiden Embryonen den Gendefekt in sich trugen, war groß.

Das Beispiel zeigt: Eine Garantie, ein (gesundes) Kind zu bekommen, kann die Präimplantationsdiagnostik nicht bieten. PID-Paare müssen mit den gleichen Belastungen, Risiken und niedrigen Erfolgsquoten rechnen wie alle anderen Betroffenen, die sich einer IVF unterziehen. Meist sind die

Aussichten auf ein Kind sogar noch niedriger, weil die Erbkrankheit die Schwangerschaftsrate weiter senkt. Bis zu drei Viertel der Embryonen sind bei Risikopaaren nicht für einen Transfer geeignet, da sie belastet sind. Um drei gute Embryonen einzupflanzen, muss eine Frau durchschnittlich 20 Eizellen produzieren. Das jedoch gelingt nur selten – bei Frauen über 35 fast nie. Laut einer Datenerhebung der Europäischen Gesellschaft für Reproduktion und Embryologie (ESHRE) wurden im Jahr 2001 in 25 PID-Zentren insgesamt 5985 Eizellen gewonnen. Am Ende resultierten daraus nicht mehr als 81 Schwangerschaften und noch weniger Geburten. Bislang ist die PID ein Verfahren mit bescheidenen Ergebnissen – bei gleichzeitig hohem Einsatz. Nach den Daten der ESHRE liegt ihre *Baby-take-home-rate* bei 10,7 Prozent. Die sehr niedrige Baby-take-home-Rate der PID ist nicht allein darauf zurückzuführen, dass viele Embryonen genetisch belastet sind und deshalb aussortiert werden müssen. Zudem gehen auf dem langen Weg von der Befruchtung über Test und Einfrieren bis zur Einpflanzung auch viele genetisch unbelastete, also gesunde Embryonen verloren. Die Gründe dafür sind unklar. Es könnte sein, dass der Untersuchungsprozess die Embryonen doch erheblich stresst beziehungsweise beschädigt. Was dies für die erfolgreich eingepflanzten Embryonen und die daraus resultierenden Kinder bedeutet, ist noch nicht geklärt. Eine im Fachblatt *Fertility and Sterility* im August 2004 veröffentlichte Studie konnte jedoch keine Gesundheitsschäden bei PID-Kindern feststellen.

Nachdem auch die letzte Option erfolglos war, entschieden sich die Großkopfs, ein Kind zu adoptieren. Gäbe es die PID in Deutschland, hätten sowohl die Großkopfs als auch die Ridders von ihr profitieren können. Der Embryonentest hätte beiden Paaren bereits zu einem früheren Zeitpunkt Gewissheit verschafft, ob ihr Kinderwunsch überhaupt realistisch ist. Viele der vergeblichen In-vitro-Befruchtungen wären ihnen erspart geblieben. Nach einer Umfrage der Universität Leipzig aus dem Jahr 2004 würden 76 Prozent der Deutschen die PID erlauben, wenn das erste Kind eines betroffenen Paares bereits an einer vererbbaren Krankheit gestorben ist. 40 Prozent wären für die Zulassung der PID, um eine mögliche spätere Krebserkrankung zu verhindern.

Die Unantastbarkeit selbst nicht lebensfähiger Embryonen erscheint auch schwer verständlich, wenn man das geltende Abtreibungsrecht kennt. Würde man dieselben Embryonen in den Mutterleib einpflanzen, dürfte man den Fötus bis zur zwölften Woche straffrei töten – ist das Kind behindert, sogar noch später (Kapitel 11). Besonders deutlich wird der Widerspruch bei Paaren, die bereits ein behindertes Kind haben und sich nun ein gesundes wünschen. Der Lübecker Frauenarzt Klaus Diedrich legte einen solchen Fall 1995 der Ethikkommission seiner Klinik vor. Ein Paar, bei dem beide Partner Träger des Gendefektes für Mukoviszidose waren, hatte bereits ein Kind einige Jahre nach der Geburt verloren, das an einer schweren Form dieser Krankheit litt. Zwei spätere Föten, bei denen eine Fruchtwasseruntersuchung die gleiche Behinderung feststellte, waren abgetrieben worden. Eine Präimplantationsdiagnostik, die weitere Abtreibungen in einem frühen Stadium hätte verhindern können, wurde von der Ethikkommission als nicht vereinbar mit dem Embryonenschutzgesetz abgelehnt.

Der relativ niedrige Schutz des Ungeborenen im Mutterleib und der absolute Schutz des Embryos im Labor sind tatsächlich ein Widerspruch – und die schwächste Stelle in der Argumentationsfront gegen die Präimplantationsdiagnostik. Insbesondere aus frauenrechtlicher Perspektive wird eingewandt, beide Situationen ließen sich nicht vergleichen. Bei der Abtreibung gehe es um einen einmaligen Konflikt zwischen den Interessen der Frau und denen des Fötus, argumentiert zum Beispiel die Hamburger Molekularbiologin Regine Kollek. Dieser vitale Interessengegensatz bestehe in der Laborsituation nicht, wo sich der Embryo außerhalb des Mutterleibes befindet. Das ist richtig. Doch der Unterschied hält nur kurze Zeit. Wenige Tage später wächst der Embryo im Schoß der Mutter zu einem Kind heran und seine Tötung ist für alle Beteiligten mit viel mehr Leiden verbunden als zuvor.

Die Gefahr der Eugenik

Die Frage ist allerdings nicht, ob ein Widerspruch zwischen dem Embryonenschutzgesetz und dem Abtreibungsrecht besteht. Die entscheidende Frage ist, ob dieser Widersinn um höherer Werte willen hingenommen werden muss.

Nur wenige Gegner der Präimplantationsdiagnostik sehen in einer zwei Tage alten Zellkugel tatsächlich ein Wesen, das den gleichen Wert und damit die gleiche Schutzwürdigkeit hat wie ein Mensch. Wäre dies anders, müssten sie jeden Tag gegen den täglichen Tod Tausender Embryonen durch die Spirale protestieren. Bei dieser Verhütungsmethode erfolgt die Abtötung der Frucht auch erst einige Tage nach der Verschmelzung von Ei und Samenzelle. Es geht auch nicht darum, einigen hundert Paaren eine für sie segensreiche Technik vorzuenthalten.

Der Widerstand gegen die Embryonenselektion hängt mit der Befürchtung zusammen, dass die PID nur der erste Schritt ist auf dem langen Weg vorgeburtlicher Qualitätskontrolle. An ihrem Ende könnte die Selektion von Menschen mit bestimmten Eigenschaften, ja die genetische Verbesserung des Menschen stehen. Genau diese Angst macht die Heftigkeit des Streits um die PID verständlich. Lassen wir es einmal zu, dass Embryonen im Labor in lebenswerte Wesen und nicht lebenswerte eingeteilt werden, könnte der Damm gegen jede Art der Bewertung und Manipulation werdenden menschlichen Lebens einen Riss bekommen, der sich Stück für Stück weiter ausweitet. Diese Funktion der PID als Türöffnertechnik meint Regine Kollek, wenn sie schreibt: »Die Präimplantationsdiagnostik bietet zum ersten Mal die Möglichkeit, unter mehreren Embryonen nicht nur solche zu identifizieren, die schwerwiegende genetische Krankheitsveranlagungen tragen, sondern auch solche, deren genetisches Make-up eine höhere Chance zur Entwicklung besonders erwünschter Merkmale verspricht.«

Damit könnte die PID einer »neuen Eugenik« den Weg ebnen. Das grundsätzlich Neue daran beschrieben die beiden französischen Reproduktionsmediziner Jacques Testart und Bernard Sèle in einem Beitrag der Fachzeitschrift *Human Reproduction.* »Diese Eugenik würde mehrere Charakterzüge aufweisen, die sie von der herkömmlichen Eugenik unterscheidet: Sie wäre zum Nutzen der fortpflanzungsfähigen Personen, schmerzlos und wirkungsvoll.« Man würde einfach nur ein paar Zellhaufen das Weiterwachsen gestatten – oder sie aussondern. Noch etwas anderes unterscheide die »neue Eugenik« von den alten Ideen, die Ende des 19. Jahrhunderts geboren wurden und die der Nationalsozialismus zum perversen Höhepunkt trieb: Anders als damals wäre die Eugenik nicht staatlich erzwungen. Kein großer Bruder würde seinen Bürgern eine Embryonenuntersuchung vorschreiben, um unliebsames Erbgut auszumerzen. Vielmehr würden die Bürger selbst mit vielen individuellen Einzelentscheidungen die genetische Verbesserung vorantreiben. Die neue Eugenik wäre eine Eugenik von unten.

Bislang sind derartige Szenarien Spekulation. Von der derzeitigen Praxis der Präimplantationsdiagnostik sind sie weit entfernt. Betroffene Paare, die eine PID wünschen, reagieren deshalb mit Unverständnis und Empörung, dass man ihnen unterstellt, sie würden Menschenzüchtungsphantasien anhängen. »Ich will keine Kinder mit blauen Augen und blonden Haaren«, sagt Anne Ridder. »Ich möchte nur ein gesundes Kind.« Auch Beate und Norbert Großkopf wehren sich gegen den Vorwurf, menschliches Leben selektieren oder vernichten zu wollen. »Wir wollen nur, dass überhaupt Leben zustande kommt.«

Das Ehepaar Großkopf entspricht denn auch nicht dem Klischee gedankenloser Egoisten. Beide sind gläubige Christen, die seit Jahren im Kirchenchor singen. Norbert Großkopf hat Theologie und Jura studiert und unterrichtet heute angehende Theologen im Umgang mit neuen Medien. Beate Großkopf unterrichtet an einer Schule. In ihrer Kirchengemeinde stießen sie hauptsächlich auf Unverständnis und Kritik, wenn sie von ihren Bemühungen berichteten, ein Kind zu bekommen. Man warf ihnen vor, »Gott ins Handwerk zu pfuschen«. Als Großkopf seinen Standpunkt bei einem Symposium des Berliner Gesundheitsministeriums deutlich machen wollte, wurde er von Vertretern von Behindertenverbänden niedergeschrien. »Ideologisch vergiftet« nennt er die Diskussion um die PID. »Sie geht an den Problemen der Paare vorbei.«

Betroffene und Gegner der Präimplantationsdiagnostik können nicht zueinander finden, weil sie auf verschiedenen Ebenen argumentieren. Es ist der in der Medizin klassische Konflikt zwischen Individual- und Gemeinschaftsethik, der sich hier besonders zuspitzt. Während die einen ihr individuelles Schicksal sehen, dem mit der PID geholfen werden kann, warnen die anderen vor den langfristigen Gefahren der Technik. Während die einen dafür plädieren, wenigen Betroffenen mit schweren Erbgutfehlern eine Ausnahme zu gestatten, fürchten andere, dass jede Ausnahme das Verbot der Selektion und Manipulation von Embryonen am Ende hinfällig macht.

Die Ausweitung der PID auf neue Einsatzbereiche

Wie realistisch ist diese Gefahr? Wäre es nicht möglich, die PID auf einige Dutzend Fälle im Jahr zu beschränken? Genannt wird die Zahl von jährlich rund 100 betroffenen Paaren, die in Deutschland für eine PID in Frage kämen, unter anderem im Diskussionsentwurf für eine Richtlinie zur Präimplantationsdiagnostik, den die Bundesärztekammer im Jahr 2000 vorlegte. Das oberste Gremium der deutschen Ärzte möchte den Embryonen-Check unter strengen Auflagen zulassen. Nur im Fall von Chromosomenstörungen und einigen wenigen genetischen Krankheiten soll die PID erlaubt sein. Damit soll jede eugenische Zielsetzung ausgeschlossen sein. Zudem müsste jedes Paar vor einer PID ausführlich beraten werden. Ob die Bedingungen eingehalten werden, darüber soll eine Kommission der jeweiligen Landesärztekammer wachen, die jeden PID-Antrag bewilligen muss. Sollte es zu einer Zulassung der Embryonenselektion in Deutschland kommen, dann sähe sie diesem Entwurf ähnlich: PID ja, doch nur in wenigen Ausnahmefällen (auch wenn der Deutsche Ärztetag und die Bundesärztekammer im Juni 2002 wieder von ihrer Befürwortung der PID abgerückt sind).

Würde ein derartiger Kompromiss die Diskussion befrieden und den PID-Tourismus beenden? Wäre es gewährleistet, dass die Ausnahmen nicht zur Regel werden und sich der Embryonen-Check auf mehr und mehr Fälle ausweitet? Der Blick ins Ausland lässt Zweifel aufkommen. Auch der Entwurf der Bundesärztekammer lässt eine Hintertür offen, denn darin wird bewusst kein Katalog der PID-tauglichen Störungen aufgestellt. Einerseits um Menschen, die heute unter der Krankheit leiden, nicht zu diskriminieren. Andererseits ist sich das Medizinergremium darüber im Klaren, dass sich Ärzte und Betroffene niemals über eine solche Leidensliste einigen würden. Was eine schwere Erbkrankheit ist, die eine Embryonenselektion rechtfertigt, und welches Leiden dagegen zumutbar ist, darüber gehen die Einschätzungen je nach Erfahrung weit auseinander. Zudem wollte die Bundesärztekammer dem molekulargenetischen Fortschritt Rechnung tragen. Deshalb soll der eingeschränkte Anwendungsbereich der PID auch nur »nach derzeitigem Kenntnisstand« gelten.

Nach den Daten des PID-Komitees der ESHRE wird die Präimplantationsdiagnostik bislang meist nur bei einigen wenigen chromosomalen Störungen oder genetischen Krankheiten angewandt: Mukoviszidose, schwere Stoffwechseldefekte, Muskel- oder Bluterkrankungen. Dennoch wächst das Wissen über den genetischen Ursprung bestimmter Krankheiten stetig, zurzeit sind über 5000 Krankheiten bekannt, die auf die Veränderung oder den Ausfall eines Gens zurückzuführen sind. Mehr als 400 können nach Angaben des Berufsverbandes Medizinische Genetik mittlerweile diagnostiziert werden. Am Brüsseler Universitätskrankenhaus werden Embryonen mit der PID auf 50 monogenetische Krankheiten hin untersucht und die befallenen Embryonen verworfen. Gegen viele genetisch mitbestimmte Krankheiten hilft die PID bislang hingegen nicht, da sie nicht monogen, sondern polygenetisch sind. Das heißt, dass mehrere Gene bei ihrem Zustandekommen eine Rolle spielen. »Wollte man alle Embryonen ausschalten, in denen sich diese Gene finden, blieben am Ende keine mehr übrig«, erklärt der belgische Arzt Peter Platteau.

Ein Feld, auf dem die PID sehr wohl eine Ausweitung erfahren könnte, sind Erkrankungen, die erst spät im Leben eines Menschen auftreten können. Nach dem zurückgezogenen Entwurf der Bundesärztekammer werden sie »in der Regel nicht als Indikation« für eine PID angesehen. Es handelt sich zum Beispiel um Leiden wie die Chorea Huntington, auch Veitstanz-Krankheit genannt, bei der die Betroffenen im vierten oder fünften Lebensjahrzehnt von Bewegungsstörungen und geistiger Umnachtung heimgesucht werden. Nach 10 bis 15 Jahren führt die Krankheit zum Tod. Doch immerhin die Hälfte ihres Lebens spüren die Betroffenen nichts von ihrem Leiden.

Gerade aus den USA werden immer mehr solcher neuen Anwendungsbereiche der PID gemeldet. So wurde im Frühjahr 2002 die erste erfolgreiche Embryonenselektion gemeldet, um zu verhindern, dass die Alzheimerkrankheit an die nächste Generation weitergegeben wird. Die betreffende Patientin, eine 30-jährige Frau mit einer Veranlagung für eine frühzeitig auftretende Form der Demenz, wollte das entsprechende Gen nicht auf ihr Kind übertragen. Wissenschaftler des *Reproductive Genetics Institute* in Chicago entnahmen der Frau 20 Eizellen und fanden in rund der Hälfte das betreffende Gen. Vier »gesunde« Embryonen pflanzten sie der Frau ein, worauf sie neun Monate später ein gesundes Mädchen zur Welt brachte. Bei der Mutter wird die Krankheit vermutlich bald ausbrechen. Wenn dem so ist, wird das Kind seine Mutter nur im Dämmerzustand der Demenz erleben. Forscher desselben Instituts hatten einige Zeit davor die Geburt eines Kindes bekannt gegeben, das nach der Zeugung im Reagenzglas auf ein erbliches Krebsrisiko hin getestet wurde. Auch in England erlaubte die englische Fortpflanzungsbehörde im November 2004 einem Paar die PID, dessen Kind wegen einer familiären Prädisposition Gefahr lief, im späteren Leben an Dickdarmkrebs zu erkranken.

Angesichts dieser Fälle warnt Arthur Caplan, Bioethiker an der *University of Pennsylvania*, vor einer stetigen Ausweitung der PID. Die nächsten Kandidaten für den Gencheck könnten eine Veranlagung für Asthma, Schizophrenie oder multiple Sklerose aufweisen. Von da sei es nur ein weiterer logischer Schritt, auch körperliche Merkmale wie die Anlage zu Kleinwuchs, Übergewicht oder Glatze auszumerzen. Noch ist das medizinisch nicht möglich. Aber wenn es ginge, stellt sich die Frage: Warum sollte die PID nicht zum Einsatz kommen?

Auch das Büro für Technikfolgeabschätzung des Bundestages sieht in einer Studie die Gefahr des Rutschbahneffektes. Der Bericht vom Juli 2004 untersucht die PID-Praxis in sieben Ländern und kommt zum Schluss, dass damit zu rechnen ist, dass sich »die PID sukzessive als Routinecheck (...) etabliert«.

Mit der PID die Schwangerschaftsraten verbessern

Ersonnen wurde die PID, um genetisch belasteten Paaren zu gesundem Nachwuchs zu verhelfen. In immer mehr Fällen jedoch hilft die Embryonenselektion auch Menschen wie Karin Engeser, die keine Probleme mit ihrem Erbgut kennt. Die technische Zeichnerin aus Duisburg leidet unter etwas anderem: ihrem Alter. Vier künstliche Befruchtungen hat die 38-Jährige durchgestanden, doch der Nachwuchs blieb aus. Aufgeben möchte sie dennoch nicht – auch wenn sie alle weiteren Versuche selbst bezahlen muss. »Doch wenn ich schon bezahle, will ich auch die beste Technik nutzen«, so Engeser. Die Zeugung auf belgisch bietet ihr diese Gelegenheit. Mit Hilfe der Präimplantationsdiagnostik kann sie versuchen, ihr Altershandicap zu umgehen. Denn mit zunehmenden Jahren wächst die Zahl der Eizellen, die Chromosomenfehler aufweisen. Diese schadhaften Eizellen sind der Hauptgrund für die niedrige Erfolgsrate der IVF bei älteren Frauen. Dass sich die Schwangerschaftschancen verbessern lassen, indem man die geschädigten Embryonen aussortiert, ist in vergleichenden Studien mehrfach belegt worden.

Das Verfahren findet Zuspruch. Mittlerweile macht die Zahl der Paare, die wegen Fehlern im Erbgut seine Klinik aufsuchen, den kleinsten Teil der Besucher aus Deutschland aus, sagt der Brüsseler Peter Platteau. Die Mehrzahl kommt wegen des so genannten Aneuploidie-Screening, der systematischen Suche nach Chromosomenschäden aus Altersgründen. Andere Zentren wie das *Reproductive Genetics Institute* in Chicago werben auf ihrer Internetseite direkt mit der Möglichkeit, die Erfolgsquote der künstlichen Befruchtung per PID zu erhöhen. In England kam das erste Kind nach einem Aneuploidie-Test per PID im August 2003 zur Welt. Auch deutsche Reproduktionsmediziner wie Michael Thaele vom Bundesverband Reproduktionsmedizinischer Zentren Deutschlands oder Klaus Diedrich halten die Untersuchung von Chromosomenveränderungen im Rahmen einer IVF für sinnvoll. Der Hamburger Humangenetiker Karsten Held sieht die Aneuploidie-Diagnostik sogar als »ethisch geboten« an und schlägt vor sie zu standardisieren. Die deutsche Verweigerung der PID hält er für einen Verstoß gegen das hippokratische Gebot des Nicht-Schadens (»nihil nocere«).

Dann jedoch stellt sich die Frage, warum dieses ethische Gebot nur für ältere Frauen gelten soll und nicht für alle Betroffenen, die sich einer künstlichen Befruchtung unterziehen. Auch sie produzieren häufig belastete Eizellen, die verhindern, dass sie bereits im ersten IVF-Zyklus schwanger werden. Auch sie tragen ein – wenn auch geringes – Risiko, ein Kind mit einer Trisomie 21 auf die Welt zu bringen, das sich mit der PID vollständig ausschließen ließe und eine spätere Pränataldiagnostik überflüssig machen würde. Gerade für Paare, die aufgrund männlicher Unfruchtbarkeit eine ICSI-Behandlung wählen, bietet das Verfahren noch einen zusätzlichen Vorteil. Da männliche Infertilität zu einem gewissen Teil genetisch bedingt ist, könnte mit der PID verhindert werden, dass auch ihre Nachkommen den gleichen Defekt haben. Die einfachste Methode wäre, alle männlichen Embryonen auszusortieren.

Der Qualitätscheck per Embryonenauswahl würde allen IVF-Patientinnen potenzielles Leiden ersparen – und den Krankenkassen Kosten. Routinemäßig durchgeführt, dürfte die Selektionstechnik viel preiswerter sein als ein weiterer IVF-Zyklus. Bisher heißt die Gleichung: Für eine PID ist eine IVF notwendig. Jetzt könnte man die Logik umkehren: Eine gelungene IVF braucht eine PID. Auch aus medizinischer Sicht spräche durchaus einiges für ein generelles PID-Screening. Denn steigt die Schwangerschaftsrate an, kommt man dem Ziel, nur noch einen Embryo einzusetzen und damit das Mehrlingsrisiko auszuschalten, erheblich näher. Robert Edwards sagt deshalb voraus, dass es bald möglich sein werde, mit der PID bei allen IVF-Prozeduren jene »20 Prozent Embryos zu identifizieren, die lebensfähig sind«. Ob der Aneuploidie-Test per PID jedoch tatsächlich zu höheren Schwangerschaftsraten führt, ist neuerdings wieder umstritten. Zwar verhindert man durch das Verfahren, dass geschädigte Embryonen eingepflanzt werden. Andererseits zerstört man durch die aufwändige PID-Technik wiederum auch gesunde Embryonen beziehungsweise schädigt diese eventuell. So haben spanische Forscher beobachtet, dass sich aus den mittels PID selektierten Qualitätsembryonen nicht häufiger eine Schwangerschaft entwickelte als aus jenen, die ohne Vorauswahl eingepflanzt worden waren.

Ein fragwürdiges Verfahren, fremde Leben zu retten

Die Hashmis hatten genaue Vorstellungen von ihrem Kind. Zum einen sollte es nicht das Gen in sich tragen, das die Beta-Thalassämie verursacht. Zum anderen musste es sich als Zellspender für seinen Bruder Zain eignen. Das dreijährige Kind leidet unter eben dieser Krankheit: Weil es ihm an gesunden roten Blutkörperchen fehlt, ist sein Blut nicht in der Lage, genügend Sauerstoff zu binden. Überließe man Zains Körper sich selbst, würde er nicht älter als zehn Jahre werden. Nur fremde Stammzellen oder fremdes Knochenmark können ihn retten. Jahrelang suchten die Eltern nach einem geeigneten Spender. Als kein passender Retter gefunden wurde, entschieden sie sich, einen zu schaffen – im Labor. Die Hashmis wollen sich den bislang neuesten Einsatzbereich der PID zu Nutze machen. Mit dem Gencheck kann man Kinder in die Welt setzen, die nicht nur gesund sind, sondern auch einen bestimmten Zweck erfüllen: das Leben eines anderen Menschen zu retten.

Den Anfang machte Adam Nash, der im August 2000 im US-Bundesstaat Colorado zur Welt kam. Er wurde im Labor so ausgewählt, dass er als Knochenmarkspender für seine sechs Jahre alte Schwester Molly taugt. Sie leidet unter einer tödlichen Blutkrankheit. Mit Hilfe einer PID untersuchten die Mediziner zwölf Embryonen und wählten jene aus, die nicht das kranke Erbgut in sich trugen und gleichzeitig mit Mollys Gewebe kompatibel waren. Die Zellkugel, aus der neun Monate später Adam werden sollte, erfüllte diese Kriterien. Kurz nach der Geburt konnten seiner Nabelschnur die rettenden Stammzellen entnommen werden. »Adam tut die Prozedur nicht weh und Molly hilft es«, sagte die Mutter der *New York Times*. »Wir haben sofort zugestimmt, als wir von der Methode hörten.«

In den USA haben mittlerweile mehrere Dutzend Paare mit kranken Kindern sich der gleichen Prozedur unterzogen, darunter auch viele aus dem Ausland. Im Februar 2002 brachte eine Britin eine Tochter zur Welt, die ihrem an Leukämie erkrankten Bruder mit den rettenden Zellen helfen soll. Ärzte des Universitätskrankenhauses der *University of Minnesota*, welche die spezielle Spendetechnik entwickelt haben, hatten die Embryonenselektion vorgenommen. In Israel wurde im Oktober 2002 ein speziell »selektiertes« kleines Mädchen geboren, das mit dem Nabelschnurblut seinen Bruder retten sollte. Die Erfolgsquote der Methode ist nicht besonders hoch. Viele Embryonen müssen herangezüchtet werden, damit einer die gewünschten Merkmale trägt, die das spätere Kind zum Lebensretter machen. Je nach Erbkrankheit betragen die Chancen mal eins zu drei, mal eins zu sechs. Die restlichen Embryonen werden zerstört oder – wenn sie gesund sind – eingefroren. Bei diesem Verfahren bleibt stets ein Risiko, nämlich ob die Zellen im Nabelschnurblut für die Gesundungskur ausreichen. Wenn nicht, kann es sein, dass das Geschwisterkind auch später noch gebraucht wird, diesmal als Knochenmarkspender. Lange bevor es selbst gefragt werden kann, wird es als Überlebenskrücke für einen anderen Menschen dienen. Das Spenderkind beginnt sein Leben mit der Bürde, nicht um seiner selbst willen, sondern als Mittel zum Zweck gezeugt worden zu sein.

Nachdem die *Human Fertilisation and Embryology Authority* in England ihre Zustimmung zu der bis dahin verbotenen Anwendung der PID gegeben hatte, meldete gleich ein Dutzend weiterer Paare sein Interesse an. Die

Hashmis hatten bereits vorher versucht, ein Spenderkind zu zeugen, diesmal auf natürliche Weise. Doch schon nach der 12. Woche wussten sie, dass es nicht als Retter taugt. Sie hatten überlegt den Fötus abzutreiben, damit es Platz macht für einen weiteren Versuch, doch es war gesund, und so ließen sie es leben. Ein anderes krankes Kind dagegen hatten sie nach einer Pränataldiagnostik töten lassen, als klar war, dass es auch die Krankheit bekommen würde. Die Embryonen vorher auszuwählen sei immer noch besser als eine Abtreibung, sagte Shahana Hashmi der englischen Presse. »Wir tun niemandem weh, wir zerstören kein Leben. Wir selektieren nur.«

Kritiker sprechen von einem Designerbaby, das nur geschaffen wurde, um als Ersatzteillieferant zu fungieren. Irgendwann könnte es seine Eltern fragen: Wolltet ihr mich oder das Blut meiner Nabelschnur? Weitere Fragen tauchen auf: Wie werden die Eltern sich gegenüber dem neuen Kind verhalten, wenn die Hilfsaktion fehlschlägt, der Spender also seine Aufgabe nicht erfüllt? Wie entwickelt sich das Verhältnis der Geschwister untereinander, die ihre Existenz jeweils dem anderen verdanken? Und lässt sich die Zwangsspende auf Nabelschnurblut begrenzen oder dürfte man das gleiche Verfahren anwenden, wenn Knochenmark, eine Niere oder Teile der Leber benötigt werden? Auch sie können transplantiert werden, ohne dass das Leben des Spenders in Gefahr gerät.

Befürworter der reproduktionsmedizinisch gezeugten Geschwisterkinder halten das Verfahren für unbedenklich, da Eltern auch bei jeder natürlichen Zeugung Erwartungen an ihre Kinder knüpfen. Außerdem bedeute die besondere Aufgabe des Kindes nach seiner Geburt keineswegs, dass es Zeit seines Lebens als Rohstofflager angesehen werde. Vielmehr würden die Eltern es lieben wie jedes seiner Geschwister auch.

Die Folgen, die diese besondere Art der Zeugung für Spender und Empfänger sowie für die Familie insgesamt hat, sind nicht abzusehen. Wieder einmal veranstaltet die Reproduktionsmedizin ein Menschenexperiment, dessen Ausgang offen ist. Vielleicht ist es kein Zufall, dass der behandelnde Mediziner der Hashmis der englische IVF-Arzt Simon Fishel ist. Fishel, der sich auf der Internetseite des Nottinghamer *Park Hospital* als »Vater von mehr als 4000 Babys« feiern lässt, erwarb seinen Doktortitel in Cambridge. Sein Doktorvater hieß Robert Edwards, der IVF-Pionier, mit dem alles begann.

In Deutschland erlaubt: Die Polkörperdiagnostik als halbe PID

Im Februar 2002 wurde in Bonn ein Mädchen geboren, das der deutschen Debatte um die PID eine neue Wendung geben könnte. Auch seine Mutter hatte zuvor verschiedene Fehlgeburten erlitten. Um ihr dennoch zu einem Kind zu verhelfen, setzten die Bonner Ärzte einen Chromosomentest ein. Anders jedoch als bei der Präimplantationsdiagnostik kontrollierten die Mediziner nicht den Embryo. Sie prüften nur die befruchtete Eizelle, bevor sich deren Erbgut mit dem männlichen Zellkern verschmolzen hatte.

Ein solcher Test lässt sich mit dem deutschen Gesetz vereinbaren, weil dabei keine Embryonen erzeugt oder zerstört werden. Deshalb nennt man die Methode auch präkonzeptionelle Diagnostik, da sie vor der eigentlichen Konzeption, dem Zeugungsakt angewandt wird. Die gebräuchlichere Bezeichnung ist jedoch Polkörperdiagnostik. Die Polkörper entstehen bei der Entwicklung der Eizelle. Im Gegensatz zu Körperzellen verfügen befruchtungsfähige Keimzellen nur über einen einfachen Chromosomensatz. Den zweiten Satz stoßen die weiblichen Keimzellen beim Eisprung ab. Dieses Abfallprodukt, das keine Funktion hat, verkümmert und wird an der Außenhaut der Zelle gelagert. Dennoch verfügt es über wichtige Informationen, da es eine spiegelbildliche Kopie der genetischen Ausstattung der Eizelle ist. Diesen Umstand machen sich die Reproduktionsmediziner zu Nutze. Mit einem Schnitt isolieren sie den Polkörper und untersuchen ihn – mit den gleichen Methoden wie bei der PID – auf Fehler im Erbgut. Zur Sicherheit untersuchen sie häufig auch das zweite Polkörperchen, das kurz nach dem Eindringen der Samenzelle entsteht.

Der Bonner Reproduktionsmediziner Hans van der Ven und sein Team testen die Eizellen von Frauen über 35 Jahren, die bereits mehrere vergebliche Laborbefruchtungen hinter sich haben, auf die fünf häufigsten Chromosomenstörungen. »Damit erzielen wir gute Schwangerschaftsraten auch bei älteren IVF-Patientinnen«, sagt van der Ven. Seiner Meinung nach ist die Methode »unter den rechtlichen Bedingungen in Deutschland eine gute Alternative zur PID – auch wenn meine Kollegen das nicht besonders gerne hören«.

Neben der Suche nach Chromosomenstörungen (Aneuploidie-Screening) lässt sich die Polkörperdiagnostik ebenso einsetzen, um mütterlich vererbte, monogenetische Erkrankungen zu vermeiden. Diese Technik befindet sich in Deutschland noch im Experimentalstadium. Die ersten beiden gesunden Kinder wurden 2004 in Regensburg und Lübeck von Müttern geboren, deren Erbgut belastet war. »Die Möglichkeit einer Selektion hält sich bei dieser Technik in engen Grenzen«, sagt die PID-Kritikerin Regine Kollek. Auch der Nationale Ethikrat hielt die Polkörperdiagnostik in seinem Votum für ethisch gerade noch akzeptabel. Welchen medizinischen Nutzen das Verfahren hat, soll eine Studie zeigen. Vom Standpunkt der Effizienz aus gesehen hat die Eizell-Analyse gegenüber der PID jedoch bloß Nachteile. Sie erfasst nur Störungen, die von der Mutter ausgehen. Ist das Erbgut des Vaters belastet, bringt die Polköperdiagnostik keine Erkenntnisse. Ebenso wenig lassen sich Genstörungen ausfindig machen, die bei der Kernverschmelzung auftreten. Zudem ist die Technik aufwendiger. In anderen Ländern kommt das Verfahren deshalb kaum zum Einsatz. Dort verbieten schließlich keine Gesetze die PID. Insofern werden die ersten Erfolge mit der Polköperdiagnostik die Diskussion um die PID kaum beenden. Zumal, wie die Beispiele aus dem Ausland zeigen, die Präimplantationsdiagnostik auf bestem Wege ist, sich zu einer reproduktionsmedizinischen Allroundtechnik zu entwickeln, die ihren ursprünglichen Einsatzbereich längst gesprengt hat.

Die Hoffnung, die PID hierzulande auf circa 100 Fälle im Jahr zu beschränken, ist deshalb als naiv zu bezeichnen. Die meisten Reproduktionsmediziner wissen das, auch wenn sie aus taktischen Gründen das Gegenteil behaupten. Folgt man der Erfahrung mit anderen reproduktionsmedizinischen Techniken, werden am Ende Angebot und Nachfrage über die Zahl der jährlichen Diagnosen entscheiden. Auch die Vorstellung, dass nur wenige Zentren in Deutschland die PID durchführen, ist auf lange Sicht wirklichkeitsfremd. Schon heute berichten ausländische PID-Zentren von einem regen Fortbildungstourismus aus der Bundesrepublik. Forscherdrang, Ehrgeiz und das Bemühen, die Schwangerschaftsrate zu erhöhen, werden für viele Fertilitätsexperten eine Versuchung sein, die PID in der eigenen Praxis anzubieten.

3. Der gemietete Leib: auf der Suche nach einer Leihmutter

Sie heißen Claudia (35) und Johannes (40), kommen aus Hessen und haben »acht Jahre Behandlung und fünf erfolglose IVF-Versuche« hinter sich. Da sind Katharina (39) und Alexander (40) aus Brandenburg, die »seit 16 Jahren ungewollt kinderlos« sind. Und Grit (26) und Björn (32) aus Berlin, die »leider keine eigenen Kinder haben können, weil Grit sechs Aborte, davon drei Spätaborte« erlitten hat. Sechzig Paare haben in der Kontaktbörse im Internet ihren Hilferuf aufgegeben. Die meisten eint das gleiche Problem: Eine herkömmliche künstliche Befruchtung kann ihnen nicht mehr helfen. Selbst eine Eizellspende macht keinen Sinn, denn dafür bräuchten sie zumindest eine funktionierende Gebärmutter. Manchmal kommt es jedoch vor, dass Frauen ohne das Organ geboren werden. Andere verlieren es bei einer Tumoroperation. Doch selbst wenn die Gebärmutter noch vorhanden ist, gibt es Patientinnen, die nach unzähligen künstlichen Befruchtungen oder Fehlgeburten jede Hoffnung verloren haben, ein Kind auszutragen. Im Schutz der Anonymität des Internets suchen sie deshalb nach einer Frau, die bereit ist, ihnen ihre Gebärmutter für neun Monate zur Verfügung zu stellen: eine Leihmutter.

Kein deutscher Arzt wird ihnen bei dieser Suche helfen. Die Leihmutterschaft gilt als das (bislang) größte Tabu der Reproduktionsmedizin. Auch die deutschen Betreiber der digitalen Pinnwand sichern sich mit dem fett gedruckten Hinweis ab: »Leihmutterschaft ist nach § 1 Abs. 1 Nr. 7 des Embryonen-Schutz-Gesetzes (ESchG) in Deutschland nicht statthaft.« Das Verbot gilt nicht nur hierzulande. In den meisten Staaten Europas ist das Austragen eines Kindes durch eine andere Frau explizit untersagt. In einigen Ländern wie den Niederlanden lassen die Gesetze einen gewissen Interpretationsspielraum, sodass es hin und wieder zu einer Leihmutterschaft kommt. Nur in Großbritannien wird die Ersatzmutterschaft rechtlich toleriert. Dennoch gelten auch dort wichtige Einschränkungen: Die Leihmutter darf kein Geld verdienen (jedoch eine recht hohe Entschädigung bekommen), ebenso wenig die Vermittlungsagentur. Zudem kann sie jederzeit von der Abmachung zurücktreten und sich entscheiden, das Kind zu behalten. Kein kinderloses Paar kann seine Ansprüche vor Gericht durchsetzen.

Ganz anders in den USA: Dort gehört die Leihmutterschaft zu den erlaubten Varianten der Zeugungshilfe. Im Paradies reproduktiver Freiheit kämpfen mehrere Dutzend Vermittlungsagenturen um die Gunst und die Dollars der verzweifelten Paare. Das Geschäft lohnt sich. Umgerechnet 50.000 Euro müssen Kinderlose für eine Frau bezahlen, die für neun Monate bereit ist zu sagen: Mein Bauch gehört dir. Davon erhält die Leihmutter selbst nur ein Drittel. Der Rest fließt in Anwaltskosten, Medikamente und Vermittlungsgebühren. Agenturen wie *Growing Generations, The Egg Donor and Surrogacy Program* oder *Surrogate Parenting Services* gehören zum festen Bestandteil der amerikanischen Reproduktionsmedizin. Auch amerikanische Homosexuelle haben die Leihmutterschaft als Weg zum Kind entdeckt. Spezielle Anbieter bedienen den *Gayby-Boom* und vermitteln willige Frauen. Schlagzeilen machte im Jahr 2000 in Großbritannien ein homosexuelles Paar, das mit Hilfe einer Leihmutter aus den USA Zwillinge bekommen hatte. Die britische Regierung wollte das Dreiecksgeschäft nicht dulden und den Kindern den Aufenthalt verwehren. Am Ende gab die Regierung jedoch »im Interesse der Kinder« nach und erlaubte beiden Männern, ihre Kinder nach England zu holen.

Wenn die Mutter gleichzeitig die Oma ist

Die Leihmutterschaft eröffnet die unterschiedlichsten Perspektiven, was die Verwandtschaftsverhältnisse betrifft. Im für das Kind günstigsten Fall bietet die Leihmutter nur ihren Uterus zur Miete, Sperma und Eizelle stammen von den Eheleuten. Das beteiligte Paar muss dabei jedoch eine In-vitro-Fertilisation in Kauf nehmen, mit den entsprechenden hohen Belastungen und niedrigen Erfolgsquoten. Häufig leidet die Frau aber nicht nur an dem Unvermögen ein Kind auszutragen. Es hapert bereits bei der Zeugung. Zur fremden Gebärmutter wird in solch einem Fall eine fremde Eizelle gebraucht. Diese kann von der Leihmutter selbst stammen. Das macht die ganze Sache einfach, fast natürlich: Der werdende Vater muss die Leihmutter nur schwängern oder per Insemination befruchten. Diese Methode, zu einem Kind zu kommen, kennt schon das Alte Testament. Als Rahel ihrem Mann Jakob keinen Nachwuchs schenken konnte, sah sie ihre Magd Bilha für die Aufgabe vor. »Wohne ihr bei«, spricht Rahel zu Jakob im ersten Buch Mose, »damit sie auf meinem Schoß gebäre und durch sie auch ich zu Kindern komme.« Das Verfahren kann die Dreiecksbeziehung jedoch leicht zum Scheitern bringen. Denn in diesem Fall ist die Leihmutter sowohl durch ihr Erbgut wie auch durch neun Monate Schwangerschaft mit dem Kind verbunden.

Die Gefahr, dass die Leihmutter das Kind am Ende behalten möchte, ist groß. Amerikanische Agenturen raten deshalb, die »Gebär«-Mutterschaft von der genetischen Mutterschaft zu trennen. Für das Paar bedeutet dies, eine dritte Frau am Deal zu beteiligen: eine Eizellspenderin. Kommt eine Zeugungsschwäche des Mannes hinzu, dann braucht man auch noch einen Samenspender. Im extremsten Fall hat das Kind zwei Väter – sozialer Vater und Samenspender – und drei Mütter: soziale Mutter, Leihmutter und Eizellspenderin. Sollten Spender und Empfänger miteinander verwandt sein, dann lassen sich die familiären Arrangements weiter ausbauen. Trägt beispielsweise die Mutter einer unfruchtbaren Frau das Kind ihrer Tochter aus, dann wäre sie die Leihmutter des Kindes wie auch seine Oma. Steht die Schwester des Mannes zur Leihmutterschaft bereit, dann wäre sie die biologische Mutter und gleichzeitig die Tante des Sprösslings – und der Zeugungsakt würde einem Inzest ziemlich nahe kommen. Keine dieser Zeugungsvarianten ist Phantasie geblieben, seit Anfang der achtziger Jahre in den USA die ersten Vertragsschwangerschaften abgeschlossen wurden.

Mittlerweile schätzt man, dass jedes Jahr zwischen 500 und 1000 Kinder von einer Leihmutter ausgetragen werden. Dass das Verfahren dennoch keinen besonders guten Ruf hat, liegt weniger an ethischen, psychologischen oder pädagogischen Bedenken als an den Skandalen, in denen die Arrangements immer wieder enden. Der bekannteste ereignete sich bereits 1988 und beschäftigte als »Baby-M-Fall« mehrere Jahre lang amerikanische Richter, Ethiker und Kommentatoren. Zwei um ein Baby streitende Frauen, Kindesentführung, der Einsatz von Privatdetektiven und dem FBI sowie diverse Gerichtsverhandlungen mit immer neuen Urteilen: Die Geschichte lieferte Stoff für viele Schlagzeilen. Mary Beth Withehead, arbeitslos und Mutter zweier Kinder, hatte sich bereit erklärt, einem kinderlosen Akademikerpaar gegen Geld ihre Gebärmutter zu Diensten zu stellen. Nach der Geburt jedoch änderte sie ihre Meinung: »Als ich sie sah und in den Armen hielt, war sie mein Kind. Ich habe einen Vertrag über eine Eizelle unterzeichnet. Ich habe nicht für ein neugeborenes Mädchen unterschrieben, das wie ein Klon meines anderen kleinen Mädchens aussah.« Mehrmals wechselte das Kind den Besitzer. Am Ende gab der Oberste Gerichtshof des Staates New Jersey der Leihmutter Mary Beth Withehead Recht. Ihr Kind bekam sie dennoch nicht. Da das Streitobjekt die meiste Zeit in der Auftragsfamilie verbracht hatte, sollte es dort auch bleiben.

Umgekehrt gibt es Kinder wie Jaycee Buzzanca, für die sich am Ende nicht zu viele, sondern zu wenig Eltern interessieren. Das Mädchen gehört zu jenen Kindern, die gleich fünf Elternteile aufweisen. Gezeugt aus einer Samen- und einer Eizellspende und ausgetragen von einer Leihmutter sollte es das Wunschkind des Ehepaars Buzzanca werden. Pech für Jaycee, dass sie zu spät auf die Welt kam. Bei der Geburt nämlich hatten sich die Eheleute bereits getrennt. Mr. Buzzanca wollte von der Abmachung nichts mehr wissen und verweigerte den Unterhalt. Schließlich, so argumentierte er, sei er mit Jaycee in keiner Weise verwandt. Der erste Richter gab ihm Recht und erklärte das Kind für »elternlos«. Die nächste Instanz sah das jedoch anders. Sie argumentierte, ohne John und seine Ex-Frau wäre das Kind niemals gezeugt worden. Folglich seien sie die Eltern – und somit er – unterhaltspflichtig.

Viele Vermittlungsagenturen haben aus solchen Familientragödien ihre sehr amerikanische Konsequenz gezogen. Heute schreiben die Abkommen zwischen Auftragseltern und Gebärfrau haarklein vor, was die Vertragsparteien zu tun und zu lassen haben. Dass die Leihmutter nicht trinken und nicht rauchen darf, wie sie sich ernähren soll und welchen Vorsorgeuntersuchungen sie sich zu unterziehen hat. Ebenso regelt der Vertrag, was passiert, wenn das Kind behindert ist und ob die Eltern in spe bei der Geburt daneben stehen dürfen. Wenn die Gesetze des jeweiligen Bundesstaates derartige Verträge nicht erlauben – auch das gibt es –, finden Vertragsunterschrift, Besamung und die anschließende Adoption eben im Nachbarstaat statt, der liberalere Regeln kennt. Zudem werben amerikanische Leihmütteragenturen heute damit, ihre Kandidatinnen mittels langer Gespräche und Fragebögen besonders gut auszuwählen. So wollen sie sichergehen, dass diese sich an den Vertrag halten und das neugeborene Kind wirklich für immer in andere Hände geben.

Befürworter der Leihmutterschaft weisen darauf hin, dass es sowohl in England wie in den USA nach den ersten wilden Jahren nur noch selten zu Konfliktfällen kommt. Die Juristin Lori Andrews, die viele der Auswüchse der amerikanischen Reproduktionsmedizin zusammengetragen hat, kam nach Gesprächen mit rund 80 Leihmüttern zu dem Schluss, dass die meisten keineswegs ausgebeutet oder geldgierige Gebärmaschinen seien, sondern Frauen mit mehreren Kindern, »für die Mutterschaft der zentrale Bezugspunkt ihres Lebens war«. Ohne Geld würde sich dennoch kaum eine Frau bereit erklären, die Entbehrungen und Gefahren von Schwangerschaft und Geburt für ein fremdes Paar auf sich zu nehmen.

Hinzu kommt, dass man wenig darüber weiß, wie der »Vertragsgegenstand«, das Kind, mit den Umständen seiner Herkunft zurechtkommt – wenn es denn davon erfährt. Viele Eltern versuchen ihren Kindern die besondere Zeugung zu verschweigen. Zwar werden die Auftragseltern mit »ihrem« Nachwuchs liebevoll und fürsorglich umgehen, Adoptivfamilien tun dies auch. Eine im Juli 2002 auf der ESHRE-Jahreskonferenz vorgestellte Untersuchung der Londoner *City University* zur Entwicklung von Kindern aus Leihmütter-Arrangements bestätigt dies zumindest für das erste Lebensjahr (weitere Studien sollen folgen). Die emotionale und psychische Entwicklung der Kinder verläuft bis dahin normal. Auch nach der Geburt halten die meisten Mietmütter Kontakt zu ihrer Auftraggebern und dem Kind. Dennoch bleibt die Erkenntnis, mehrere Eltern zu haben und von seinen genetischen Eltern fortgegeben worden zu sein, für jedes Kind eine Belastung. Es gibt außerdem einen entscheidenden Unterschied: Wenn eine Frau ihr Kind zur Adoption freigibt, ist dies die Folge eines tragischen Notfalls. Bei der Leihmutterschaft wird diese Fehlentwicklung bewusst arrangiert, und zwar in der Regel gegen Geld.

Dennoch fordern deutsche Reproduktionsmediziner in ihrem Positionspapier zu den Vorbereitungen für ein Fortpflanzungsmedizingesetz auch die Leihmutterschaft – in engen Grenzen – zuzulassen. Als Beispiel wird der Fall einer Frau angeführt, die ohne Uterus auf die Welt kommt.

Dann sollte die Mutter das Kind ihrer Tochter austragen dürfen, fordern die deutschen Fortpflanzungshelfer. Abgesehen von der verstörenden Tatsache, dass die Leihmutter ungefähr sechzig Jahre alt sein dürfte, wenn sie das Kind ihrer Tochter bekommt, gilt auch hier das Gleiche wie für die PID: Die Technik wird sich nicht begrenzen lassen. Mit welcher Begründung wird man das Mietarrangement, wenn es einmal erlaubt ist, Frauen verwehren, die erst im erwachsenen Alter ihren Uterus verlieren? Und was spräche dagegen, auch männlichen Homosexuellen über den Umweg einer gemieteten Neunmonatsfrau zur Elternschaft zu verhelfen? Sollte man sie nur deshalb mit Kinderlosigkeit bestrafen, weil die Natur es so eingerichtet hat, dass sie sich nicht zum weiblichen Geschlecht hingezogen fühlen? Auch für die Homoehe mit Anhang gibt es genügend Interessenten in Deutschland, unter den 60 Kontaktanzeigen waren auch drei schwule Paare.

4. Mädchen oder Junge: das Geschlecht à la carte

Man nehme einen Faden, binde ihn um den linken Hoden und schnüre ihn fest zu. So vorbereitet kann der Mann nach dem Beischlaf damit rechnen, der Vater eines Jungen zu werden. Diesen Tipp gab Anaxagoras (500–428 v. Chr.) seinen Geschlechtsgenossen, um einen männlichen Stammhalter zu zeugen. Denn, so vermutete der griechische Philosoph, der Mann habe zwei Hoden, um jeweils einen Jungen oder ein Mädchen zu zeugen. Die Schnürmethode ist schmerzhaft und führt – wie die Natur auch – nur in 50 Prozent der Fälle zum Erfolg. In einer Hinsicht jedoch hatte Anaxagoras Recht: Der Mann, nicht die Frau bestimmt das Geschlecht des Kindes. Während die Eizellen der Frau ausschließlich das X-Chromosom tragen, besitzen die männlichen Spermien entweder das X- oder das Y-Chromosom. Trifft ein X-Spermium auf die Eizelle, wird neun Monate später ein Mädchen geboren. Andernfalls wird es ein Junge. Jahrtausendelang blieb der Traum mancher Eltern, das Geschlecht ihres Kindes bestimmen zu können, unerfüllt – trotz vieler Versuche, durch spezielle Diäten, Sexualpraktiken oder den Tag der Zeugung auf die Natur Einfluss zu nehmen. Erst die Reproduktionsmedizin ermöglicht die Geschlechtswahl.

Kathy des Jardins hatte die Nachricht in einer Lokalzeitung gelesen: »Spermasortierer ermöglicht Paaren das Geschlecht ihres Babys auszusuchen.« Drei Jungen hatte sie bereits, einen Zehnjährigen und ein fünfjähriges Zwillingspaar. Einmal noch schwanger werden wollte die 41-Jährige, doch diesmal sollte es »zur Abwechslung« ein Mädchen sein. So würde »etwas mehr Weiblichkeit« in ihr Leben kommen, schrieb sie in einem Beitrag für die amerikanische Zeitschrift *Parenting*. Der »Spermasortierer« steht in Fairfax (Virginia) und gehört dem privaten *Genetics & IVF Institute*, welches den Apparat unter dem eingetragenen Markennamen Microsort® weltweit vertreibt.

Der Spermasortierer trennt die männlichen Spermien von den weiblichen. Anschließend werden die geschlechtlich separierten Keimzellen der Frau je nach Wunsch mit einer künstlichen Insemination injiziert. Dabei machen sich die Befruchtungsexperten die Tatsache zu Nutze, dass X-Chromosomen etwas mehr DNA in sich tragen als Y-Chromosomen. Zuerst werden die Samenfäden mit einem fluoreszierenden Farbstoff markiert. Dann gruppiert man sie alle mit dem Kopf voraus in eine Richtung und jagt sie durch den Microsorter. Wie auf dem Fließband gleitet jedes Spermium unter einem Laserstrahl hindurch. An der Menge des vom Spermium abgegebenen Lichts erkennt die Maschine die unterschiedlichen Geschlechtschromosomen und trennt sie voneinander. »Weibliches Sperma«, das etwas mehr leuchtet, auf die eine, schwächer fluoreszierendes »männliches Sperma« auf die andere Seite. Die Methode wurde bereits seit längerer Zeit in der Tiermedizin mit Erfolg angewandt. Beim Menschen erwies sie sich jedoch als schwierig, weil der Mengenunterschied an DNS nur 2,8 Prozent ausmacht und damit lange Zeit nicht messbar war.

Auch heute noch lässt sich der Samenseparierer mitunter ein X für ein Y vormachen. Dennoch ermöglicht er – für 3500 Dollar pro Versuch –, die Fifty-Fifty-Wahrscheinlichkeit einer natürlichen Zeugung deutlich zu verschieben. Paare, die ein Mädchen wünschen, haben eine 88-prozentige Chance. Wer Jungen bevorzugt, kommt auf 73 Prozent Treffsicherheit. Bis März 2005 wurden, hauptsächlich in den USA, mehr als 500 Babys mit der Technik gezeugt – »und viele weitere warten darauf, geboren zu werden«, wie es in der Werbebroschüre des *Genetics & IVF Institute* heißt. Bis zu 500 Interessenten aus der ganzen Welt melden sich jeden Monat im Institut. Auch aus Deutschland habe es bereits Nachfragen gegeben, so Institutsdirektor Ed Fugger. Seit zwei Jahren müssen deutsche Paare nicht mehr in die USA reisen, sondern können die Prozedur über das belgische Gent abwickeln. Hier sitzt Frank Comhaire, ein Arzt, der die Spermaproben per Kurier im Kältepaket zum Trennverfahren ins ferne Virginia weiterleitet. Einfach sei die Prozedur nicht, gibt Comhaire zu. Fast ein halbes Jahr vergeht von der ersten Spermaprobe bis zur Insemination. Da häufig nicht genug separierte Spermien aus den USA zurückkehren, ist noch eine In-vitro-Befruchtung nötig. Und selbst dann ist die Wahrscheinlichkeit schwanger zu werden gering: Ähnlich wie bei der natürlichen Zeugung liegt die Erfolgsquote pro Versuch bei ca. 20 Prozent. Die meisten von Comhaires Kunden geben also die 6.000 Euro, die das belgisch-amerikanische Befruchtungs-Joint-Venture kostet, umsonst aus. Dennoch sei die Nachfrage groß und erste Kinder seien auch bereits geboren, so Comhaire. Ethische Probleme sieht der belgische Professor beim so genannten *family balancing* keine. Das Korrigieren eines familiären Ungleichgewichts mithilfe der Medizin würde schließlich niemandem schaden. Er manipuliere kein Erbgut und verbrauche keine Embryonen. Da zudem nur Paare akzeptiert werden, die bereits ein Kind haben und sich nun ein weiteres mit anderem Geschlecht wünschen, würde die Geschlechterverteilung nicht gestört.

Um die Chancen einer Schwangerschaft zu erhöhen, werden die Frauen zuvor mit Hormonen stimuliert. Auch Kathy des Jardins musste drei Wochen vor der Prozedur Tabletten schlucken, die ihre Eierstöcke anregten. Kurz vor dem Eisprung reiste sie mit ihrem Mann nach Fairfax, der am Tag der Übertragung morgens Samen spenden musste. Bereits am Nachmittag erfolgte die Insemination mit dem X-lastigen Sperma. Nach wenigen Minuten war die schmerzlose Behandlung beendet. Doch der Trip von Atlanta nach Virginia erwies sich als Fehlinvestition, wie sich zwei Wochen später herausstellte. Kathy des Jardins bekam ihre Regel und der Traum von einer Hightech-Tochter erfüllte sich nicht. Anders als die meisten Paare, die drei Anläufe nehmen, beließen es die Journalistin und ihr Mann bei dem einen Mal.

Ähnlich wie andere reproduktionsmedizinische Techniken wurde auch der Spermasortierer ersonnen, um Leiden zu lindern. Er sollte Paaren mit geschlechtsgebundenen Erbkrankheiten helfen, ein gesundes Kind zu bekommen. Ein Beispiel ist die Bluterkrankheit, die nur bei männlichen Genträgern auftritt. Mit dem Microsorter konnte man dafür sorgen, dass eine gefährdete Frau statt eines Jungen ein Mädchen bekommt. Als die Technik bekannt wurde und interessierte Anfragen – dank guter PR-Arbeit – nicht ausblieben, erweiterte das *Genetics & IVF Institute* den Kundenkreis: Seit 1998 kommen auch gesunde Paare in den Genuss der *sexselection*.

Auch wenn die meisten Paare der Lotterie der Natur ihren Lauf lassen, besteht durchaus Nachfrage nach der Geschlechtsselektion. Von rund 1000 US-Bürgern, welche die amerikanische Sozialwissenschaftlerin Dorothy Wertz befragte, sagte ein Viertel, sie wären bereit, die neue Technik zu nutzen. Bei einer anderen Umfrage hatte die Forscherin von der *University of Massachusetts* Humangenetiker zum gleichen Thema befragt: Immerhin jeder Dritte antwortete, er würde bei einer schwangeren Frau, die bereits vier Töchter hat, sich nun endlich einen Sohn wünscht und einen weiblichen Fötus abtreiben möchte, eine Pränataldiagnose vornehmen. In Deutschland jedoch scheint die Begeisterung fürs *familiy balancing* gering zu sein. Als Forschern der Universität Gießen deutsche Paare nach Geschlechtspräferenzen fragten, antworteten dreiviertel sie hätten keine Vorlieben. Selbst bei zwei Kindern war es immer noch 58 Prozent egal, ob sie lieber zwei Kinder vom selben Geschlecht hätten oder eine »gesunde Mischung«. Lediglich sechs Prozent wären bereit, das Geschlecht mittels einer künstlichen Befruchtung zu manipulieren. In England dagegen konnten sich immerhin 21 Prozent die Beeinflussung des Geschlechts vorstellen.

Ein Junge auf Bestellung mit Hilfe der PID

Nichts ist einfacher, als mit dem Gencheck PID männliche und weibliche Embryonen voneinander zu trennen. Die Geschlechtsbestimmung war in den ersten Jahren der Technik sogar das wichtigste Anwendungsgebiet – freilich um genetische Krankheiten herauszufiltern, die an männliche oder weibliche Embryonen gebunden sind. Doch auch für die Geschlechtswahl aus Gründen der Familienplanung eignet sich die PID hervorragend. Ihre Erfolgsquote tendiert gegen 100 Prozent und ist dem Microsorter damit an Sicherheit weit überlegen. Und in der Tat wird der Embryonen-Check längst für solche nichtmedizinischen Zwecke eingesetzt, wie dem neuesten Report des PID-Komitees der europäischen Gesellschaft für Reproduktion und Embryologie zu entnehmen ist. Immerhin 3 der 25 Zentren, die ihre Daten melden, betreiben die Geschlechtsselektion per Embryonenkontrolle. Sie haben im Jahr 2001 insgesamt 78 Zyklen durchgeführt und eine Schwangerschaftsrate von 35 Prozent erreicht. Die hohe Quote ist nicht verwunderlich, waren die behandelten Frauen doch im Gegensatz zu anderen PID-Patientinnen in der Regel gesund und fruchtbar. In einem Fall ging die PID scheinbar schief und statt eines erwünschten Jungen wurde bei einer Amniozentese ein Mädchen entdeckt. Der Fötus wurde daraufhin abgetrieben. Die Reproduktionsmediziner der ESHRE waren selbst so überrascht über diese Daten, dass innerhalb der Gruppe diskutiert wurde, ob man sie überhaupt veröffentlichen solle. Gerade in Ländern wie Deutschland, wo die PID noch nicht erlaubt sei, könnte diese – von den meisten Fruchtbarkeitsärzten nicht gewollte – Ausweitung der Technik die Gegner des Verfahrens bestätigen.

Mittlerweile melden sich auch erste Zentren aus Asien zu Wort, welche die PID offensiv für die Vermeidung von Mädchen einsetzen. In Indien beispielsweise spielt die Pränataldiagnostik bei der Geschlechtsbestimmung bis heute eine große Rolle. Ultraschall und Fruchtwasseruntersuchungen geben nicht nur Auskunft über mögliche Defekte des ungeborenen Lebens, sondern ebenso darüber, ob die Schwangere einen Jungen oder ein Mädchen erwartet. Was in westlichen Länder in der Regel nur ein Detail vorgeburtlicher Freude darstellt, ist in Indien häufig ein Grund zur Abtreibung. Allein in Bombay gab es bis 1996 weit über 200 Kliniken, die sich ganz offiziell auf die selektive Abtreibung spezialisiert hatten. Dann verbot die indische Regierung diesen Missbrauch der Pränataldiagnostik, weil die Präferenz indischer Paare für einen Jungen zu einer dramatischen Geschlechterverschiebung geführt hatte. Wie eine Stichprobe ergab, waren von 8000 in Bombay abgetriebenen Föten 7999 weiblichen Geschlechts. Angesichts derartiger Zahlen ist es weit akzeptabler, die Geschlechtsselektion bereits im Embryonalstadium durchzuführen, schreibt Aniruddha Malpani in der Fachzeitschrift *Human Reproduction*. Dadurch könne der Fetozid vermieden werden. Der indische Reproduktionsmediziner betreibt die PID seit 1999 in seiner Praxis in Bombay. Eine Reihe von geschlechtskontrollierten Kindern wurde seitdem geboren – ausnahmslos Jungen. Wenn wir es Paaren mit Verhütungsmitteln erlauben zu bestimmen, wann und wie oft sie ein Baby haben möchten, dann können wir es ihnen nicht verwehren, auch das Geschlecht ihres Kindes auszusuchen, schreibt Malpani.

Wer glaubt, diese Argumentation sei eine Einzelstimme aus der Dritten Welt, irrt. Die Debatte um die Geschlechtsselektion mit Hilfe der Präimplantationsdiagnostik ist ein Paradebeispiel für die »schiefe Ebene«, auf die die Reproduktionsmedizin zu geraten droht. Wird eine bestimmte Technik erst einmal zugelassen, dann ist es fast unmöglich ihren Einsatz zu begrenzen. Noch vor wenigen Jahren galt die Geschlechtsseparierung mit Hilfe der Präimplantationsdiagnostik auch in den USA als kaum denkbar. 1999 empfahl das Ethikkomitee der *American Society of Reproductive Medicine* (ASRM) ihren Mitgliedern, dass sie Patienten nicht unterstützen sollen, die als Nebenprodukt der PID nach einer Geschlechtsbestimmung fragen. Damit waren all jene Betroffenen gemeint, die sich dem Embryonen-Check aus medizinischen Gründen unterziehen und quasi in einem Rutsch eine *sexselection* mitmachen möchten. Eine PID, die *allein* dazu dient, einen Jungen oder ein Mädchen zu garantieren, sollten die Ärzte den Patienten strikt ausreden.

Die ASRM begründete ihre Abwehrhaltung mit dem Argument, dass eine derartige Geschlechtswahl diskriminierend sei. Sie würde Vorurteile über die Geschlechter bestätigen und gesunde Frauen unnötig medizinisch belasten, da für jede PID eine volle In-vitro-Fertilisation inklusive Hormongaben und OP notwendig ist. Das Argument, das in Deutschland die wichtigste Rolle spielen würde, fiel nicht: Bei der Geschlechtsauslese fallen wie bei jeder PID mehr Embryonen an, als später eingesetzt werden. Normalweise werden diese eingefroren oder verworfen, weil sie genetisch belastet sind. Nun erfahren sie das gleiche Schicksal nur, weil aus ihnen ein Junge beziehungsweise Mädchen werden könnte. Das Geschlecht wird zur Krankheit.

In einer Stellungnahme der ASRM zwei Jahre später waren einige der Einwände plötzlich verschwunden. Das neue Statement bezog sich zwar nur auf die Technik der Spermienseparation, doch diskriminierende Effekte sah das Ethikkomitee bei der Geschlechtsauswahl nun keine mehr. Wichtig sei allein, dass man die Paare gut berate und ihnen ins Gewissen rede, dass sie das Kind auch dann annehmen, wenn die Methode schief geht und der Nachwuchs nicht den Wünschen entspricht. Kurze Zeit später fragte ein Reproduktionsmediziner den Vorsitzenden des Komitees, den Juristen und Bioethiker John A. Robertson, ob die gleichen Argumente nicht auch für die mit einer PID getroffene Geschlechtswahl gelten müssten. Wenn man die Geschlechtsbestimmung schon zulasse, dann müsse doch wohl jene Methode erlaubt sein, welche am meisten Erfolg verspreche, also der Embryonen-Check. Robertson stimmte zu und der Skandal war da: Große Aufregung in der Presse und unter Reproduktionsmedizinern, die gegen die nichtmedizinische Verwendung der PID waren. Schließlich zog sich die ASRM aus der Affäre, indem sie verkündete, Robertsons Statement sei seine Privatmeinung.

Zur Zeit wird in den USA ernsthaft über die Geschlechtsselektion mit der PID diskutiert. Dabei stellt sich heraus, dass es gar nicht so einfach ist, Gründe gegen die Nachwuchsplanung per Embryonen-Check zu finden, wenn man drei Voraussetzungen akzeptiert hat: Erstens, dass Embryonen noch kein menschliches Leben darstellen. Zweitens, dass es grundsätzlich normal und ethisch vertretbar ist, bei der Fortpflanzung die Natur zu manipulieren. Und drittens, dass Fortpflanzungsentscheidungen Privatsache sind. Alle drei Punkte sind in den USA kaum umstritten (Kapitel 13). Und so ist es nur eine Frage der Gewöhnung und der Zeit, bis das so genannte *Family balancing* gängige Praxis wird.

Das Ausbalancieren des familiären Gleichgewichts nennen Befürworter das Verfahren. Einige Paare haben bereits mehrere Jungen und wünschen sich jetzt ein Mädchen oder umgekehrt. Andere möchten nur zwei Kinder haben, beide sollen jedoch von unterschiedlichem Geschlecht sein. Wieder andere Paare legen großen Wert darauf, dass das Erstgeborene ein Junge oder – etwa bei einem lesbischen Paar – ein Mädchen wird. So zählt Bioethiker Robertson die potenziellen Interessenten für die repromedizinische Geschlechtswahl auf und fragt: Warum sollte man ihnen den Wunsch verwehren? Es könnte ja sogar sein, argumentiert er mit großer Einfühlsamkeit, dass der Wunsch nach einem bestimmten Kind so groß ist, dass die Paare sich weigern, Nachwuchs zu bekommen, wenn er nicht in Erfüllung geht. Würde man ihnen das *Family balancing* nicht gestatten, käme das einem Fortpflanzungsverbot gleich.

Natürlich sei es richtig, schreibt Robertson weiter, dass eine PID eine gesunde Frau nur aus sozialen Gründen zur Patientin macht. Doch wenn sie es freiwillig tut und es selbst bezahlt, könne niemand etwas dagegen einwenden. Schließlich seien auch Schönheitsoperationen erlaubt. Selbst für den Fall, dass ungewünschte Bevölkerungseffekte eintreten, hält Robertson ein Gegenmittel parat. Sollte es sich zum Beispiel herausstellen, dass die Paare stets nur Jungen oder – was unwahrscheinlicher ist – Mädchen bevorzugen, könnte man den Grundsatz aufstellen, dass jedes Zentrum am Jahresende eine ausgeglichene Geschlechterbilanz vorweisen muss. Robertsons Fazit lautet: Solange die Methode der Geschlechtsselektion sicher ist und keinem Dritten schadet, darf man sie nicht verbieten.

Mit den gleichen Argumenten jedoch lässt sich jede Präferenz der Eltern für ihren Nachwuchs rechtfertigen. Wenn ein Ehepaar zum Beispiel zwei lebhafte Kinder hat, kann es dann nicht auf seinen Anspruch pochen, einmal ein ruhigeres zu bekommen? Und wie steht es mit Körpergröße oder Intelligenz? Sollte es irgendwann möglich sein, die Embryonen nach derartigen Merkmalen auszuwählen, würde eine solche Selektion auch niemandem schaden. Sie nützt nur: dem gegebenenfalls klügeren Kind und den glücklichen Eltern, die nur das Beste für ihren Sprössling wollten.

Kritiker der freien Auswahl des Geschlechts wie Dorothy Wertz meinen denn auch, dass Techniken wie die Samenselektion oder die PID die Menschen an eine Einkaufsmentalität bei der Fortpflanzung gewöhnen: Auch beim Kinderzeugen erwarten sie zu bekommen, was sie bestellt haben. Noch scheint die in den USA geführte Diskussion weit weg von Europa und noch weiter weg von der deutschen Realität. Erste Forderungen, die

Geschlechtsselektion auch in Europa zuzulassen, gibt es jedoch bereits, insbesondere in England – auch wenn die dortige Fortpflanzungsbehörde HFEA das Verbot der Geschlechtsselektion 2004 erneut bestätigt hat. Und es gehören keine seherischen Fähigkeiten dazu vorauszusagen, dass die Debatte irgendwann auch hierzulande geführt werden wird.

X. Wie sage ich es meinem Kinde?
Von Samenspenden und anderen Familiengeheimnissen

Irgendwann wird seine Tochter zu ihm sagen: »Du bist ja gar nicht mein Vater.« Martin Klöppel rechnet fest mit diesem Satz. Eines Tages, wenn seine Tochter in der Pubertät ist und sie sich gestritten haben. Mehr als zehn Jahre ist der Moment noch entfernt. Doch Martin Klöppel weiß bereits heute, wie er reagieren möchte: »Ruhig bleiben, sich nicht provozieren lassen. Ich weiß, dass es nicht so gemeint sein wird.« Irgendwann wird seine Tochter vielleicht fragen, ob sie ihren genetischen Vater kennen lernen kann. Auch diesen Moment sieht Martin Klöppel kommen. Nur eines könnte er nicht ertragen: »Wenn meine Tochter zu diesem Mann Papa sagt.«

Martin Klöppel hätte nie ein Kind zeugen können. Als er 27 Jahre alt war, stellten Ärzte fest, dass er unfruchtbar ist. Schwere Azoospermie, lautete die Diagnose der Andrologen, also absolute Spermienlosigkeit. Selbst eine ICSI-Therapie kam nicht in Frage, da auch bei dieser Methode mindestens ein Spermienfaden vonnöten ist. Bis heute kommt der Gedanke, keine leiblichen Kinder bekommen zu können, immer mal wieder hoch. »Ich hatte immer ein Bild im Kopf, wie meine Kinder wohl einmal aussehen würden«, sagt er. »Das wurde damals zerstört.« Als der junge Ingenieur vor fünf Jahren von seiner Zeugungsunfähigkeit erfuhr, war es für ihn die schlimmste Nachricht seines Lebens. »Ich habe mich zeitweilig gefragt, wozu ich überhaupt auf der Welt bin«, so Klöppel. Jedes kleine Kind erinnerte ihn daran: Das wirst du nie hinbekommen.

Erst ein Gespräch mit einer Psychologin half ihm, über Versagensgefühle und Minderwertigkeitskomplexe hinwegzukommen. Sie wies ihn auch auf die Möglichkeit einer Samenspende hin. Das Paar hatte davon gehört. Den Gedanken aber, sich um das Sperma eines fremden Mannes zu bemühen, fanden beide zuerst unvorstellbar. »Doch dann begann die Idee zu arbeiten«, sagt Andrea Klöppel. Sie lasen hier und da etwas, durchforsteten das Internet, gingen zu mehreren Ärzten. Nach einem Jahr des Nachdenkens und Diskutierens entschieden sie sich für die Samenspende: Es war ihre einzige Möglichkeit, ein Kind zu bekommen. Doch damit begannen die Probleme erst. Fünf Gynäkologen suchten sie auf, die entweder unwissend oder wenig Vertrauen erweckend waren. Einer sagte, dass die Samenspende in Deutschland verboten sei. Ein anderer wusste nicht, dass man Sperma auch einfrieren kann. Ein Dritter bat sie zu später Stunde in seine Sprechstunde, als habe er etwas zu verbergen. »Richtige Hinterhofpraxen waren dabei«, sagt Martin Klöppel. Erst als sie auf das Zentrum für Reproduktionsmedizin in Essen stießen, die größte Samenbank Deutschlands, konnte ihnen geholfen werden.

Medizinisch einfach – rechtlich in einer Grauzone

Die Fremdsamenspende ist das einfachste, preiswerteste und älteste reproduktionsmedizinische Verfahren von allen. Bereits Ende des 18. Jahrhunderts gelang dem schottischen Arzt John Hunter die erste künstliche Besamung einer Frau. Der Mediziner verwendete dazu das Sperma ihres Mannes, der wegen einer Deformation seines Penis zeugungsunfähig war. Rund 100 Jahre später führte William Pencoast an der *Jefferson Medical School* in Philadelphia die gleiche Prozedur erstmals mit den Spermien eines fremden Mannes durch – eines Medizinstudenten, der als »der ansehnlichste seines Jahrganges« beschrieben wurde.

Bis heute hat sich an der Technik, die man Retortenbefruchtung nannte, bis der Name später auf die In-vitro-Fertilisation überging, wenig Grundsätzliches geändert. Heutzutage weiß man freilich, dass die Frau bei der Insemination nicht zu einem Orgasmus kommen muss, was manche Mediziner noch in der ersten Hälfte des 20. Jahrhunderts für notwendig hielten – was das Verfahren natürlich deutlich vereinfacht. Die Samenspende ist die Low-Tech-Methode der Reproduktionsmedizin, schmerzlos und nur von wenigen Minuten Dauer. Dabei wird das chemisch aufbereitete Sperma des Spenders der Frau mit einem Schlauch in die Gebärmutter injiziert. Bettina Williamson, eine Betroffene aus der Nähe von Frankfurt, fand die Behandlung nicht aufwändiger als einen normalen Besuch beim Gynäkologen. Nur die häufigen Arzttermine sowie das Blutabnehmen zuvor, um den Zeitpunkt des Eisprungs zu erkennen, empfand sie als lästig. Wie Andrea Klöppel verzichtete auch sie auf zusätzliche Hormone. Sie wollte das Kind so natürlich wie möglich bekommen. Andere Frauen dagegen folgen dem häufig gegebenen Rat ihres Arztes und lassen sich stimulieren, um die Chancen auf eine Schwangerschaft zu erhöhen.

Für den Mann ist die Samenspende noch leichter – was es gerade schwer macht. Anders als bei der homologen Insemination mit dem Samen des Partners spielt dieser bei der heterologen Insemination überhaupt keine Rolle. Außer zu einem Erstgespräch braucht er die Praxis nicht einmal zu betreten. Die meisten Männer jedoch weichen gerade wegen ihrer faktischen Bedeutungslosigkeit bei allen Behandlungsschritten nicht von der Seite ihrer Frau. Einige Ärzte weisen ihnen absichtlich eine Aufgabe zu. »Ich durfte immer die Spritzen mit dem Sperma kontrollieren, ob da auch wirklich der Name meiner Frau draufstand«, erinnert sich Martin Klöppel. Andere Ärzte raten dem Paar dazu, am Tag der Samenübertragung miteinander zu schlafen, damit der Mann zumindest eine winzige Illusion pflegen kann, doch der biologische Vater des Kindes zu sein.

Vielleicht ist es dieser reinen Zuschauerrolle des Ehemannes beim Zeugungsakt zu verdanken, dass die Samenspende bis heute mit dem Schleier der Unrechtmäßigkeit und des Geheimnisses umweht ist. Als 1989 über das Embryonenschutzgesetz beraten wurde, plädierten ebenfalls viele dafür, der heterologen Insemination einen Riegel vorzuschieben. Die Gegner der Fremdspermienübertragung, wie die damalige Abgeordnete Herta Däubler-Gmelin, wollten die »einheitliche Vaterschaft« ebenso wie die »einheitliche Mutterschaft« erhalten wissen. Anders als die Eizellspende schien den Abgeordneten ein Verbot der Samenspende jedoch nicht kontrollierbar. Da die Spermaspende technisch einfach ist, kann sie theoretisch von jeder Frau, die über einen Spender verfügt, unbemerkt durchgeführt werden – von Seitensprüngen, die zu einem Kind führen, ganz zu schweigen. Insofern beließ es der Gesetzgeber dabei, die heterologe Insemination zu ignorieren. »Wir hatten die ganze Zeit das Gefühl, uns in einer Grauzone zu bewegen«, sagt Martin Klöppel.

Die rechtliche Ungeregeltheit führt dazu, dass die Krankenkassen die Fremdsamenspende bis heute nicht bezahlen und selbst viele Frauenärzte sie für illegal halten. Die Frage, wer im Streitfall den Unterhalt für das Kind bezahlt – der Spender, der Vater oder der Arzt –, ist vom Gesetzgeber nicht geklärt. Aufgrund dieser Unwägbarkeiten haben viele Universitätskliniken die heterologe Insemination eingestellt und privaten Praxen das Feld überlassen. Diese sichern sich in der Regel mit einem notariell bestätigten Vertrag gegen Unterhaltsansprüche ab.

Eine Außenseitermethode ist die Fremdsamenspende dennoch nicht. Schätzungen zufolge wurden seit Anfang der siebziger Jahre rund 50.000 Kinder über den Umweg einer Samenbank gezeugt. Durch die Entwicklung der ICSI-Methode, mit deren Hilfe unfruchtbare Männer zu Vätern werden können, hat sich der Interessentenkreis jedoch stark reduziert. Thomas Katzorke, der dem *Arbeitskreis donogene Insemination* vorsteht, schätzt, dass heutzutage jedes Jahr noch 500 bis 700 Paare die Methode in Anspruch nehmen mit leicht steigender Tendenz, seitdem für die IVF hohe Zuzahlungen verlangt werden. Die Gründe sind unterschiedlich: Mal fehlen dem Mann jegliche Spermien, mal möchte er bestimmte Erbkrankheiten nicht auf sein Kind übertragen. Auch mehrere gescheiterte ICSI-Versuche können ein Motiv für die Samenspende sein.

Seit einigen Jahren bildet sich zudem eine neue Kundengruppe: die allein stehender Frauen und lesbischer Paare. In Großbritannien wurde im Juni 2002 die erste Samenbank für lesbische Paare eröffnet. Die Internet-Agentur mit dem etwas widersprüchlichen Namen »man not included« besorgt kinderwilligen Frauen einen anonymen Spender. Auch in Holland, Belgien, Dänemark oder Spanien zählen Samenbanken schon seit vielen Jahren lesbische Paare zu ihren Kundinnen. Das hat zu einem regen Fortpflanzungstourismus lesbischer Paare aus Deutschland ins Ausland geführt. In Deutschland ist die Spermaspende an gleichgeschlechtliche Lebensgemeinschaften zwar nicht ausdrücklich verboten. Dennoch behandelten die Praxen hier bislang nur heterosexuelle (Ehe-)Paare. Seit einigen Zeit aber deutet sich ein Sinneswandel unter deutschen Fortpflanzungsmedizinern an, sagt Thomas Katzorke vom Zentrum für Reproduktionsmedizin in Essen, der größten Samenbank Deutschlands. Zum einen gebe es seit dem neuen Partnerschaftsgesetz keinen Grund mehr, lesbische Paare auszuschließen, so Katzorke. Zum anderen zeigten viele Kinder von Lesben oder Schwulen keine Auffälligkeiten. In Brüssel haben Psychologen und Ärzte des Universitätskrankenhauses über zwanzig Jahre lang lesbische Eltern und ihren Nachwuchs beobachtet und festgestellt, dass »sich Kinder aus lesbischen Familien so gut wie gar nicht von denen aus heterosexuellen Familien unterscheiden«, sagt Patricia Baetens, eine der Psychologinnen. Studien aus den USA, Großbritannien oder Holland kamen zu ähnlichen Ergebnissen.

Viele lesbische Frauen in Deutschland behelfen sich jedoch weiter mit einer Samenspende aus dem privaten Bekanntenkreis. Eine andere Option ist die Reise ins Ausland, insbesondere nach Holland, wo die Spermaspende an allein stehende Frauen – ob lesbisch oder heterosexuell – praktiziert wird. Sollte ein neues Fortpflanzungsmedizingesetz die Beschränkungen auch hierzulande aufheben, dann wird die heterologe Insemination eine neue Renaissance erleben. Die Tendenz bei lesbischen Frauen, ein eigenes Kind haben zu wollen, steige, sagt Cornelia Burgert vom Feministischen Frauen-Gesundheitszentrum in Berlin. Sie spricht von geschätzten 600.000 lesbischen Frauen mit Kindern. Genaue Zahlen existieren nicht, wohl aber erste Studien, über lesbische Paare, die per Samenspende Kinder bekommen haben. Eine im Juli 2002 vorgestellte Untersuchung der Freien Universität Brüssel zum Verhältnis zwischen lesbischen Frauen und ihren Kindern stellte keine Unterschiede zu Familien mit heterosexuellen Eltern fest. Die Kinder würden sich seelisch gut entwickeln und hätten eine liebevolle Beziehung zu ihren Müttern. Auch mit ihrer Umwelt kamen sie gut klar, Hänseleien wegen ihrer außergewöhnlichen Familienstruktur seien selten.

Viele Paare verschweigen ihren Kindern die Zeugungshilfe

Noch am Vorabend ihrer Fahrt in die Praxis packten Andrea Klöppel Zweifel, ob ihre Entscheidung richtig ist. Was für ein Mensch mag der Spender sein? Kann ich das Kind überhaupt annehmen, das von einem Fremden stammt? Was, wenn seine Augen oder Haarfarbe verräterisch sind und bei anderen Zweifel an der Vaterschaft wecken? Am Ende wischte sie dem Kinderwunsch zuliebe alle Bedenken beiseite. Mit pragmatischem Vertrauen in die Zukunft fuhren die Klöppels nach Essen: Es gebe so viele Familienmodelle heutzutage, allein erziehende Frauen, Stiefväter, Adoptiveltern, sagten sich die beiden, da sei das Leben mit einem durch eine Samenspende gezeugten Kind auch nicht viel anders. »Irgendwie bekommen wir es schon hin.«

Dennoch erzählten die Klöppels niemandem von ihrer Entscheidung, ebenso wie sie seine Unfruchtbarkeit vor den meisten Freunden und Verwandten geheim gehalten hatten. Wenn das Gespräch auf das Thema Nachwuchs kam, zogen sie sich mit den üblichen Ausreden – noch keine Lust, das Leben genießen, Kinder sind so anstrengend – aus der Affäre. Nur einem Onkel und einer Tante gegenüber, die selbst kinderlos waren, machten sie Andeutungen. In der Familie hieß es stets, diese beiden würden keine Kinder mögen und seien lieber zu zweit. In Wirklichkeit hatte keiner der Verwandten mit dem Paar über das Thema gesprochen. »Als ich es wagte, ihn zu fragen, stellte sich heraus, dass mein Onkel die gleiche Krankheit hatte wie ich«, sagt Martin Klöppel. Die Unfruchtbarkeit lag in der Familie. Das Paar hatte Kinder gewollt, doch kein Arzt hatte ihnen damals von der Möglichkeit einer Samenspende erzählt. »Mein Onkel sagte mir, er würde es heute machen. Das hat uns bestärkt.« Inzwischen ist der Onkel Taufpate des Kindes, bereits nach drei Versuchen hatte die Insemination bei Andrea Klöppel zur Schwangerschaft geführt. Das Paar hatte Glück, denn so einfach die Spermaübertragung auch sein mag, die Erfolgsquote ist niedrig: Pro Behandlungszyklus werden nur 10 bis 15 Prozent der Frauen schwanger.

Kurz vor der Geburt, Martin Klöppel stand vor dem Kreißsaal, lief alles noch einmal wie im Film vor seinem inneren Auge ab: Die Nachricht seiner Unfruchtbarkeit, die frustrierenden Besuche bei den Gynäkologen, die stundenlangen Diskussionen mit seiner Frau. Wenig später war das Kind, *sein* Kind da und alle Sorgen verschwunden. »Als ich das Kleine sah, sagte ich mir nur: Was hast du dir nur alles für seltsame Gedanken gemacht«, erinnert sich Klöppel. So ergeht es vielen Betroffenen, denen die Reproduktionsmedizin nach vielen Jahren der Enttäuschung doch noch zu Nachwuchs verhilft. Endlich müssen sie sich keine Ausreden mehr einfallen lassen, warum sie noch keine Kinder haben. Endlich sind sie im Freundeskreis keine Außenseiter mehr. Nun gehören sie dazu. Und schon bald überstrahlt das junge Elternglück jenen dunklen Punkt in ihrer Vergangenheit. Viele ehemalige Sterilitätspatienten wollen ihre Schwierigkeiten beim Kinderkriegen vergessen. Sie reden nur noch selten über die künstliche Befruchtung oder vermeiden das Thema völlig. So, als sei der Nachwuchs ein Beleg dafür, dass es die Unfruchtbarkeit nie gegeben hat.

Ob sie dem Kind von den Umständen seiner Herkunft erzählen werden, wissen zum Zeitpunkt der Behandlung nur wenige Paare – egal, ob sie durch eine In-vitro-Fertilisation, eine Samenspende oder gar eine Eizellspende im Ausland zu Eltern werden wollen. Nur wenige gehen mit der künstlichen Befruchtung so offen um wie Kirsten Heinz und ihr Mann. Als eine Kassiererin im Supermarkt angesichts ihres fröhlich lachenden Sohnes sagte: »Na, der ist wohl beim Lachen gezeugt worden«, antwortete die Hamburgerin: »Nein, im Labor.« Die Verkäuferin konnte nur mit den Worten reagieren: »Das sieht man aber gar nicht.«

Eine Langzeitstudie der Europäischen Gesellschaft für menschliche Reproduktion und Embryologie förderte eine generelle Tendenz zum Verschweigen zu Tage: Nur jedes zweite IVF-Ehepaar hatte seinem Kind bislang von der Zeugung im Labor erzählt. Dabei waren die Kinder zum Zeitpunkt der Studie schon elf oder zwölf Jahre alt, also fast in der Pubertät. Von den Kindern, die mit anonymem Sperma gezeugt wurden, wusste nicht einmal jedes zehnte davon. Über die Offenheit von Eizellspende-Empfängerinnen liegen keine Untersuchungen vor. Die Psychologen des *Instituto Valenciano de Infertilidad* vermuten nach den Aussagen der Paare jedoch, dass auch hier fast alle Eltern ihren Kindern deren genetische Abstammung verschweigen.

Mit Familiengeheimnissen erreicht man oft das Gegenteil

»Die überwiegende Mehrzahl der Paare glaubt, dass Offenheit ihren Kindern und der Familie mehr schadet als nützt«, sagt die Familientherapeutin Petra Thorn, eine der wenigen deutschen Expertinnen auf dem Gebiet der sozialen und psychologischen Aspekte der Spermaspende. Viele Betroffene haben Angst, die Wahrheit würde ewig zwischen ihnen und ihren Kinder stehen und die Familie spalten. »Es könnte doch sein, dass unser Sohn meinen Mann nicht als vollwertigen Vater anerkennt«, fürchtet etwa Monika Pastor. »Man muss ihn mit der Sache ja nicht unnötig belasten.« Da er seinen genetischen Erzeuger niemals kennen lernen werde, habe das Kind nichts von der Information.

Hinter solchen Worten steckt die Sehnsucht, eine ganz normale Familie zu sein. Bis heute bestärken viele Mediziner die Paare darin, ihren Sprösslingen nichts von ihrer Herkunft zu offenbaren. Bettina und Sven Williamson mussten ihrem Arzt sogar schriftlich versichern, ihren Kindern die Zeugungsart für immer zu verheimlichen und auch anderen nichts von der Samenspende zu erzählen. Die Williamsons unterschrieben – und hielten sich nicht an die Vereinbarung. Sie gehören zu den wenigen Paaren, die mit der Samenspende offen umgehen.

»Wir brauchen uns für das, was wir getan haben, nicht vor unseren Kindern zu verstecken«, sagten sie sich. Als ihr Sohn vier Jahre alt war, erklärte Bettina Williamson dem Kind mit einfachen Worten, dass ein zweiter Mann bei seiner Zeugung mitgeholfen habe. Sehr aufgeregt sei sie vor dem Gespräch gewesen. »Ich stellte mir vor, der Junge steht auf und sagt: Dann ist Papa gar nicht mein Papa«, erinnert sich die Mutter. Die befürchtete Generalabrechnung des Vierjährigen blieb aus. Stattdessen fragte er nur, ob der Mann jetzt selbst keine Kinder mehr bekommen könne.

Dieses Beispiel illustriert den Wandel, der sich im familiären Umgang mit der assistierten Fortpflanzung, insbesondere der Samenspende, anbahnt. Erfahrungen aus der Adoptionsforschung, Zeugnisse von heute erwachsenen Samenspenderkindern sowie eine geänderte Rechtsprechung sind dabei, eine 180-Grad-Wende einzuleiten: von strikter Vertuschung zu möglichst großer Offenheit. Manche Paare merken nach einigen Jahren von alleine, dass sie die Schweigestrategie nicht durchhalten können. Trotz des Tabus, das über allen Methoden künstlicher Befruchtung liegt, gibt es fast immer jemanden im Freundeskreis oder in der Familie, den man in die Zeugungsprobleme und die Kinderwunschtherapie eingeweiht hat. Dieser Vertraute steht oft auch dem Kind nahe – und ist damit eine ständige Gefahr. »Wir wollen auf keinen Fall, dass unsere Tochter die Geschichte ihrer Zeugung über einen Dritten erfährt«, nennt Andrea Klöppel den Hauptgrund dafür, dass sich das Paar zur Aufrichtigkeit entschlossen hat. Wie Betrüger an ihrem Kind müssten sie sich fühlen, wenn es die Wahrheit von außen mitbekommt. Auch haben sie selbst Angst, sich irgendwann einmal zu »verplappern«, aus Unachtsamkeit oder im Streit. Ein Leben mit zwei Wirklichkeiten ist belastend. Immer aufpassen zu müssen, dass etwas so Prägendes wie eine Sterilitätsbehandlung niemals nach außen dringt, erfordert große Disziplin.

Doch selbst wenn die Schweigemauer standhält – die Gefahr ist groß, dass Sohn oder Tochter ihre genetische Herkunft allein herausbekommen. Entweder durch einen DNA-Test, der heute einfach und relativ preiswert zu bekommen ist, oder auf anderen Wegen. »Kinder entwickeln ein feines Gespür für Themen, die nicht angesprochen werden«, sagt Petra Thorn. Mittlerweile weiß man, dass viele Familiengeheimnisse das Gegenteil von dem bewirken, was sie sollen: Sie halten Kinder und Eltern nicht zusammen, sondern belasten das Verhältnis über Jahre – insbesondere, wenn die Wahrheit ans Licht kommt. Im Fall von Adoptionsfamilien raten Familienpsychologen und Jugendämter inzwischen, anders als früher, zu vollständiger und früher Offenheit. Alle Studien über angenommene Kinder, die ihre wahre Herkunft erst spät und gegen den Willen der Adoptiveltern erfahren haben, sprechen eine deutliche Sprache: Die Betroffenen reden von Vertrauensverlust, Verrat und schwer wieder gutzumachendem Schaden der Beziehung zu ihren Adoptiveltern.

Ähnliche Antworten erhielten englische Wissenschaftler der *University of Surrey*, die Samenspenderkinder über ihre Erfahrungen befragten. »Ich hatte das Gefühl, mein ganzes Leben beruhte auf einer Lüge«, sagte einer der Interviewten. »Ich war wütend auf meine Mutter, dass sie das Geheimnis mit ins Grab genommen hatte«, ein anderer. Viele hatten etwas geahnt und fast alle sagten, die Entdeckung der Wahrheit hätte langfristige Folgen gehabt. Sie machten sich auf die Suche nach ihren biologischen Vätern und waren enttäuscht, wenn sie diese nicht fanden.

Andere Studien zum Thema fehlen weitgehend. Obwohl die Technik seit mehr als 30 Jahren übliche reproduktionsmedizinische Praxis ist, haben sich die Zeugungshelfer bislang nicht groß darum gekümmert, wie Eltern oder Kinder mit der Geburtsbürde Samenspende zurechtkommen. Auch bei anderen Techniken der künstlichen Befruchtung werden Eltern meist mit der Frage, ob und wie sie ihren Kindern die Umstände ihrer Zeugung erklären, allein gelassen.

Dabei ist es zweifelhaft, ob sich die meisten Samenspenderkinder als »Reproduktionsdetektive aufmachen, um ihre Identität zu finden«, wie es ein Betroffener einmal ausdrückte – insbesondere dann, wenn sie früh von ihrer Herkunft erfahren. Petra Thorn vermutet, dass es vielen Kindern reichen wird zu wissen, dass es einen Spender gab. Einige werden nach Angaben über den fremden Mann fragen, nur eine kleine Gruppe wird das Bedürfnis verspüren, den Unbekannten kennen zu lernen.

Forscher der Freien Universität Brüssel befragten Kinder von lesbischen Müttern zwischen 7 und 17 Jahren über ihre Vorstellungen vom Spender. Da sie keinen Vater hatten, waren sie alle über ihre Zeugung informiert worden. Die Hälfte der Kinder wollte vom Spender nichts wissen, die andere interessierte sich für sein Aussehen und seinen Charakter. Laut den Aussagen der Mütter hatte die Nachricht ihrer genetischen Herkunft bei keinem Kind negative Folgen.

Keine Anonymität mehr für Samenspender

Fünf Jahre sind vergangen, seitdem Bettina und Sven Williamson ihren Sohn aufgeklärt haben. Nur einmal war der »Erzeuger«, wie sie ihn in der Familie nennen, bislang wieder ein Thema, nämlich als Peter nach dessen Augenfarbe fragte. »Wir haben uns jedoch darauf eingestellt, dass da noch mehr Fragen kommen«, sagt die Mutter, sowohl vom Sohn als auch von der Tochter, die den gleichen genetischen Vater haben. Wie die meisten Eltern haben die Williamsons darauf geachtet, dass beim zweiten Kind Sperma vom gleichen Spender verwendet wird. Zum einen wegen des ähnlichen Aussehens, zum anderen, sagt Bettina Williamson, »weil sie gemeinsam etwas über den genetischen Vater herausfinden können, wenn sie es möchten«.

Das jedoch dürfte in Deutschland schwer werden, denn noch immer wird Spermaspendern Anonymität zugesichert. Samenbanken müssen ihre Daten nicht länger als zehn Jahre speichern, die vorgeschriebene Aufbewahrungsfrist für medizinische Behandlungsunterlagen. Diese Praxis steht im offenen Gegensatz zu internationalen Richtlinien und zur deutschen Rechtsprechung. Die UN-Kinderrechtskonvention verleiht jedem Kind das Recht auf Kenntnis seiner genetischen Herkunft. Das Bundesverfassungsgericht hat diesen Anspruch aus den Grundrechten abgeleitet und ihn 1994 bestätigt. Demnach muss den Kindern eigentlich zumindest die Chance gegeben werden, ihren leiblichen Vater kennen zu lernen. Doch solange die Fremdspermaspende gesetzliches Niemandsland ist, wird sich an diesem Widerspruch nichts ändern.

Ein neues deutsches Fortpflanzungsgesetz, das auch die Samenspende rechtlich regeln muss, könnte sich an den Erfahrungen anderer Länder orientieren. Schweden war das erste Land weltweit, das Kindern 1985 das Recht einräumte, »wenn sie reif genug sind«, Informationen über den genetischen Vater zu erhalten sowie seine Identität zu erfahren. Dafür werden die Daten aller Spender in einem landesweiten Register gesammelt. Nach dem Erlass der Regelung ging die Zahl der Samenspender rapide zurück, und einige schwedische Familien wichen ins Ausland aus. Heute hat sich die Situation wieder normalisiert, auch wenn rund die Hälfte der Eltern den Kindern ihre Herkunft weiterhin verheimlicht. Auch in anderen Ländern denkt man um. In England wird man dem schwedischen Beispiel folgen. Anlass ist eine Klage zweier Samenspenderkinder vor dem obersten englischen Gericht. Die in Fortpflanzungsfragen einflussreiche Baroness Warnock fordert, die Namen der Spender in Zukunft offen zu legen, falls es die Kinder wünschen. In ihrem berühmten Warnock-Report, auf dem ein Großteil der englischen Fortpflanzungsgesetzgebung beruht, hatte sie 1984 noch für die Anonymität plädiert. In Holland dürfen die Fortpflanzungskliniken des Landes seit Mitte 2003 nur noch so genannte »Yes«-Spender akzeptieren, die erlauben, dass die gezeugten Kinder später mit ihnen in Kontakt treten können. »No«-Spender, die auf ihre Anonymität bestehen, werden nur noch zugelassen, wenn mit ihrem Sperma bereits ein Kind gezeugt wurde, und die Eltern erneut vorstellig werden. In den USA kam es im Mai 2002 erstmals zu einem Treffen zwischen Samenspendern und ihren Kindern. Einige amerikanische Samenbanken hatten schon in den achtziger Jahren speziell um Spender geworben, die bereit waren, ihre Nachkommen zu treffen, wenn diese volljährig sind.

Petra Thorn veranstaltet Seminare für betroffene Paare, auf denen die Frage, wie und wann man dem Kind von seiner Zeugung erzählen soll, eine wichtige Rolle spielt. Die Familientherapeutin rät den Eltern, den Spender als Teil der Familiengeschichte zu betrachten. Man verschweigt ihn damit nicht, verleiht ihm aber auch keine übergroße Bedeutung. »Genetischer Vater sollte man ihn nicht nennen«, sagt Thorn, »das verwirrt die Kinder.« Bessere Begriffe sind »Samenspender« oder »Erzeuger«. Martin und Andrea Klöppel haben auf dem Seminar das erste Mal andere Paare getroffen, mit denen sie sich über ihre Erfahrungen und Zweifel austauschen konnten. »Vorher hatten wir das Gefühl, wir seien die Einzigen auf der Welt mit solchen Problemen«, sagt Andrea Klöppel. In den meisten reproduktionsmedizinischen Praxen dagegen beschränkt sich die Aufklärung auf die medizinischen Aspekte der Samenspende. Nur selten folgt der Sitzung mit dem Arzt auch ein Gespräch mit einem Psychologen.

Die Mehrzahl der deutschen Fortpflanzungsmediziner möchte die Inkognitospende denn auch am liebsten beibehalten – obwohl sie faktisch bereits heute keinem der Spender eine lebenslange Anonymität zusichern können. Rund die Hälfte der deutschen Samenbanken bewahrt die Daten inzwischen länger als zehn Jahre auf. Thomas Katzorke geht vorausschauend einen Schritt weiter. In seiner Essener Samenbank gibt es seit einigen Jahren zwei Typen von Spendern: Solche, die die Anonymität vorziehen, und andere, die erlauben, dass das Kind mit ihnen in Kontakt tritt. Rund fünf Prozent der Spender sind dazu bereit. Statt der üblichen 50 bis 100 Euro pro Spende erhalten sie pro Sitzung bis zu 500 Euro.

Samenspender in Deutschland und anderswo

Ein paar Biere, eine Fernsehsendung und eine Wette – sie standen im Fall von Thorsten Canisius am Anfang seines Einsatzes bei einer Samenbank. Wer die Wette verliert, muss Sperma spenden, hieß die Abmachung mit einem Freund. Canisius verlor und suchte die Essener Praxis auf. Dass die Chance, die Wette einzulösen, relativ gering ist, wusste der junge Architekturstudent damals noch nicht. Nur einer von zehn Männern, die sich melden, bringt die richtigen Voraussetzungen mit: Er muss ein tadelloses Spermiogramm haben, gesund sein und darf keine Erbkrankheiten in der Familie haben. In Deutschland sind eher Durchschnittsmenschen als Spender gefragt, keine Supermänner, wie sie mit Angaben zu Hochschulabschluss und Körpermaßen von amerikanischen Samenbanken angeboten werden.

Die *Cryobank* in Fairfax (Virginia) zum Beispiel – eine der größten der USA – lässt ihre Kunden per Suchmaschine im Internet den geeigneten Spender aussuchen. Die US-Samenbank des ehemaligen Optikers Robert Graham machte Schlagzeilen, weil er Nobelpreisträger als Spender anheuern wollte – mit dem ausdrücklichen Ziel, das Erbmaterial der gezeugten Nachkommen zu veredeln. Die Nobelpreisträger hielten jedoch wenig von der Idee, ihre Gene möglichst breit zu streuen, sodass später auch »normale« Absolventen von Eliteuniversitäten in Grahams Spenderdatei aufgenommen wurden.

In Deutschland ist die Auswahl von Samenspendern nach eugenischen Motiven nicht erlaubt. Auch eingefrorener Samen von verstorbenen Spendern darf – in den USA gang und gäbe – nicht mehr zur Zeugung benutzt werden. Hierzulande müssen die Spender lebendig sein, »von normalem Habitus und ohne besondere körperliche Merkmale«, sagt Thomas Katzorke. Die meisten sind Studenten. Einige Betreiber von Samenbanken sprechen jedoch auch Kollegen und Bekannte an. Geld ist das wichtigste Motiv für die Samenabgabe. Der Job ist einfach und kostet wenig Zeit. Nur die fünf Tage sexueller Enthaltsamkeit vor der Spende können lästig sein.

Thorsten Canisius erzählt, dass mitunter »etwas dazwischenkomme«, sodass er die Karenz nicht einhält. »Doch das hat noch nie jemand gemerkt«, sagt der 25-Jährige. Ein- bis zweimal im Monat schaut er in der Praxis vorbei, mehr als eine Viertelstunde dauert es niemals. Am Ende stellt er das durchsichtige Töpfchen mit der Probe in ein Fenster, klingelt und verlässt das Haus durch einen Hinterausgang. Manchmal trifft er Patientinnen auf dem Gang. Doch ob sie nun diejenigen sind, die mit seinem Sperma ein Kind bekommen möchten, fragt er sich nicht.

Er möge Kinder, sagt Thorsten Canisius, möchte selbst »mindestens zwei oder drei« haben. Das Geld, das er für die wenigen Milliliter gespendeter Körperflüssigkeit erhält, ist nicht für ihn bestimmt. Ein Neffe soll es einmal bekommen, für den er einen Sparvertrag angelegt hat. Seine Freundin war nicht begeistert, als sie von seinem Job erfuhr. Aber sie musste sich damit abfinden. »Mir ist das nicht peinlich«, sagt Canisius. Auch Blut spendet er und trägt einen Organspenderausweis bei sich. Wie viele Kinder er bereits gezeugt hat, weiß der 25-Jährige nicht. Weniger als zehn sind es in jedem Fall. Das ist die Höchstgrenze, die sich die meisten Samenbanken in Deutschland gesetzt haben. In anderen Ländern sind es mehr, in Frankreich nur fünf. Irgendwann wird die statistische Gefahr des unbewussten Inzests zu groß: Dass also einer »seiner Söhne« auf eine »seiner Töchter« trifft und sie zusammen ein Kind zeugen.

Canisius weiß, dass die Kinder ein Recht haben, ihren genetischen Vater kennen zu lernen, und findet das in Ordnung. Auch wenn er es für ziemlich unwahrscheinlich hält, da die Akten nach zehn Jahren vernichtet werden, wie er sagt. Dass das in Essen nicht mehr der Fall ist, scheint er nicht zu wissen. Solange Mutter oder Kind keine finanziellen Ansprüche an ihn stellt, hätte er nichts gegen einen Kontakt einzuwenden. Selbst helfen würde er dem Kind, wenn es in große Schwierigkeiten gerät, sagt er, denn: »Irgendwie verpflichtet die genetische Verbindung ja doch.«

XI. Schwanger nach den Wechseljahren
Fortpflanzung ohne Altersgrenzen

Eigentlich war alles zu spät. Sie hatte die 60 überschritten, die Wechseljahre lagen längst hinter ihr und ein Mann war auch nicht in Sicht. Doch sie hatte Geld, einen zeugungsfähigen Bruder und einen Wunsch, für den sie bereit war, alle Grenzen der Natur und des gesunden Menschenverstandes zu überschreiten: Sie wollte partout eigenen Nachwuchs bekommen. Das steckt hinter der Geschichte der beiden Kinder von Jeanine Salomone, einer pensionierten Lehrerin aus der südfranzösischen Stadt Draguignan. Sie ging als abschreckendes Beispiel um die Welt und zeigt, wohin es führt, wenn der Kinderwunsch zum Wahn wird und Menschen alle Angebote aus dem Menü der modernen Fruchtbarkeitsmedizin zusammenmixen. »Zwischen Psychopathologie und Sciencefiction« siedelte der französische Gesundheitsminister den Fall an.

Jahrelang hatte Jeanine Salomone versucht, mit Hilfe künstlicher Befruchtung schwanger zu werden. Wegen ihres hohen Alters jedoch schlugen alle In-vitro-Fertilisationen fehl. Eine Eizellspende hätte ihr helfen können. Die aber steht in Frankreich nur verheirateten Paaren im fortpflanzungsfähigen Alter zu. Doch da sich sämtliche Gesetze mit einem Flugticket umgehen lassen, begab sich Salomone zunächst nach Rom zu Severino Antinori. 1994 hatte der Dottore Skrupellos der Reproduktionsmedizin einer 62-Jährigen zur zweiten Mutterschaft verholfen. Deren erster Sohn Riccardo war bei einem Unfall gestorben, deshalb musste Riccardo Zwei gezeugt werden. Seitdem kommen Frauen aus der ganzen Welt, die sich auch noch nach den Wechseljahren ein Kind wünschen, zu dem Italiener. Doch Antinori lehnte ab, da auch in Italien Eizellen rar sind und er sie für jüngere Patientinnen aufheben wollte. Also zog Jeanine Salomone weiter, erst nach Kanada und dann in die USA. Im Schlepptau ihren Bruder, den sie stets als ihren Mann ausgab. Im Land der unbegrenzten Möglichkeiten gibt es immer einen Arzt, der hilft, vorausgesetzt man hat das nötige Kleingeld. Im *Pacific Fertility Center* in Los Angeles kaufte sich Salomone gespendete Eizellen, ließ diese mit dem Samen ihres Bruders befruchten und sich selbst einsetzen. Im biologischen Sinn handelte es sich nicht um Inzest, da das genetische Material von einer anderen Frau stammte. Um die Chancen auf ein Kind zu erhöhen, zahlte sie der Eizellspenderin noch einen Betrag obendrauf, damit diese als Leihmutter einen zweiten Embryo austrägt. Nach einem gescheiterten Versuch funktionierte das medizinische Manöver. Jeanine Salomone, mittlerweile 62 Jahre alt, gebar einen Sohn. Kurze Zeit später brachte die Leihmutter in Kalifornien ein Mädchen zur Welt, das dem französischen Paar umgehend zugestellt wurde.

Nun ist Salomones Bruder gleichzeitig der Vater und der Onkel ihrer Kinder. Die beiden Geschwister sind gleichzeitig ihre Kinder und ihr Neffe beziehungsweise ihre Nichte, und eine unbekannte Frau in Amerika ist die genetische und biologische Mutter des einen Kindes sowie die genetische des anderen. Vicken Sahakian, Direktor des *Pacific Fertility Center*, konnte die Aufregung in Frankreich nicht verstehen. »In zehn Jahren wird es normal sein, dass Frauen mit 60 schwanger werden«, sagte er gegenüber dem französischen Fernsehen.

Vom Segen zum Fluch: die Menopause

Mütter, die mit weit über 40 Jahren Kinder bekommen, gab es schon immer. Auch ohne reproduktionstechnische Hilfe kommt es vor, dass Frauen im späten fünften Lebensjahrzehnt noch fruchtbar sind, entweder, weil ihre Wechseljahre spät einsetzen, oder aus Zufall: Sie werden in einem der wenigen unregelmäßigen Zyklen vor der Menopause schwanger und schaffen es, ihr Kind bis zur Geburt auszutragen. In der Regel jedoch sinkt die Fruchtbarkeit jenseits des 40. Lebensjahres drastisch ab. Fünf Jahre später können die meisten Frauen als nicht mehr zeugungsfähig gelten. Ihr Oozytenreservoir geht zur Neige, die wenigen verbliebenen sind defekt. Zwar produzieren Mittvierzigerinnen noch Monat für Monat ein Ei, doch meistens sind die Chromosomen so stark beschädigt, dass sich daraus kein Nachkomme mehr entwickeln kann.

Warum eine Frau nur die Hälfte ihres Lebens fruchtbar ist, ist den Entwicklungsbiologen rätselhaft. Einige haben die Theorie aufgestellt, dass es so etwas wie eine Menopause in Urzeiten nicht gab, weil die Menschen nicht älter als 40 Jahre wurden. Ebenso könnte die Natur die weibliche Fruchtbarkeit jedoch mit Bedacht begrenzt haben: Da sich ältere Frauen nicht mehr so gut um ihren Nachwuchs kümmern können und somit deren Überleben gefährden, sollten sie keine Kinder mehr bekommen.

In früheren Zeiten wurde das Klimakterium von den Frauen meist begrüßt. Die Gefahr, unerwünscht schwanger zu werden – eine stete Bedrohung für Leib und Leben – war vorüber. Heutzutage ist das anders. Der altersbedingte Fruchtbarkeitsverlust ist für viele Frauen zum Fluch geworden. Schon in den Anfangsjahren der künstlichen Befruchtung erhielt der medizinische Vater der In-vitro-Fertilisation, Robert Edwards, Anfragen von Frauen nach der Menopause, ob er nicht auch ihnen zu einem Kind verhelfen könne.

Die neuen Techniken haben das Konzeptionsrisiko Alter nicht ausschalten können. Ob IVF oder ICSI, Blastozystentransfer oder Präimplantationsdiagnostik: Mit zunehmenden Jahren sinken die Erfolgsraten bei allen Verfahren. Auch die Möglichkeit, mit Hilfe der PID schadhafte Eizellen auszusortieren, ist begrenzt: Wenn die Eierstöcke der Frau trotz Hormongaben nur wenige Eizellen produzieren, lassen sich auch keine Embryonen per Gencheck auswählen.

Bislang gibt es für solche Frauen nur die Eizellspende als Alternative zur Kinderlosigkeit. Einer 63-Jährigen die Keimzelle einer 25-Jährigen einzusetzen, ist relativ einfach. Wenn Babymacher wie Antinori und Kollegen Frauen im Omaalter schwängern, vollbringen sie deshalb keine medizinischen Heldentaten. Mit entsprechenden Präparaten vorbereitet, nimmt die Gebärmutter einer Frau fast jeden Alters einen Embryo auf und lässt ihn heranwachsen.

In vielen Ländern, die eine Eizellspende erlauben, existieren deshalb zugleich Altersgrenzen. In Frankreich liegen sie (je nach Ermessen des Arztes) zwischen 40 und 44, in Belgien bei 50 Jahren. In Israel haben kinderlose Frauen zwischen 45 und 51 Jahren sogar das Recht darauf, so viele fremde Eizellen zu bekommen, wie sie brauchen, um mindestens ein Kind zu bekommen. In Spanien werden Frauen auch jenseits der 50 noch behandelt. Die älteste Empfängerin einer Eizellspende aus der Bundesrepublik im *Instituto Valenciano de Infertilidad* zählte 52 Jahre. In einer Befragung von IVF-Zentren in den USA wurde ein Alterslimit zwischen 55 und 60 Jahren genannt – was eine kalifornische Klinik nicht davon abhielt, der bisher ältesten Patientin der Welt noch mit 64 Jahren zum Mutterglück zu verhelfen.

Wenn die Eizellspende auch hierzulande erlaubt wird, möchten deutsche Reproduktionsmediziner die Begrenzung bei 50 Jahren setzen, wie sie in ihrem Positionspapier für ein künftiges Fortpflanzungsgesetz schreiben. Wobei angesichts der sich »dynamisch verändernden demographischen Entwicklungen«, wie sie erwähnen, Korrekturen möglich sind. Korrekturen nach oben, versteht sich. Ohnehin dürfe man eine Altersgrenze nicht vorschreiben, sagt Michael Thaele vom Bundesverband Reproduktionsmedizinischer Zentren, das verstoße gegen das Selbstbestimmungsrecht der Frauen. »Schließlich gibt es Frauen, die sind mit 50 so fit wie andere mit 30«, so der Saarbrücker Gynäkologe.

Man könnte ebenso Gründe der Gleichberechtigung gegen ein Alterslimit anführen. Schließlich zeugen Männer auch jenseits der 55 noch Kinder. Auch bei der IVF wird nur Frauen eine Altersbeschränkung gesetzt. Ist der Mann über 50 Jahre alt, bedeutet dies kein Hindernis für eine künstliche Befruchtung, selbst wenn sie mit einer ICSI kombiniert wird.

Die Konservierung von Eizellen

Die Eizellspende hat einen entscheidenden Nachteil: Eizellen sind rar und stammen – wie der Name sagt – von einer anderen Frau. Das Kind trägt also nicht die Gene der Mutter in sich. Seit Jahrzehnten versucht die Wissenschaft deshalb, das Altersproblem auf andere Weise zu lösen. Die Fortpflanzungskraft junger Eizellen zu erhalten, gehört zu den größten Herausforderungen der heutigen Reproduktionsmedizin. Auf unterschiedlichen Wegen versuchen Forscher sich dem gemeinsamen Ziel zu nähern: eine vom Alter unbegrenzte weibliche Fruchtbarkeit.

Eine wenngleich ethisch heikle Methode hat der amerikanische Fruchtbarkeitspionier Jacques Cohen ersonnen – die Verjüngung von Eizellen. Dafür saugt er mit einer Hohlnadel etwas Zellplasma aus einer jungen Spendereizelle und injiziert sie in das alte Ei. Die Regenerationskur ist erfolgreich: Bereits 16 Kinder hat der Wissenschaftler aus New Jersey mit dem Verfahren gezeugt. Das Problem: Mit dem Zytoplasma gelangen auch Mitochondrien in die aufgefrischte Zelle und diese enthalten einen sehr geringen Anteil an DNA. Die Kinder bekommen also Erbmaterial von zwei Müttern mit. Noch wissen Biologen wenig über die Funktion der Mitochondrien in der Eizelle. Niemand kann also vorhersagen, welche Folgen es hat, wenn zwei verschiedene in einer Zelle koexistieren müssen.

Einen anderen Ausweg aus der Altersfalle bietet das Einfrieren befruchteter Eizellen. Das Eindringen des Samens verleiht den Eiern eine Widerstandsfähigkeit, die sie im Kältebad überleben lässt. Es kommt immer wieder vor, dass Kinder geboren werden, die die erste Phase ihrer Existenz jahrelang im Kälteschlaf verbracht haben. In der Bonner Universitätsklinik zum Beispiel kam Anfang 2001 ein Baby zur Welt, das neun Jahre lang im Gefrierschrank lag. Seine Mutter war bei der Geburt 40 Jahre alt. Sie hätte sogar 10 oder 20 Jahre älter sein dürfen, denn paradoxerweise nennt das strenge deutsche Embryonenschutzgesetz keine Altersgrenze, bis zu der ein kryokonservierter Vorkern eingepflanzt werden darf. Der Bonner Reproduktionsmediziner Hans van der Ven versichert jedoch, dass er die befruchtete Eizelle nicht mehr eingepflanzt hätte, wenn die Frau älter als 45 gewesen wäre. Ohnehin sei der Fall eine große Ausnahme. »In der Regel werden die Eizellen vorher zurückgepflanzt oder vernichtet«, so van der Ven.

Das Einfrieren funktioniert jedoch nur bei befruchteten Eizellen. Anders als Samenzellen, die sich bei minus 196 Grad Celsius beliebig lange im Eis frisch halten und selbst noch Leben schaffen können, wenn ihr Erzeuger lange verstorben ist, gelingt das Gleiche bei Eizellen bisher nur selten. Unbefruchteten weiblichen Keimlingen schadet der Gefriervorgang nämlich. Da sie zum großen Teil aus Wasser bestehen, bilden sich beim Abkühlen Eiskristalle, welche die Chromosomen schädigen. Die Mehrzahl der Zellen erweist sich nach dem Auftauen als unbrauchbar. Man schätzt, dass weltweit erst rund 60 Babys aus Eizellen entstanden sind, die erst nach dem Wiederauftauen befruchtet worden waren.

Gelänge der Medizin hier ein Durchbruch, könnte man den Kinderwunsch mit ganz anderen Augen betrachten. Dann wäre es möglich, dass junge Frauen ihre Eizellen in frühen Jahren als Versicherung gegen Unfruchtbarkeit einfrieren. Bei der Familienplanung würde das Alter plötzlich keine Rolle mehr spielen. Nach Jahrzehnten voller beruflicher Erfolge und persönlicher Freiheit könnte dann auch die 40-Jährige noch entspannt ans Kinderkriegen denken – mit ihren nur 20-Jährigen tiefgekühlten Eizellen. Genau darin sieht Carl Djerassi, der wissenschaftliche Vater der Pille, die Zukunft: »Verhütungsmittel werden in Zukunft unnötig sein«, schreibt er. »Die Menschen werden ihre Spermien und Eizellen frühzeitig auf Eis legen und sich danach sterilisieren lassen.« Auf diese Weise könnten Frauen ihre biologische Uhr abstellen und bis in das sechste Lebensjahrzehnt hinein Kinder bekommen. Doch noch kennt kein Wissenschaftler die richtige Formel, um Eizellen beim Einfrieren und Auftauen zu erhalten.

Der große Traum: unreife Eizellen zum Wachsen zu bringen

Eine weitere Möglichkeit bestünde darin, unreife Eizellen einzufrieren. Zu Tausenden lagern jene Vorläufer in den Ovarien. Da sie kaum Wasser in sich tragen und wenig differenziert sind, überstehen sie das Einfrieren sehr viel besser als reife Eizellen. In einzelne Blöcke geschnitten lassen sich ganze Teile eines Eierstocks einfrieren. Für Frauen, die sich einer Krebsbehandlung unterziehen, könnte das Einfrieren ihrer Fortpflanzungsorgane eine Möglichkeit bieten, nach der Therapie ihre alte Fruchtbarkeit wiederzuerlangen. In der Hoffnung auf zukünftige Fortschritte liegt bereits in mehreren deutschen Kliniken Ovargewebe auf Eis.

Das kommerzielle *Genetic & IVF Institute* in Fairfax (Virginiy) bietet das *ovarian freezing* seit einigen Jahren auch für Frauen zwischen Mitte 30 und Anfang 40 an, »die zu diesem Zeitpunkt noch keine Kinder planen, sich ihre reproduktiven Optionen jedoch für die Zukunft offen halten möchten«. Zu einem späteren Zeitpunkt lässt sich das Gewebe dann wieder einpflanzen. Während der Körper in der Zwischenzeit altert, bleiben die Eizellen so frisch wie zum Zeitpunkt ihres Einfrierens. Eine derartige Operation glückte erstmals 1999 bei der amerikanischen Balletttänzerin Margret Lloyd-Hunt, der man Jahre zuvor wegen schwerer Zysten beide Eierstöcke entfernt hatte. Der britische Reproduktionsmediziner Roger Gosden schaffte es, die Frau zumindest zeitweise wieder zu refertilisieren: Nach wenigen Wochen bekam die Patientin ihren Eisprung. Mittlerweile ist es nach einer derartigen Re-Implantation auch zu einer Schwangerschaft gekommen.

Als Alternative zum Einfrieren bietet sich die Eierstock-Transplantation an. Sie gelang erstmals im Frühjahr 2002, als chinesische Wissenschaftler einer Frau Teile der Eierstöcke ihrer Schwester einpflanzten.

Eine andere Idee fasziniert die Forscher jedoch weit mehr, da sie einen ganzen Horizont neuer Optionen aufreißt: die Eierstockabschnitte nicht wieder zurückzusetzen, sondern aus ihnen im Labor reife Eizellen zu züchten. Theoretisch ließen sich die unfertigen Keimzellen nicht nur aus dem Ovargewebe erwachsener Frauen gewinnen und ausbrüten: Das Gleiche wäre mit den Eierstöcken von abgetriebenen oder fehlgeborenen Föten möglich. Während eine Frau bei der Geburt nur noch einige hunderttausend Eizellen besitzt, verfügt ein Fötus über Millionen Eibläschen. Was für ein Rohstoffreservoir: für unfruchtbare Frauen, für Mediziner, für Forscher, die daraus Stammzellen züchten könnten! Eine Frau könnte sich mit einem abgetriebenen Fötus eine lebenslange Ovarreserve schaffen. Sollten daraus Kinder entstehen, müssten diese jedoch erfahren, dass ihre genetische Mutter nicht leben durfte – weil ihre biologische Mutter sie bereits vor der Geburt getötet hatte.

Auch hier gibt es jedoch bislang unüberwindbare Hindernisse zwischen der medizinischen Realität und der Utopie. Heute bereitet es den Fertilitätsexperten noch große Schwierigkeiten Eizellen, die kurz vor der Reifung stehen, im Labor weiterzukultivieren. Weltweit sind nur wenige Kinder aus solchen unreifen Keimlingen entstanden. Ur-Eizellen, so genannte Primordialfollikel, bis zur Befruchtungsfähigkeit zu züchten ist noch viel schwieriger und reine Forscherfiktion. Noch nicht einmal bei Mäusen hat die Technik bislang zufrieden stellend funktioniert.

Niemand kenne heute genau die Mechanismen, nach denen aus Primordialfollikeln befruchtungsfähige Eizellen werden, sagt Michael Ludwig vom Endokrinologikum in Hamburg. Warum gelangen von einigen hunderttausend Eibläschen nur einige Hundert im Leben einer Frau zur Reife? Welche Signale werden ausgegeben, damit die Eizellen wissen, dass sie sich weiterentwickeln sollen? Die Wissenschaft kennt die Antwort erst in bescheidenen Ansätzen. Noch viel weiter ist sie davon entfernt, die Zellentwicklungen im Labor nachzubilden.

Heute würden die Eibläschen von Föten nur benutzt, so Ludwig, um etwas über die Natur und das Wachstum von Eizellen zu erfahren. Er glaube nicht, dass irgendjemand vorhabe, daraus einmal Menschen entstehen zu lassen. Aber man wisse ja nie. Gelänge die Ausreifung von Primordialfollikeln, würde dies die Fruchtbarkeitsmedizin revolutionieren. Denn nun könnte man nicht nur krebskranken Frauen ihre Fertilität erhalten. Auch die Technik der In-vitro-Befruchtung würde radikal verändert. Man bräuchte die IVF-Patientin nicht mehr zu stimulieren, eine einmalige Operation, bei der ihr Eierstockgewebe entnommen würde, reichte aus. Die gesamte Hormonspritzerei, die größte medizinische Belastung der IVF, entfiele. Ebenso würde die mehrmalige operative Entnahme der Eizellen überflüssig. Da man im Eierstockgewebe über unendlich viele potenzielle Eizellen verfügt und die Prozedur beliebig oft wiederholen kann, bräuchte man nur noch einen Embryo einzusetzen. Auch das Mehrlingsproblem wäre damit gelöst.

Die Laborbefruchtung würde zu einer relativ einfachen Behandlung werden – und wäre selbst für fertile Frauen interessant. Im Klartext: Die künstliche Zeugung im Labor könnte der natürlichen Kinderproduktion im Ehebett Konkurrenz machen. Ein weiterer Schritt also, vielleicht der entscheidende, auf dem Weg zur vollständigen Trennung von Sexualität und Fortpflanzung.

XII. Ein eklatanter Widerspruch
Das Embryonenschutzgesetz und die Praxis der Pränataldiagnostik

Manchmal liegt zwischen Leben und Tod nur ein Augenblick. Eine Minute, in der sich das Schicksal eines Menschen entscheidet. Für Karin Reetz und ihren Sohn war dieser Moment da, als die 31-Jährige ihre schriftliche Einwilligung für den Schwangerschaftsabbruch geben sollte. Der Termin für den Eingriff stand fest. Die Diagnose kannte Karin Reetz bereits seit einigen Tagen: Downsyndrom. Jetzt fehlte nur noch die Unterschrift, mit der Karin Reetz der Abtreibung zustimmen sollte. Da schoss es ihr durch den Kopf: »Ich kann das nicht.«

In der 21. Woche hatte das Ergebnis einer Fruchtwasseruntersuchung dem Ehepaar Pelzer den Traum von einem gesunden Kind zerstört. »Wie ein Schock« traf sie die Nachricht, als die Ärztin ihr mitteilte, dass im Erbgut ihres Kindes ein Chromosomenstrang zu viel gefunden worden war. Für die Gynäkologin schien die Konsequenz klar: Abtreibung. Eine Trisomie 21, das machte sie der Schwangeren klar, hieß lebenslange geistige Behinderung, ein erhöhtes Risiko auf angeborene Organschäden, häufige Krankenhausaufenthalte. Leid für das Kind wie für die Eltern. »Die Belastungen wurden immer wieder betont«, erinnert sich Pelzers, zumal dann, als bei ihrem Sohn im Ultraschall noch ein Herzfehler entdeckt wurde.

Umso überraschter waren die Ärzte, als sich Anja Pelzer gegen den Abbruch entschied. In ihrer Familie schlug das anfängliche Mitleid nun in Vorwürfe um. Ihre Eltern drohten, den Kontakt zu ihrer Tochter abzubrechen, wenn sie das Kind austrägt. Doch das Ehepaar stand zu seinem Entschluss: »Wir wollen unser Kind«, sagte es sich. »Auch, wenn es krank ist.«

Heute ist es immer leichter, Fehlbildungen bereits im Mutterleib zu erkennen. Mit vorgeburtlichen Untersuchungen werden Mehrlinge entdeckt, der Verlauf der Schwangerschaft überwacht und bei sich abzeichnenden Komplikationen die Geburt optimal vorbereitet. Nur wenige Bereiche der Medizin haben sich so rasant entwickelt wie die pränatale Diagnostik und Therapie. Ist der Fötus krank, besteht die Möglichkeit, ihn mit Medikamenten zu versorgen, sein Blut auszutauschen oder – in wenigen Fällen – das Ungeborene noch im Uterus zu operieren. Zugleich können sich Eltern dank der Vorsorge bereits vor der Geburt auf ein krankes oder ein behindertes Kind einstellen – wenn sie es denn behalten wollen.

Die meisten werdenden Eltern entscheiden sich anders als Anja Pelzer und ihr Mann. 90 Prozent der Paare, die den Befund Downsyndrom erhalten, optieren für einen Abbruch. Längst hat die Schwangerschaftsvorsorge einen doppelten Sinn: Frau und Fötus zu schützen – sowie behindertes Leben gezielt herauszufiltern. Denn für viele der pränatal entdeckten Schädigungen, insbesondere wenn sie im Erbgut liegen, gibt es keine Therapie. Die Alternativen heißen: das behinderte Kind akzeptieren oder es abtreiben. Pränataldiagnostik ist Vorbereitung auf eine sichere Geburt und auf einen sicheren Abbruch zugleich, auch wenn dies den Schwangeren selten bewusst ist.

Petra Dreier hatte, als sie nach zwei Kindern erneut ungewollt schwanger wurde, keinen Moment an eine Abtreibung gedacht. Dann eben noch ein drittes Kind, sagte sich die Saarbrückerin, es wird schon gehen. Einen Termin für eine Fruchtwasseruntersuchung ließ sich die damals 36-Jährige dennoch geben. »Wir wollen doch sicher sein, dass Ihr Kind gesund ist«, zerstreute der Gynäkologe ihre Zweifel. Was geschehen würde, wenn das Gegenteil eintritt, davon war vor der Untersuchung nicht die Rede. Das kam umso mehr zur Sprache, als das Testergebnis vorlag und die Praxis anrief. Sie möge doch bitte sofort kommen, am besten gleich mit ihrem Mann. Es folgten 48 Stunden, die Petra Dreier immer noch verfolgen. Kurze Zeit nach dem Anruf saß die im fünften Monat Schwangere ihrem Gynäkologen gegenüber, der sie über die Krankheit des Kindes – ebenso Trisomie 21 – aufklärte. 24 Stunden später fand sie sich in einem Bett eines nahe gelegenen Krankenhauses wieder. Im Morgengrauen hatte sie die Abtreibung hinter sich. Als Petra Dreier merkte, dass längeres Nachdenken sie vielleicht zu einer anderen Entscheidung geführt hätte, war es zu spät. Das Kind war tot.

Während Ethikkommissionen über die Rechte eines Embryos im Acht-Zell-Stadium befinden und Politiker, Theologen und Mediziner sich darüber streiten, ob die Präimplantationsdiagnostik einer neuen Eugenik die Tore öffnet, gehört die systematische Suche nach behindertem Leben zum Alltag in Arztpraxen und Krankenhäusern. »Es besteht ein eklatanter Widerspruch zwischen den besorgten Diskussionen um die möglichen Folgen der PID und den Problemen der vorgeburtlichen Diagnostik, über die kaum jemand spricht«, kritisiert Klaus Zerres, Leiter des Instituts für Humangenetik der Aachener Uniklinik. Kaum ein Kind kommt heute auf die Welt, ohne dass es eine mehrstufige Qualitätskontrolle durchlaufen hat. In diesem Punkt ist die Schwangerschaftsvorsorge die logische Fortführung der hoch technisierten Reproduktionsmedizin – mit allen Segnungen und Dilemmata. Zugleich zeigt die Ausweitung der vorgeburtlichen Diagnostik beispielhaft, wie sich andere Techniken der Fortpflanzungsmedizin entwickeln könnten, insbesondere die Präimplantationsdiagnostik.

Drei Ultraschallbefunde, optionaler Bluttest bei der Mutter, im Verdachtsfall Punktion des Mutterkuchens oder Kontrolle des Fruchtwassers gehören heute zum Standardangebot vorgeburtlicher Untersuchungen. Bis Anfang der sechziger Jahre war das noch anders. Damals bestand keine Möglichkeit, etwas über den Gesundheitszustand des Ungeborenen in Erfahrung zu bringen. Helga Grützner, die Gründerin der Mehrlingsinitiative ABC-Club, erzählt, dass sie 1964 noch im fünften Monat Ski gefahren ist, ohne zu wissen, dass sie Drillinge erwartete. Geschichten aus einem fernen Jahrhundert. In jenen Jahren wurden erste Versuche unternommen, das Kind im Mutterleib mit Ultraschall sichtbar zu machen. Die Technik stammte aus der Kriegsindustrie und war entwickelt worden, um feindliche U-Boote unter Wasser ausfindig und unschädlich zu machen.

Per Ultraschall kann der Arzt auf dem Bildschirm jedoch nur äußere Fehlbildungen und organische Anomalien entdecken. Um genetische Störungen oder Abweichungen der normalen Chromosomenzahl zu diagnostizieren, muss man das Fruchtwasser untersuchen. Bei diesem Verfahren, das erstmals 1968 klinisch eingesetzt wurde, sticht der Arzt mit einer Hohlnadel in die Fruchtblase. Hier entnimmt er etwas von der Flüssigkeit, in der sich stets auch Körperzellen des Fötus befinden. Diese werden dann auf Chromosomenabweichungen untersucht.

Als die ersten pränatalen Tests Anfang der siebziger Jahre in Deutschland angeboten wurden, sollten sie nur unter strengen Auflagen zum Einsatz gelangen – nach Regeln, die den heute diskutierten Richtlinien für die Begrenzung der Präimplantationsdiagnostik ähneln. Fruchtwasseruntersuchungen waren für jenen kleinen Kreis von Frauen gedacht, in deren Familie ein genetisches Risiko vorlag oder die damals im fortgeschrittenen Alter ein Kind bekamen. Die Altersgrenze lag damals bei 38 Jahren. Jedem Eingriff sollte eine fachkundige Unterweisung über Konsequenzen und Gefahren der Amniozentese vorausgehen. Lag ein auffälliges Ergebnis vor, sollte eine weitere medizinische wie sozialpsychologische Beratung der Schwangeren helfen, sich für oder gegen einen Abbruch zu entscheiden. Mit diesen Restriktionen wollte man einem »wilden Screening« vorbeugen, also verhindern, dass sich die Fruchtwasseruntersuchung ohne Kontrolle ausweitet.

Rasanter Anstieg der Fruchtwasseruntersuchungen

Die genannten Auflagen gelten größtenteils bis heute. Bewirkt haben sie jedoch wenig. Die Zahl der Amniozentesen und der Entnahmen von Chorionzottengewebe stieg steil an: von 1893 im Jahr 1975, als die staatlichen

Krankenkassen die Kosten des Eingriffs übernahmen, auf 15.888 bereits 1982. Heute werden circa 80.000 Diagnosen pro Jahr gestellt. Rund jeder zehnten Geburt geht eine genetische Untersuchung voraus – oft ohne gute fachkundige Beratung. Der Anstieg ist unter anderem damit begründet, dass heute mehr Frauen spät ihr Kind bekommen und damit in die Altersgruppe fallen, da sich Chromosomenschäden häufen. Andererseits weitete sich die Risikogruppe immer stärker aus. Erst wurde die Altersgrenze auf 35 gesenkt, dann wurden auch Frauen getestet, die jünger waren, aber Angst hatten, ein behindertes Kind zur Welt zu bringen. Heute ist die Altersgrenze praktisch hinfällig geworden.

Damit zeigt die Pränataldiagnostik beispielhaft, wie eine medizinische Technik unter anderem ethisch bedingte Beschränkungen zur Makulatur werden lassen kann. Aus einer Spezialuntersuchung für einen kleinen Kreis von Risikopatientinnen ist eine Routineuntersuchung geworden, in der die üblichen Standards medizinischer Praxis »in der Regel nicht erfüllt sind«, wie die Enquete-Kommission »Recht und Ethik in der modernen Medizin« des Bundestages feststellt. Irmgard Nippert, Frauengesundheitsforscherin an der Universität Münster, hat die Gründe nachgezeichnet, die zu dieser Ausweitung führten. Sie kam zum Schluss, dass ein – für die Medizin typisches – Zusammenspiel von Faktoren, die sich gegenseitig hochschaukelten, eine Rolle spielten. Fragwürdige Gerichtsurteile gehörten ebenso dazu wie die Bereitschaft der Krankenkassen, die Tests zu bezahlen. Die finanziellen Interessen von Frauenärzten trafen sich mit der Angst der Eltern vor einem behinderten Kind – und dem Druck der Gesellschaft, alles medizinisch Mögliche zu machen, um zu vermeiden, was nicht sein muss. Das Angebot der Technik bestimmt die Nachfrage, so Nipperts Fazit.

Nicht die Ärzte allein treiben also den Trend zur Ungeborenentesterei voran. Unter Schwangeren genießt die Pränataldiagnostik eine hohe Akzeptanz. Nichts freut eine werdende Mutter so sehr, wie ihr Ungeborenes im Ultraschall sich bewegen zu sehen. Die Erleichterung, die die Worte »Alles in Ordnung« nach einer Amniozentese auslösen, kann nur ermessen, wer es selbst erlebt hat. Dabei ist es eine Illusion zu glauben, der pränatale Test sei eine Garantie für gesunden Nachwuchs. Weniger als zehn Prozent aller späteren Krankheiten und Behinderungen gehen auf genetische Ursachen zurück. In der Mehrzahl sind sie Folgen einer zu frühen oder komplizierten Geburt. Das wissen jedoch nur wenige Frauen.

Zwar empfinden alle Frauen die Fruchtwasseruntersuchung »als Zitterpartie«, sagt Irmgard Nippert von der Universität Münster. »Aber da das Ergebnis meist erfreulich ist«, so Nippert, »fühlen sich die Schwangeren am

Ende beruhigt.« Selbst die Gefahr, ihr *gesundes* Kind bei der Untersuchung zu verlieren, scheint die meisten nicht zu schrecken. Denn die Fruchtwasseruntersuchung selbst verläuft nicht ohne Risiko. Wie jeder Eingriff ist sie mit einer Infektionsgefahr verbunden, und so endet jede 100. bis 200. Amniozentese mit einem Abort. Die Wahrscheinlichkeit, durch die Untersuchung eine Behinderung zu entdecken, ist geringer. Mit anderen Worten: Wenn eine 35-jährige Frau eine Amniozentese durchführen lässt, wird in einem von 360 Fällen ein Downsyndrom entdeckt. Mindestens nach einer von 200 Untersuchungen jedoch stirbt das (gesunde) Kind infolge von Komplikationen nach dem Eingriff. Man lässt also zwei gesunde Kinder sterben, um ein behindertes zu finden. Bei der Chorionzottenbiopsie, bei der aus der Plazenta eine Gewebeprobe entnommen wird, ist die Verlustrate noch höher.

»Rein mathematisch betrachtet ist die Fruchtwasseruntersuchung Irrsinn«, meint Frauengesundheitsforscherin Nippert. Jede andere Untersuchung mit einer solch hohen Verlustrate wäre verboten, jedes Medikament längst vom Markt genommen. Doch der Fruchtwasseruntersuchung hat ihre tödliche Bilanz nicht geschadet. Denn viele Frauen machen eine andere Rechnung auf: Ein behindertes Kind, so ihre Logik, belastet ein Leben lang. Eine Fehlgeburt lässt sich durch eine erneute Schwangerschaft ausgleichen.

Alle Versuche, die Zellen des Fötus auf weniger gefährliche Weise als durch eine Punktion zu gewinnen, sind bislang gescheitert. Seit Jahren bemühen sich Wissenschaftler zum Beispiel darum, die Spuren des kindlichen Erbguts im Blut der Mutter nachzuweisen. Das funktioniert auch, ist jedoch extrem aufwändig, weil auf Milliarden Blutzellen der Mutter nur einige wenige des Fötus kommen. Für die Praxis kommt dieses Verfahren deshalb nicht in Frage.

Angst und Verwirrung durch den Triple-Test

Ganz anders verhält es sich mit dem so genannten Triple-Test, bei dem die Konzentration dreier Eiweiße im Blut der Schwangeren gemessen wird. Zusammen mit dem Alter der Frau und der Schwangerschaftsdauer ergeben sie einen Wert, der die Wahrscheinlichkeit der Frau bemisst, ein Kind mit einer Chromosomenanomalie zu bekommen. Die Grundidee der Blutprobe ist gut: Sie gibt bessere Hinweise auf das Risiko einer Störung als das bloße Alter der Frau und kann der Entwarnung dienen. Liegen die Eiweißwerte nämlich im Normbereich, ist nicht anzunehmen, dass sie ein behindertes Kind zur Welt bringen wird. Damit kann die Frau auf die gefährliche Amniozentese verzichten.

In der Praxis jedoch stiftet die Analyse Verwirrung. Sie verängstigt Schwangere und hat vermutlich eher zu mehr invasiven Untersuchungen geführt als zu weniger. Denn nicht nur über 35-Jährigen Frauen wird der Test angeboten. Er steht allen Schwangeren zur Verfügung, die bereit sind, dafür zu zahlen. Sobald jedoch ein erhöhtes Risiko festgestellt wird, lassen die meisten Frauen eine Amniozentese folgen, um Sicherheit zu haben. Auch sie nehmen das Risiko des Aborts in Kauf und handeln sich ein quälendes Warten ein: erst auf den Termin der Fruchtwasseruntersuchung, dann auf das Ergebnis derselben. Diese zwei bis drei Wochen der Ungewissheit empfinden fast alle als die schlimmste Zeit ihrer Schwangerschaft. Sie erkenne die Frauen bereits auf dem Flur, die nach einem Triple-Test zur Amniozentese kommen, sagt Heidemarie Neitzel, Professorin für Humangenetik an der Berliner Charité. »Die sind völlig entnervt, wenn sie hierher kommen.«

Hinzu kommt, dass viele Patientinnen den Triple-Test missverstehen. Sie glauben, er liefere bereits eine Diagnose. Dabei gibt er nur eine Wahrscheinlichkeit an. Viele Ärzte tragen zu diesem Missverständnis bei. »Da ruft die Sprechstundenhilfe zu Hause an und sagt der Frau, mit dem Kind sei etwas nicht ganz in Ordnung«, erregt sich der Aachener Humangenetiker Klaus Zerres über so manche gynäkologische Praxis. Dabei hat sich die statistische Wahrscheinlichkeit, ein Kind mit Downsyndrom zu bekommen, nach dem Ergebnis des Triple-Tests nur erhöht: etwa von 1 zu 300 auf 1 zu 150. Doch statt in »guter Hoffnung« ist die Schwangere nun in heller Aufregung.

Vielen Medizinern, die den Test anbieten, mangelt es sowohl an Kenntnissen wie auch an Zeit für die sachgerechte Anwendung der Analysemethode – von einer angemessenen Beratung ganz zu schweigen. Wenn der Arzt die Dauer der Schwangerschaft nur um einige Tage falsch berechnet, ergibt sich bereits ein verfälschtes Testergebnis: Aus dem gesunden Fötus wird ein potenziell geschädigtes Kind.

Besonders überraschend kommt die unheilvolle Nachricht, wenn die Frauen überhaupt nichts von der Untersuchung wussten – sie also ohne ihre Zustimmung getestet wurden. Die ehemalige Vorsitzende der Enquetekommission für Recht und Ethik in der modernen Medizin des Bundestages, Margot von Renesse, erlebte die ungefragte ärztliche Fürsorge in ihrer eigenen Familie. Als ihre Tochter ein Kind erwartete, wurde ihr für den Triple-Test Blut abgenommen. Erst auf mehrmaliges Nachfragen, so Renesse, wurde ihrer Tochter mitgeteilt, wozu Blutentnahme und Triple-Test dienen. Dass viele Gynäkologen ihren Patientinnen den Test förmlich aufdrängen, belegt eine Studie der Bielefelder Gesundheitswissenschaftlerin Angela Brand: Fast die Hälfte aller Frauen hat, als ihnen Blut abgenommen wurde, nicht gewusst, was es mit dem Test auf sich hat, so die Untersuchung.

Seit einiger Zeit verdrängt eine neue Prüfmethode das Triple-Verfahren. Wiederum soll sie einfacher, schneller und früher das Behinderungsrisiko anzeigen. Dabei untersucht der Gynäkologe die Nackenfalte des Fötus auf dem Ultraschall. Ist sie wegen Wassereinlagerungen verdickt, weist das auf ein mögliches Downsyndrom hin. Wiederum errechnet ein Computerprogramm aus der Dicke der Falte in Kombination mit zwei Blutwerten das Behinderungsrisiko. Der Test gilt als zuverlässiger als sein Vorgänger. Gleichzeitig schmiedet er Vorsorge und Selektion noch enger aneinander – zu einem noch früheren Zeitpunkt. »Das Pränatal-Screening des Morbus Down konnte in den vergangenen Jahren deutlich verbessert werden«, berichtet ein Artikel im *Deutschen Ärzteblatt* von den Erfahrungen aus England mit dem Nackenfaltenscreening. »Früher, als nur Schwangeren über 35 Jahren eine Amniozentese empfohlen wurde, betrug die Sensivität [Entdeckungsrate] nur 20 Prozent.« Mit der Verbindung von Nackenfaltenmessung und Blutwerten ließ sich das Downsyndrom in 72 Prozent aller Fälle detektieren. Doch schon deuten sich die gleichen Probleme an wie beim Triple-Test, sagt Heidemarie Neitzel. Fehlende Beratung der Patientinnen, fehlende Kompetenz der Ärzte, fehlende Aufklärung, dass der Test überhaupt vorgenommen wird.

Will ein Gynäkologe seiner Informationspflicht nachkommen, muss er den Schwangeren, nachdem er ihnen zur Schwangerschaft gratuliert hat, mitteilen, dass man nun nach den möglichen Behinderungen ihres Kindes sucht. »Das ist unglaublich brutal«, sagt die Bremer Frauenärztin. Dementsprechend klärt sie ihre Patientinnen nur manchmal darüber auf, was bereits der erste Ultraschall zu Tage fördern kann. Manchmal verfährt sie aber auch nach der Methode Augen-auf-und-durch: »Ich schaue hin und hoffe, nichts zu sehen.«

Wie beim Triple-Test gilt: Für die Mehrzahl der Frauen bringt das Ergebnis der Nackenfaltenmessung eine Beruhigung, da der Arzt keine Auffälligkeiten feststellt. Diesmal kommt die gute Nachricht sogar früher, da der Test im ersten Schwangerschaftsdrittel Anwendung findet. Der Rest der Patientinnen muss jedoch warten, bis die Fruchtwasseruntersuchung Gewissheit bringt – und zwar nun länger als zuvor, da die Amniozentese erst circa vier Wochen nach der Nackenfaltenmessung durchgeführt werden kann.

Vor der 18. Woche der Schwangerschaft erfährt kaum eine Frau, ob ihr Kind nun behindert sein wird oder nicht. Zu diesem Zeitpunkt ist die Schwangerschaft bereits weit fortgeschritten. Sie hat möglicherweise einen dicken Bauch und andere Menschen haben sie zum in Aussicht stehenden Nachwuchs beglückwünscht. Sie hat Kontakt zum Fötus aufgenommen: Das Ungeborene hat sich vielleicht schon merklich bewegt. Mit jedem Tag wächst die Bindung zwischen Mutter und Kind. Wer nach der Diagnose Behinderung jetzt für einen Abbruch votiert, muss es schnell tun – am besten sofort. »Das geht zack-zack, da muss man sich innerhalb kürzester Zeit entscheiden«, weiß Klaus Zerres.

Oft nur auf dem Papier: die Beratung vor Pränataluntersuchungen

Fehldiagnosen, falsche Erwartungen, überstürzte Entscheidungen – eine umfassende Information der Schwangeren könnte den negativen Begleiterscheinungen der Pränataldiagnostik entgegenwirken. Doch gerade hier zeigen sich die gravierendsten Mängel. Die Beratung, das Allheilmittel gegen unerwünschte Nebenwirkungen des medizinischen Fortschritts, wird der Patientin vielfach noch nicht einmal angeboten. In einer Studie des Büros für Technikfolgen-Abschätzung beim Bundestag, die 25 Jahre Pränataldiagnostik bilanziert, wurde festgestellt, dass Qualität und Umfang der Beratung »vielfach mangelhaft« sind. Eine Aufklärung der Ratsuchenden sei »oft nicht gewährleistet«. Das machen schon die Abrechnungen der Ärzte deutlich: Die Zahl der von Ärzten abgerechneten Fruchtwasseruntersuchungen übersteigt bei weitem die Zahl der (vor der Punktion vorgesehenen) Beratungen. In fast jedem zweiten Fall bleibt die unparteiische Aufklärung über Sinn und mögliche Folgen der Amniozentese aus.

Vielen Gynäkologen fehlt die Zeit und die Sensibilität für das Gespräch über einen möglichen Abbruch nach einem auffälligen Testergebnis. Die Bremer Frauenärztin Dennis versucht immerhin 20 Minuten für Erklärungen und Fragen einzuplanen. Doch wenn das Wartezimmer voll ist, sei das nicht immer möglich, gibt sie zu. Dabei ist die Beratung vor der Pränataldiagnostik alles andere als einfach, handelt sie doch von Wahrscheinlichkeiten und zukünftigen Ereignissen, die für die meisten Schwangeren niemals relevant sein werden. Schwangere und Ärzte fühlen sich davon häufig überfordert.

Barbara Dennis schickt viele ihrer Patientinnen zu *Cara*. Die Bremer Einrichtung gehört zu den wenigen Anlaufstellen in Deutschland, wo Frauen unabhängig von Ärzten und Humangenetikern Information und

Beratung erhalten. Auch in manchen gynäkologischen Praxen und humangenetischen Beratungsstellen arbeiten Ärzte mit Sozialarbeitern und Psychologen zusammen. Gerade nach einem pathologischen Befund nämlich reicht medizinischer Rat meist nicht mehr aus. Bei der Entscheidung für oder gegen eine Abtreibung spielen andere Fragen eine Rolle als nur die Schwere der Krankheit: Hat die Frau bereits Kinder? Ist die Partnerschaft für ein behindertes Kind stabil genug? Und umgekehrt: Kann die Frau beziehungsweise das Paar eine Abtreibung verkraften?

Wie sehr die Qualität der Beratung die Entscheidung der betroffenen Paare beeinflusst, hat Gesundheitsforscherin Irmgard Nippert im Fall des Klinefelter-Syndroms belegt. Der relativ leichte Chromosomendefekt – er ist bei Männern häufig mit Unfruchtbarkeit verbunden – führte je nach Beratungsstelle zu Abbruchraten zwischen 0 und 77 Prozent. Je akkurater und qualifizierter die Information war, desto größer die Bereitschaft der Frauen, ihre Schwangerschaft trotz der Krankheit des Ungeborenen fortzusetzen.

Entscheidet sich die Frau für einen Abbruch, sollte man sie bei der Beratung darauf vorbereiten, was ihr nun bevorsteht: Das Kind muss geboren werden. Nach einer Fruchtwasseruntersuchung ist der Zeitpunkt verstrichen, da der Abbruch per Ausschabung erfolgen kann. Petra Dreier erfuhr davon erst, als sie bereits im Krankenhaus lag. Mit Hilfe von Hormonen mussten die Ärzte künstliche Wehen bei ihr hervorrufen. Da der Körper noch nicht auf die Geburt des Kindes eingestellt ist, dauert die Prozedur viele Stunden, mitunter einen ganzen Tag. Bis zum Beginn des nächsten Morgens musste Petra Dreier warten. Erst dann brachte sie den toten Fötus zur Welt.

Was tagtäglich vorkommt, darf es allerdings offiziell gar nicht geben. Seitdem der Bundestag den Paragraphen 218 reformiert hat, darf kein Kind mehr abgetrieben werden, nur weil es behindert ist. Doch in der Praxis hat sich dieser Erfolg der Behindertenverbände in eine Niederlage verkehrt. Zwar ist die so genannte embryopathische Indikation des früheren Paragraphen 218 abgeschafft. Doch nun wird der Abbruch bei Behinderung unter der Rubrik medizinische Indikation verbucht. Nicht die Missbildung des *Kindes* gilt nun als legaler Abtreibungsgrund, sondern die Belastung der *Frau* durch das missgebildete Kind. Das Gesetz öffnet einen breiten Interpretationsspielraum und kennt anders als die alte Regelung so gut wie keine Begrenzungen. Früher musste sich die Schwangere vor dem Abbruch wegen Behinderung einer Beratung unterziehen. Zudem musste eine Wartezeit zwischen Diagnose und Abbruch eingehalten werden. Heute sind diese Auflagen entfallen.

Was jedoch die meisten Konflikte aufwirft: Auch die bis 1995 geltende Frist der 22. Woche, bis zu der ein Abbruch straffrei war, gibt es nicht mehr. Heute darf eine Frau theoretisch bis kurz vor der Geburt abtreiben. Immer wieder kommt es deshalb auch nach der 12. Schwangerschaftswoche zu Abtreibungen, rund 2000 Mal im Jahr bis zur 23. Woche, und knapp 200 Abbrüche erfolgen sogar noch später. Da nicht alle Abtreibungen gemeldet werden, könnten die Zahlen auch höher liegen. Nach der 23. Woche jedoch schaffen es Säuglinge mit medizinischer Hilfe außerhalb des Körpers der Mutter zu überleben.

Wenn das Kind die Abtreibung überlebt

In einigen Fällen überlebt das Kind sogar trotz der Abtreibung. Schwer geschädigt durch die Zwangsgeburt bringen diese Neugeborenen die Ärzte in eine teuflische Situation: Was eben noch das Ziel der Operation war – der Tod des ungeborenen Kindes – gilt es nun zu verhindern. Jetzt müssen die Mediziner alles tun, um das Frühchen zu retten. Der bislang spektakulärste Fall ereignete sich 1997 in Oldenburg. Hier wurde ein Junge namens Tim mit Downsyndrom in der 25. Schwangerschaftswoche abgetrieben, doch sein Herz schlug außerhalb der Gebärmutter weiter. Stundenlang sahen die Ärzte zu, wie das Kind nach Luft schnappte, und verweigerten ihm intensivmedizinische Versorgung – was zu weiteren Hirnschäden führte. Was die Mediziner in einem solchen Fall auch tun, sie machen sich immer strafbar. Überlebt das geborene Kind, wurden sie ihrem medizinischen Auftrag – das Ungeborene zu töten – nicht gerecht. Lassen die Ärzte das Kind sterben, verstoßen sie gegen ihre ärztliche Pflicht, Leben zu retten. Der Fall Tim landete vor Gericht. Am Ende wurde der behandelnde Arzt 2004 zu 13.000 Euro Strafe wegen Körperverletzung verurteilt. Tim lebt heute bei Pflegeeltern.

Deshalb weigern sich immer mehr Ärzte, eine späte Abtreibung vorzunehmen. Die Bundesärztekammer hat 1998 gefordert, Abtreibungen nur bis zum Zeitpunkt der Lebensfähigkeit außerhalb des Mutterleibs vorzunehmen. Ausnahmen sollten nur gestattet sein, wenn das Leben der Mutter akut gefährdet ist oder das Kind in keinem Fall lebensfähig ist. Doch wer soll darüber entscheiden, ob das Leben einer Frau in Gefahr ist? Wenn die Ärzte eine späte Pränataldiagnostik anbieten, ist eine späte Abtreibung dann nicht die Konsequenz? Und würde eine solche Frist die Paare nicht unter Druck setzen und sie zum Panikabbruch drängen?

In der 25. Schwangerschaftswoche informierte ihr Frauenarzt Ursula

Kleiber, dass ihr Baby eine schwere Form der Spina bifida habe, einen so genannten offenen Rücken. Das Kind würde nie laufen können; es müsse mit einer geistigen Beeinträchtigung gerechnet werden, weil zusätzlich noch eine Fehlbildung des Gehirns diagnostiziert wurde. Das Ehepaar Kleiber fühlte sich wie gelähmt, unfähig über das Schicksal des Fötus zu entscheiden. Doch die Zeit drängte. Sie informierten sich bei mehreren Ärzten, suchten im Internet nach Informationen. Als sie sich für einen Abbruch entschieden hatten, war es zu spät. Kein Arzt war zum Abbruch bereit. »Erst klärten uns die Ärzte über die fürchterliche Prognose unseres Kindes genau auf, dann wollten sie uns nicht helfen«, klagt Ursula Kleiber. Auf eigene Kosten reiste das Ehepaar nach England in eine Spezialklinik. Als es so weit war, saß ihr Mann neben dem Arzt und verfolgte auf dem Bildschirm des Ultraschallgerätes, wie die Injektion mit Kaliumchlorid das Herz des Kindes zum Stillstand brachte. Zwei Tage später leiteten Medikamente die Wehen ein. Lange hielt der Vater seinen toten Sohn im Arm.

In Deutschland sind nur wenige Ärzte zum so genannten Fetozid, dem direkten Töten des Kindes, bereit. Einer von ihnen ist B. Joachim Hackelöer vom Krankenhaus Hamburg-Barmbek. Er vertraut nicht darauf, dass der Fötus im Laufe der Abtreibung stirbt, sondern tötet das Kind im Mutterleib. »Durch den Fetozid geraten die Ärzte nicht in das Dilemma, ein atmendes Baby behandeln zu müssen«, begründet er sein Vorgehen. »Der Fetozid ist der humanere Weg«, sagt Hackelöer, für die Mutter wie für das Kind.

Die Ethik kann keiner Logik mehr folgen, sondern galoppiert dem medizinischen Fortschritt hinterher: Kinder, die lebensfähig sind, werden noch in der 26. Schwangerschaftswoche getötet. Wenige Räume weiter versuchen Ärzte und Schwestern ein in der 24. Woche zu früh geborenes Kind um jeden Preis zu retten – und nehmen dabei wiederum schwere Behinderungen durch die Frühgeburt in Kauf. Mal sind die Ärzte Helfer zum Leben, mal Boten des Todes.

Pränatalmediziner, die Ungeborene normalerweise als Patienten sehen und nicht als zu beseitigendes Risiko, können mit diesem Widerspruch nur schwer leben. Auch für die werdenden Eltern löst ein derartiger Abbruch ein anhaltendes Trauma aus. Anders als Abbrüche aus sozialer Indikation, bei denen das Kind nicht gewollt ist, beendet eine späte Abtreibung den Traum von einem Wunschkind. »Für diese Babys haben die Mütter schon Hemdchen gestrickt«, sagt Margot von Renesse. Zum Verlust des Kindes kommen Schuldgefühle, den Tod selbst herbeigeführt zu haben. Petra Dreier bereute ihre Entscheidung schon nach wenigen Tagen. Als sie sich näher mit dem Downsyndrom beschäftigte, steigerte sich die Gewissensnot zu einer Depression. Auch sechs Jahre später fällt es ihr noch schwer, über das Vorgefallene zu sprechen. Damals hätte sie gern jemanden zum Reden gehabt, sowohl vor der Entscheidung als auch nach dem Abbruch. Doch niemand war da. »Bedrückend« sei das Fehlen von Hilfsangeboten für die betroffenen Frauen, schreibt Irmgard Nippert. In den wenigsten Krankenhäusern gebe es Therapeuten, die Frauen durch den Abbruch begleiten und auch nachher zur Verfügung stünden. Wieder einmal fühlt sich die Medizin für die Folgen ihres Tuns nicht verantwortlich.

Das Ehepaar Kastel hatte mehr Glück. Bereits einmal zuvor hatte Mona Kastel ein schwer behindertes Kind zur Welt gebracht, das nur wenige Tage lebte. Als sie wieder schwanger wurde, erbrachte die Amniozentese einen pathologischen Befund. Mehrere Stunden nahmen sich ein Arzt und ein Psychologe für das Paar Zeit. Sehr einfühlsam stellten sie die Alternativen dar, erinnert sich Mona Kastel, »ohne uns eine Meinung aufzudrängen«. Die Eheleute entschieden sich für eine Abtreibung, da das Kind nur kurze Zeit und unter Schmerzen lebensfähig gewesen wäre. Auch während und nach dem Abbruch waren die Helfer dabei. »Sie sorgten dafür, dass wir unser Kind noch einmal sehen konnten«, so die Mutter. Drei Stunden blieben die Eltern bei ihrem Kind und nahmen Abschied.

Auch wenn sich viele Frauen am Anfang sträuben, hilft die Konfrontation mit dem toten Säugling ihnen langfristig, sagt Katrin Schenck-Kaiser von der genetischen Beratungsstelle der Universität Freiburg. Für alle Fälle machen Ärzte stets ein Foto vom Fötus. Mitunter melden ehemalige Patienten sich noch nach Jahren mit dem Wunsch, ein Andenken des Babys zu besitzen. Ob nur in der Erinnerung oder ausgedrückt durch ein Bild oder einen Fußabdruck: Es sei wichtig, »dem Kind in der Familie einen Platz einzuräumen«, sagt die Bonner Psychologieprofessorin Anke Rohde. Auch eine symbolische Beerdigung könne helfen, die Wunden zu heilen.

Der wachsende Druck, behinderte Kinder abzutreiben

Vorbei die Zeiten, als eine Frau neun Monate lang »gesegneten Leibes« war. Heute wird Schwangerschaft immer mehr zum Risiko, das es zu beobachten und abzuwägen gilt. Nach einer Umfrage der Universität Münster fanden 70 Prozent der Frauen, die eine Amniozentese machen ließen, sie hätten eine »Schwangerschaft auf Abruf«. Jede dritte befragte Frau hielt ihren Zustand bis zum Ergebnis der Untersuchung weitgehend geheim. Die amerikanische Wissenschaftlerin Barbara Katz-Rothman hat sogar einen Zusammenhang zwischen Fruchtwasseruntersuchung und Kindsbewegungen festgestellt: Frauen, die sich psychologisch gut abschirmen, sind imstande, erst dann Lebenszeichen des Babys zu verspüren, wenn die Gesundheit des Kindes bestätigt ist.

Nur wenige Frauen entziehen sich dem Angebot der pränatalen Diagnostik. Mehr als 70 Prozent aller Schwangeren über 35 Jahren entscheidet sich für eine Fruchtwasseruntersuchung. Die Paare stünden unter einem großen Druck, sagt Katrin Schenck-Kaiser. Viele fühlten sich bereits von ihrem Arzt in eine bestimmte Richtung gedrängt. Immer wieder berichten Patientinnen der Freiburger Beraterin, ihr Gynäkologe habe sie mit der Begründung zur Fruchtwasseruntersuchung geschickt, ab 35 Jahre *müsse* jede Frau so etwas machen. Lehnt eine Frau den Eingriff ab, muss sie per Unterschrift bestätigen, dass sie auf die möglichen Folgen der Weigerung hingewiesen wurde, als würde sie eine lebenswichtige Operation verweigern.

Viele Ärzte fühlen sich durch Gerichtsurteile zu dieser Formalie gezwungen. Erstmals 1983 gaben Richter einer Frau Recht, die ihren Gynäkologen verklagt hatte, nachdem sie ein behindertes Kind geboren hatte. Das Vergehen des Arztes: Trotz ihres altersbedingten Risikos hatte der Mediziner die Frau nicht ausdrücklich auf die Möglichkeit einer Fruchtwasseruntersuchung hingewiesen. Später bestätigte auch der Bundesgerichtshof, dass die Geburt eines ungewollten Kindes Schadenersatzansprüche auslösen kann. »Solche Gerichtsurteile mahnen die Ärzte zur Vorsicht«, erklärt der Präsident der Deutschen Gesellschaft für Gynäkologie und Geburtshilfe Hans Georg Bender die Absicherungsstrategien seiner Kollegen. Sie haben Angst, am Ende als Mitverursacher des Schadensfalls »behindertes Kind« zu gelten. Im jüngsten Gerichtsurteil zum Thema sprach der Bundesgerichtshof im Juni 2002 Eltern Unterhalt und Schadensersatz zu, die ein Kind bekommen hatten, dem weitgehend Beine und Arme fehlten. Die verklagte Ärztin hatte die Behinderung im Ultraschall nicht rechtzeitig bemerkt.

»Die Pränataldiagnostik hat die Einstellung zu Behinderung verändert«, vermutet Wolfram Henn, Humangenetiker an der Universität des Saarlandes. Henn leitet eine Untersuchung, wie sich die vorgeburtlichen Tests auf Eltern auswirken, die ein Kind mit einem Downsyndrom haben. Eine der häufigsten Fragen, die diese Paare zu hören bekommen, lautet, warum sie das Kind trotz Pränataldiagnostik behalten haben. Damit drehen die medizinischen Diagnosemöglichkeiten die Erklärungszwänge um: Nicht jene Frauen, die sich für einen Abbruch entscheiden, müssen sich rechtfertigen, sondern Paare, die sich trotz zu erwartender Schädigung zu ihrem Kind bekennen. »Heute sind Frauen nicht mehr nur dafür verantwortlich, wie viele Kinder sie bekommen, sondern ebenso, dass diese gesund sind«, sagt Margaretha Kurmann vom Netzwerk gegen Selektion durch Pränataldiagnostik.

Dass solche Befürchtungen nicht aus der Luft gegriffen sind, belegen die Prophezeiungen von Robert Edwards. Auf einer Jahrestagung der Europäischen Gesellschaft für Menschliche Reproduktion und Embryologie sagte der medizinische Vater der künstlichen Befruchtung, dass es irgendwann »eine Sünde sein wird, wenn Eltern ein Kind mit schweren Behinderungen zur Welt bringen«.

XIII. Vom Kinderwunsch zum Wunschkind
Ausblick

Es ist gerade knapp 30 Jahre her, da wurden Kinder ausschließlich gezeugt, indem zwei Menschen miteinander Sex hatten. Ihre Nachkommen überließen sie der Zufallslotterie der Natur. Heute sind mächtige medizinische Techniken dabei, diese Grundgesetze menschlicher Fortpflanzung zu verändern. Sie stellen jahrtausendealte Vorstellungen von Zeugung und Kinderkriegen, Elternschaft und Familie, ja sogar die Schicksalhaftigkeit unserer genetischen Ausstattung in Frage. Aus dem Halbdunkel intimer Zweisamkeit wurde der Zeugungsakt in die Helle des Labors verlegt. Statt neun Monate lang weltabgewandt und dem Zugriff anderer entzogen, wächst der Fötus nun sichtbar gemacht und kontrolliert heran.

Die Pille ermöglichte Sex ohne Fortpflanzung, die In-vitro-Fertilisation Fortpflanzung ohne Sex. Die ICSI ebnete einer Reproduktion ohne männliche Fruchtbarkeit den Weg. Bei der PID und der Schaffung embryonaler Stammzellen werden Eizellen befruchtet, die niemals zur Fortpflanzung dienen werden. Das Klonen wiederum soll einer Fortpflanzung dienen, die selbst ohne Befruchtung auskommt.

Die Pränataldiagnostik schuf die Möglichkeit, behinderte Kinder im Mutterleib zu erkennen und sie abzutreiben. Die PID verlegt den Test, unerwünschte Krankheiten aufzuspüren und zu vermeiden, zeitlich bereits kurz hinter die Zeugung. Schon scheint es denkbar, werdendes Leben durch Eingriffe ins Erbgut zu reparieren oder gar zu veredeln. Und was möglich scheint, so die Erfahrung nach 25 Jahren Reproduktionsmedizin, wird irgendwann und irgendwie auch Wirklichkeit.

Dabei war die künstliche Befruchtung anfangs nichts anderes als ein medizinischer Trick, um ein Transporthindernis im weiblichen Fortpflanzungstrakt zu umgehen. Die In-vitro-Fertilisation sollte Frauen mit verschlossenen oder nicht funktionierenden Eileitern zur Schwangerschaft verhelfen. Als das erste Retortenbaby zur Welt kam, hätte niemand es für möglich gehalten, dass zwei Jahrzehnte später bereits mehrere Hunderttausend im Labor gezeugter Kinder leben.

Die künstliche Befruchtung hat sich durchgesetzt, obwohl sie allgemeine Grundsätze, die für neue medizinische Techniken oder Medikamente gelten, nicht eingehalten hat. Keines der Verfahren wurde zuvor ausreichend an Tieren getestet. Keine andere Therapie mit einem jahrelangen Behandlungserfolg von unter zehn Prozent, wie bei der IVF, hätte sich jemals durchsetzen können. Jede andere Untersuchungsmethode, die wie die Fruchtwasseruntersuchung jeden hundertsten Patienten tötet, wäre umgehend aus dem Verkehr gezogen worden.

Warum hat alle Kritik, haben alle medizinischen und moralischen Bedenken der Fortpflanzungsmedizin so wenig anhaben können? Warum haben alle skeptischen Voraussagen sich als gegenstandslos erwiesen: dass sich kaum Paare finden werden, die sich einer fremden Technologie unterwerfen, die Sex und Fortpflanzung voneinander trennt? Dass es kaum Ärzte geben wird, die das Risiko eingehen, Kinder in die Welt zu setzen, von denen niemand weiß, wie sie sich entwickeln? Zum einem, weil das Bedürfnis, das die Reproduktionsmedizin befriedigt, zu den ursprünglichsten Trieben, den tiefsten Sehnsüchten vieler Menschen gehört, das zudem stets aufs Neue von der Umwelt bestätigt und verstärkt wird: der Wunsch nach einem, wenn möglich gesunden, Kind. Um diesen Wunsch zu erfüllen, gehen Menschen sehr weit – auch ohne dass Ärzte ihnen, wie Kritiker argwöhnen, die Techniken aufdrängen müssen. Eröffnet sich ein Ausweg aus der ungewollten Kinderlosigkeit, werden viele ihn beschreiten, und sei es noch so ungewiss, wo er endet. Das Angebot, seinem Schicksal zu entgehen, besitzt eine enorme Anziehungskraft. »Das Unglück wächst zum Unerträglichen heran, wenn es hätte vermieden werden können«, schreibt der Publizist Burkhard Müller.

Außerdem hat sich die künstliche Zeugungshilfe durchgesetzt, weil sie Erfolge vorweisen kann. Das »Geschäft mit der guten Hoffnung« hat sich für viele Paare ausgezahlt. Jede Familie mit einem durch IVF oder ICSI gezeugten Kind kann das bestätigen. Zudem haben sich, zumindest bislang, alle Befürchtungen hinsichtlich des Lebens der Laborgeschöpfe als haltlos erwiesen. Die überwältigende Mehrheit der Kinder kommt gesund zur Welt und entwickelt sich völlig normal. In ihren Beziehungen zu ihren Eltern unterscheiden sie sich nicht von ihren Altersgenossen. Sie wachsen mit der gleichen Liebe und Fürsorge, im gleichen Konsumparadies und Scheidungschaos auf. Das gilt selbst für Familien, bei deren Zustandekommen ein unbekannter Dritter – als Samenspender oder Eizellspenderin – Starthilfe leistete. Die Natürlichkeit oder Unnatürlichkeit der Zeugung sagt wenig über die Kinder selbst aus.

Die Fortpflanzungsmedizin löst Probleme und schafft neue

Das medizinische und soziale Experiment – oder überspitzt formuliert: der Menschenversuch – IVF ist überwiegend gelungen. Das heißt nicht die

Schattenseiten der Reproduktionsmedizin zu verschweigen. Skandalös hohe Mehrlingsraten mit all ihren Folgen; Zehntausende befruchtete Eizellen (in Deutschland) und Hunderttausende Embryonen (weltweit) auf Eis; medizinische Belastungen für Frauen, die oftmals eigentlich gesund sind; ungezähltes und unerzähltes seelisches Leid in Form von quälendem Warten, tiefer Verunsicherung und Enttäuschung. Für diejenigen Paare – und es sind viele –, die die Kinderwunschbehandlung ohne Kind beenden, wäre die In-vitro-Fertilisation am besten niemals erfunden worden. Sie haben nur verloren: Lebenszeit, Geld, Hoffnung.

Im schlimmsten Fall stürzen die technischen Möglichkeiten Ärzte wie Patienten in Situationen, denen sie ohne psychische und moralische Schäden nicht entkommen können: Frauen, die mehr als zwei Kinder im Bauch tragen und entscheiden müssen, ob sie eines töten sollen; Paare, die nach der Pränataldiagnostik erfahren, dass ihr Kind mit hoher Wahrscheinlichkeit behindert zur Welt kommen wird. Die »Janusköpfigkeit des medizinischen Fortschritts«, wie der Münchner Geburtsmediziner Hermann Hepp es genannt hat, zeigt sich im Bereich des Lebens zwischen Zeugung und Geburt besonders deutlich.

Die Reproduktionsmedizin löst schwer wiegende Probleme und schafft gleichzeitig neue. Für die negativen Nebenwirkungen fühlen sich die Ärzte jedoch in der Regel nicht zuständig. Bei der Beratung und seelischen Betreuung der Patientinnen und Patienten vor und während Ausnahmesituationen versagen sie meist auf der ganzen Linie. Ihr Einwand, dass für eine »sprechende Medizin« kein Geld da sei, sagt viel über das medizinische System aus, noch mehr jedoch über das berufliche Selbstverständnis seiner Protagonisten.

Der Ausweitung der Fortpflanzungsmedizin auf immer mehr Patienten hat all dies keinen Abbruch getan. Das glückliche Ende der Behandlung in vielen tausend Fällen hat sich als der stärkste Motor für die Expansion und Weiterentwicklung der Reproduktionstechniken erwiesen. Eine weitere Dynamik entwickelte das Befruchtungsgewerbe von innen heraus: Ein Verfahren ebnete dem nächsten den Weg, der biomedizinische Fortschritt fütterte sich selbst. Die Pille ermöglichte den späten Kinderwunsch und schuf damit Tausende potenzielle Kandidaten für die In-vitro-Befruchtung. Die Legalisierung der Abtreibung verlieh der Pränataldiagnostik erst ihren letzten Sinn. Ohne die IVF keine ICSI und keine PID. Ohne die Zeugung in der Retorte keine überzähligen Embryonen, kein Klonen, keine Stammzellforschung, wie wir sie heute kennen.

Die gegenseitige Befruchtung der Techniken spielt insbesondere bei der geforderten Zulassung neuer Verfahren eine wichtige Rolle. Warum ist die Eizellspende verboten, wenn doch die Samenspende erlaubt ist? Was ist gegen ein paar tausend abgetriebene behinderte Föten zu sagen, wenn Zehntausende gesunde aus sozialen Gründen getötet werden? Warum die Aufregung über den Gencheck per PID: Es gibt die systematische Suche nach behindertem Leben doch längst? Welchen Sinn macht es, die IVF zu erlauben, die Embryo-Auswahl jedoch nicht? Warum nicht Embryonen für die Forschung verwenden, wenn sie doch ohnehin nicht mehr gebraucht werden? Warum nur die Selektion kranker Embryonen erlauben, nicht aber die nach dem Geschlecht? Das meinte auch der Präsident der Deutschen Forschungsgemeinschaft, Ernst-Ludwig Winnacker, als er in der Debatte um die Forschung mit Embryonen und Stammzellen sagte, den Rubikon habe die Wissenschaft mit der Geburt des ersten künstlich gezeugten Kindes überschritten. Die ganze Aufregung komme zu spät. Zumindest in einer Hinsicht hatte Winnacker Recht: Die Gewinnung von Eizellen und die Herauslösung des Embryos aus dem Mutterleib ermöglichten den Zugriff auf das werdende Leben. Das ist die langfristig folgenschwerste Nebenwirkung der künstlichen Befruchtung.

Bislang ist es jenseits des Rubikons ruhig geblieben. Die von Kritikern vorhergesagte Katastrophe ist ausgeblieben – es sei denn, man betrachtet es als moralisches und medizinisches Unglück, dass überhaupt Menschen mittels Pipette und Petrischale gezeugt werden. Offen bleibt jedoch, ob es so ruhig bleibt, wenn sich die Reproduktionsmedizin weiterentwickelt. Dass sie sich so rasant weiterentwickelt wie bisher, daran besteht nicht der geringste Zweifel. Dafür bürgen Hunderte ebenso ehrgeiziger wie hochkarätiger Köpfe weltweit, die in der Biomedizin wissenschaftlichen Ruhm anstreben. Das garantieren Pharmafirmen, die auf dem gleichen Feld große Profite erwarten. Und darauf hoffen die Interessenten.

Kinder und Gesundheit gehören in den westlichen Industrienationen zu den wichtigsten Ersatzreligionen. Die Reproduktionsmedizin bedient beide zugleich. Dass die Gesellschaft tendenziell kinderfeindlich ist, steht dazu nicht im Widerspruch, sondern ist sogar eine Bedingung für den Boom der Fruchtbarkeitspraxen: Die Tatsache, dass es Frauen schwer gemacht wird, früh Kinder zu bekommen, erhöht die Sterilitätsraten und treibt den Zeugungshelfern Kunden zu.

Der Großteil der Forschung orientiert sich an den traditionellen fortpflanzungsmedizinischen Zielen: Es geht darum, die Erfolgsrate zu erhöhen sowie die Belastungen für die betroffenen Frauen zu vermindern. Zugleich erproben Wissenschaftler neue Techniken, um auch jenen Menschen zu

Kindern zu verhelfen, denen bisher nicht geholfen werden konnte, sowie um schwere genetische Krankheiten zu verhindern, die bislang nicht zu vermeiden sind.

Je näher man diesem Ziel kommt, desto interessanter wird das Angebot der Zeugungsspezialisten jedoch für neue Kundenkreise. Menschen, die keine Krankheit an der Fortpflanzung hindert, sondern nur der Umstand, dass sie zu alt sind, keinen Partner haben oder homosexuell sind; Männer und Frauen, die Zeitpunkt und Umstände des Kinderkriegens punktgenau und medizinisch abgesichert planen möchten; Paare, die sich nicht nur *überhaupt* ein Kind wünschen, sondern ein *bestimmtes* Kind.

Auch dieser Kundenkreis sollte bedient werden. Wissenschaftler des *Reproductive Genetics Institute* in Chicago versprechen lesbischen Paaren, schon bald gemeinsame biologische Nachkommen bekommen zu können. Gehörlose Menschen in den USA bemühen sich darum, mit Hilfe von gehörlosen Samenspendern oder PID ebenfalls gehörlose Kinder zu zeugen. Klonwillige Paare bestürmen zum Klonen bereite Mediziner, um ihre Gene zu verewigen. Die Kunden stehen bereit.

Den Nachwuchs bestellen wie in einem Restaurant

Erst dann wird die reproduktive Revolution, die vor 25 Jahren begann, ihre volle Wirkung entfalten: wenn die Fortpflanzungsmedizin aus dem engen Bereich der Medizin heraustritt. Diesen Übergang in die zweite große Phase der assistierten Reproduktion erleben wir gerade. Hinter den derzeitigen Diskussionen, die auf den ersten Blick überzogen wirken, steckt viel mehr. Man streitet nur vordergründig darum, ob man die Präimplantationsdiagnostik für einige Dutzend Paare zulassen soll oder nicht. Oder ob man Stammzellen importieren darf, welche von Embryonen abstammen, die ohnehin nicht mehr existieren. Es geht »nicht mehr allein um technologische Chancen und Risiken für Mensch und Umwelt«, so der ehemalige Bundespräsident Johannes Rau in seiner Rede zur Biomedizin. Es gehe um viel mehr: »Zum ersten Mal scheint die Menschheit fähig, den Menschen selber zu verändern, ja, ihn genetisch neu zu entwerfen.« Angesichts dieser Dimension kann die moralische und emotionale Aufgeladenheit der Debatte nicht verwundern. Sie berührt eines der letzten verbliebenen Themen, bei denen die Weltanschauung noch eine wichtige Rolle spielt. Deshalb ist es richtig und wichtig, dass sie gründlich und ohne Hast geführt wird.

Die Diskussionen werden nicht enden, wenn das Stammzellthema, die

PID oder die Klonfrage geklärt ist. Denn die Wissenschaft wird neue Schritte wagen und eine neue Diskussion provozieren, wie weit sie gehen darf. Wo die Entwicklung hinführen könnte, haben einige selbst ernannte Vordenker der Reproduktionsmedizin lustvoll ausgemalt. Autoren wie Lee Silver, Robin Baker oder Carl Djerassi entwerfen eine Zukunft, in der Sex und Fortpflanzung völlig voneinander getrennt sind. In der die Familie, wie wir sie kennen, eine soziale Organisationsform der Vergangenheit ist und die Menschen nicht mehr unter Erbkrankheiten leiden. Mit ihren Prophezeiungen transportieren diese Futurologen der Fortpflanzung – bar aller taktischen Zurückhaltung und wissenschaftlichen Behutsamkeit – Visionen und Möglichkeitsvorstellungen, die sie mit nicht wenigen Kollegen ihres Faches teilen. Wie in einem Restaurant, verheißt etwa Robin Baker, werden die Menschen einem Menü gleich auswählen, in welcher Konstellation sie ihr Erbgut kreuzen und welche genetischen Eigenschaften und Merkmale ihr Nachwuchs tragen soll. Dass der Zugang zum genetischen Gabentisch nicht nur unfruchtbaren Paaren offen steht, ist klar. Schon bald werden die »Fertilen die Rechte der Infertilen einklagen«, glaubt Baker.

Viele Reproduktionsmediziner weisen solche Fiktionen als Spinnereien zurück, mit denen man die Debatte um aktuelle Fragen nicht belasten dürfe. Gegen den Verdacht, die Präimplantationsdiagnostik könnte eine generelle Ausweitung erfahren, bringen sie zum Beispiel den Einwand vor, dass jeder Gencheck eine Laborbefruchtung voraussetzt. Welches fruchtbare Paar, fragen sie, würde sich einer solchen anstrengenden Prozedur freiwillig unterziehen? Aber lassen sich nicht auch jedes Jahr Tausende von Menschen freiwillig auf Schönheitsoperationen ein, die medizinisch unnötig, manchmal gefährlich und immer teuer sind? Außerdem gilt der Einwand auch nur so lange, wie die Laborzeugung so aufwändig ist wie heute. Wird sie weiter vereinfacht – und die Forschung arbeitet daran –, könnte die IVF der natürlichen Zeugung durchaus Konkurrenz machen. Sie hätte nämlich zwei entscheidende Vorteile: Mit ihr ließe sich der Zeitpunkt wie die Qualität der Konzeption kontrollieren. Die Tatsache, dass schon heute Paare eine IVF mit PID wählen, um auf das Geschlecht ihres Kindes Einfluss zu nehmen, zeigt, wohin die Entwicklung geht.

Selbst wenn sich Kunden finden lassen, halten Experten dagegen, könne es eine genetische Qualitätssicherung des Nachwuchses niemals geben. Eberhard Schwinger, Humangenetiker an der Lübecker Universität, weist darauf hin, dass sich schon die genetischen Ursachen von Fehlbildungen nur sehr schwer analysieren und ausschalten lassen, weil nicht ein Gen an ihrem Zustandekommen beteiligt ist, sondern mehrere. Diese Schwierigkeit potenziert sich, wenn man die Grundlagen von menschlichen Merkmalen oder gar Eigenschaften im Erbgut entdecken möchte. Solche genetischen Anlagen wirken zudem niemals isoliert. Sie stehen in einem komplizierten Zusammenspiel mit verschiedenen Umweltfaktoren. Einflüsse während der Schwangerschaft, Infektionen, die Art der Ernährung von Mutter und Kind und nicht zuletzt die Erziehung spielen ebenso eine Rolle wie die Erbanlagen. »Niemals werden wir herausfinden, auf welche Weise die Gene Charaktereigenschaften wie Intelligenz oder Phantasie steuern«, gibt sich Humangenetiker Schwinger sicher.

Geklonte Menschen: niemals?

Ein Niemals jedoch hat es in der reproduktionsmedizinischen Forschung schon öfter gegeben. Als Robert Edwards und Patrick Steptoe die erste geglückte In-vitro-Fertilisation bekannt gaben, wollten ihnen viele Wissenschaftler schlichtweg nicht glauben. Die Entzifferung des Genoms, also der im Chromosomensatz vorhandenen Erbanlagen, hatte man frühestens in 10 bis 20 Jahren terminiert. Sie gelang bereits 2001. Die ICSI, die PCR-Methode, das Klonen von Säugetieren: Alle diese neuen Verfahren der Biomedizin hatten ernst zu nehmende Forscher entweder niemals oder erst in einer sehr viel späteren Zukunft für möglich gehalten. Mitunter erfolgten die Unmöglichkeitsprophezeiungen nur wenige Jahre, bevor ein wissenschaftlicher Durchbruch das Verfahren doch möglich machte.

Die Diskussion um das Klonen von Menschen zeigt, wie schnell sich medizinische und ethische Maßstäbe ändern können. Eine genetisch identische Kopie eines Säugetiers herzustellen galt vielen Wissenschaftlern bis 1997 als unerreichbar. Dann kam Dolly. Das geklonte Schaf entstand, indem man den Zellkern eines erwachsenen Tieres in eine zuvor entleerte Eizelle eines anderen Schafes injizierte und diese einem dritten Tier einpflanzte. Man hätte sämtliche Funktionen – Spenderin von Ei und Zellkern sowie austragendes Tier – allerdings auch einem einzigen Tier übertragen können. Dann hätte das Mutterschaf ein Tier ausgetragen, das über die gleichen Erbinformationen wie es selbst verfügt. Brauchte man bislang für die Fortpflanzung mindestens zwei Lebewesen, genügt für das Klonen nun ein einziges. Damit ist das Verfahren eine moderne Form der jungfräulichen Empfängnis.

Eine einfachere Methode zum Klonen hatte Robert Edwards schon 1982 vorschlagen. Sie besteht darin, einen Embryo im Frühstadium zu teilen, um so künstlich geschaffene eineiige Zwillinge herzustellen, das so genannte *embryo splitting*. Medizinisch ist das möglich. Trennt man so genannte totipotente Zellen nur früh genug ab, kann aus ihnen ein neues Kind wachsen. Den einen Embryo, so Edwards, könnte man einfrieren und später bei Bedarf als Zell- oder Organspender für den ausgetragenen Zwilling benutzen.

Die Dolly-Methode machte jedoch auch etwas ganz anderes denkbar: Die genetische Nachbildung eines existierenden erwachsenen Menschen. Durch die Presse geisterten Klone von Adolf Hitler und Albert Einstein, Boris Becker und Claudia Schiffer. Mediziner, Politiker und Wissenschaftler in aller Welt beschworen damals, dass der Klonfall niemals eintreten dürfe und niemals eintreten werde.

Das war 1997. Heute hat sich das Panorama verändert. Mit dem italienischen Frauenarzt Severino Antinori und dem amerikanischen Fortpflanzungsforscher Panos Zavos haben sich zwei Wissenschaftler gefunden, die alles daransetzen wollen, den ersten Menschen zu klonen. Ihre Ankündigung wird nicht besonders ernst genommen – auch wenn die beiden Mediziner zwar Außenseiter ihres Faches sind, aber keine Dilettanten. Besorgnis erregender ist allerdings, wie sich die Argumente in der Diskussion um das Klonen verschoben haben. Es geht immer seltener darum, das Klonen grundsätzlich zu verbieten: weil es ethisch verwerflich ist, Kinder zu produzieren, die das identische Erbgut eines bereits lebenden Menschen in sich tragen. Jetzt argumentieren immer mehr Forscher und Mediziner nur noch aus praktischen Gründen gegen das Verfahren. Die Methode sei nicht ausgereift, und deshalb wäre ihre Übertragung vom Tier auf den Menschen Wahnsinn.

In der Tat hat der Kerntransfer das Experimentalstadium noch lange nicht verlassen. Bis zum geklonten Tier ist es noch immer ein weiter Weg. Um Dolly entstehen zu lassen, brauchte es 277 Versuche. Hunderte Eizellen waren nötig, die mit dem fremden Erbgut bestückt wurden. Davon entwickelte sich nur ein Bruchteil zu Embryonen. Diese wiederum mussten Dutzenden Leihmuttertieren eingepflanzt werden. Nur ein Bruchteil von ihnen wurde schwanger – die meisten mit einem geschädigten Jungtier. Einem gesunden Tier wie Dolly stehen eine große Menge Kreaturen gegenüber, die monströse Fehlbildungen aufweisen. Diesen unausgereiften Versuch auf Menschen zu übertragen, muss jedem kriminell erscheinen.

Doch die Wissenschaft lernt schnell und anfänglich schlechte Erfolgsraten waren noch nie ein Grund dafür, Forschungen einzustellen. Auch bei der In-vitro-Fertilisation lag die Geburtenrate anfangs unter fünf Prozent pro Versuch. Es bedarf wenig Phantasie, das Gleiche für das Klonen vorherzusagen. Sobald sich das Verfahren im Tierversuch als einigermaßen gangbar erweist, wird der Widerstand dagegen bröckeln. Gelingt einem Wissenschaftlerteam dann irgendwann die Zeugung eines gesunden geklonten Kindes, werden alle Dämme reißen. Das Bild eines Babys in den Armen seiner glücklichen Eltern hat mehr Überzeugungskraft als alle medizinischen oder ethischen Einwände. Wer heilt, hat Recht – auch wenn das zu Heilende in diesem Fall gar keine Krankheit ist.

Die meisten Befürworter der Kopiermethode sitzen denn auch in den kommerziell arbeitenden Reproduktionspraxen. *A part*, ein weltweiter Zusammenschluss privater IVF-Kliniken, konnte sich nicht darauf einigen, auf das Klonen zu verzichten. Der Jahreskongress 2001 der Organisation, in dessen Präsidium unter anderem der deutsche Frauenarzt Michael Thaele sitzt, musste wegen des internen Streits über das Klonverfahren ausfallen. Ausgerechnet ihr Präsident, der österreichische Gynäkologe Wilfried Feichtinger, rechtfertigt den Kerntransfer für Paare, deren »Unfruchtbarkeit nicht anders zu behandeln ist«. Bei einer Umfrage unter deutschen Reproduktionsmedizinern stimmten 84 von 106 Ärzten gegen das Klonen. Zehn plädierten dafür, es zumindest für Forschungszwecke zu erlauben. Das *embryo splitting* wollten dagegen immerhin schon 59 Fruchtbarkeitsmediziner für Forschung oder Therapie zulassen.

Das renommierte englische Wissenschaftsjournal *The Lancet* bezeichnete die »Erzeugung von menschlichen Klonen bereits für unvermeidlich«. Sollte es sich nicht durchsetzen, dann wäre dies – anders als bei der IVF – der weit geringeren Nachfrage zu verdanken. Der Kundenkreis für Klonärzte dürfte sich auf Menschen beschränken, die sich selbst klonen möchten, weil sie sich davon eine Art der Unsterblichkeit erhoffen, beziehungsweise Eltern, die ein Kind verloren haben und sich nun ein neues in Kopie wünschen. Auch eine geliebte Mutter könnte man klonen lassen, nun als Enkelkind ihrer selbst.

Unfruchtbaren Paaren kann mit den bereits bestehenden Methoden einfacher und besser geholfen werden. Der Nachteil des Klonens für Paare besteht gerade in seinem besonderen Kennzeichen: die Kopie nur *eines* Menschen herzustellen. Die genetische Unsterblichkeitsgarantie gilt nur für einen Partner. Der andere Partner könnte, wenn es denn die Frau ist, das Kind höchstens austragen. Dieser Fall scheint bei jenen Interessenten vorzuliegen, die sich laut Doktor Antinori bei ihm zum Klonen gemeldet haben: Bei all diesen Paaren will der Mann geklont werden, niemals die Frau, so Antinori. Der erste Schritt gelang Anfang 2004. Da veröffentlichten zwei koreanische Forscher in der Zeitschrift *Nature*, dass sie einen menschlichen Embryo bis zum 200-Zell-Stadium geklont hätten. Nie zuvor war das Klonen menschlicher Zellen bis dahin über das Achtzell-Stadium hinaus dokumentiert worden. Gewiss, Ziel der Koreaner war, aus dem geklonten menschlichen Embryo eine so genannte Stammzelllinie zu entwickeln. Niemals wollten sie die Embryos in die Gebärmutter einer Frau einsetzen. Doch wie lange hält der Schwur?

Wenn Eltern nur das Beste für ihr Kind wollen

Bei der genetischen Verbesserung des Menschen, dem so genannten Eingriff in die Keimbahn, stellt sich die Situation ganz anders dar. Medizinisch ist sie sehr schwierig zu realisieren. Der potenzielle Kundenkreis jedoch hätte keine Grenzen. Er würde letztlich alle Eltern umfassen, die für ihr Kind »nur das Beste wollen« – und die Technik zur gentechnischen Aufrüstung ihres Nachwuchses bezahlen können. Anfangs würde die Methode nur dazu dienen, »kranke Gene« herauszufiltern und zu reparieren. Später würden auch ungeliebte Eigenschaften wie die Anlage zur Fettsucht oder zu Depressionen aus dem genetischen Skript verbannt werden. Zum Wunsch, positive Eigenschaften hinzuzufügen, ist es dann nur noch ein kleiner Schritt. Natürlich würden zuerst nur sehr wenige Eltern die Chance nutzen. Die meisten würden es als abstoßend, anmaßend und unmoralisch empfinden, Gott oder der Natur ins Handwerk zu pfuschen. Doch auch hier gilt: Was Erfolg hat, setzt sich durch – und andere Eltern unter Druck.

Die amerikanische Soziologin Barbara Katz-Rothman sieht die Verantwortung auf Eltern zukommen, über die genetische Ausstattung ihrer Kinder zu entscheiden. Der bisherige Wunsch: Mein Kind soll es einmal besser *haben* als wir, wird ersetzt werden durch die Verpflichtung: Mein Kind soll einmal besser *sein* als wir. Wer den Gencheck unterlässt und eine Krankheit zulässt, müsste sich rechtfertigen: gegenüber der Krankenkasse, der Umwelt oder gegenüber seinem eigenen Kind.

Moral wandelt sich, die Sichtweise, was »natürlich« und was »unnatürlich« ist, ebenso. Was uns heute schreckt, halten unsere Kinder für denkbar, unsere Enkel für akzeptabel und unsere Urenkel für normal. Lässt man sich einmal auf die Diskussion mit den Befürwortern der genetischen Veredelung ein, zeigt sich, dass es gar nicht so einfach ist, ihren rein rationalen Argumenten Paroli zu bieten. Der feste Grund, den viele Gegner eines Eingriffs in die menschliche Keimbahn unter ihren Füßen verspüren, kann schnell brüchig werden. Warum etwa sollte man seinen Kindern nicht schon vor der Geburt ein paar »Intelligenzgene« mit auf den Lebensweg geben? Auch heute schon tun Eltern vieles, um ihren Sprösslingen eine gute Ausgangsposition im Lebenskampf zu verschaffen: Frühförderung jeglicher Art, Nachhilfe, eine gute Schule, in Zukunft auch hierzulande eine teure Universitätsausbildung. Man versucht alles durchzuplanen und vorzubereiten: Warum also sollten wir gerade das, was uns am wichtigsten ist, dem Zufall überlassen: unsere Kinder? Niemandem würde im Übrigen mit der vorgeburtlichen Vervollkommnung geschadet: Die Eltern wären zufrieden, alles in ihrer Macht Stehende getan zu haben, die Kinder würden sich über einen Startvorteil freuen, die Ärzte über ein gutes Geschäft.

Pech hätten diejenigen, die ihrem Nachwuchs aus finanziellen Gründen keine »guten Gene« in die Wiege legen können. Lee Silver sieht für die Zukunft eine gespaltene Gesellschaft voraus: Eine Aristokratie aus so genannten Gen-Reichen herrscht über eine Masse von naturbelassenen Habenichtsen. Ein ähnliches Szenario malen der Film *Gattaca* oder das Buch *Schöne neue Welt* von Aldous Huxley, das – 1932 veröffentlicht – heute lesenswerter ist denn je.

Noch vor zehn Jahren gehörten solche Szenarien ins Reich der Sciencefiction. Heute diskutieren, zumindest in den USA, dem Land der unbegrenzten Möglichkeiten in Sachen Reproduktionstechniken, ernst zu nehmende Ethikprofessoren, einflussreiche Soziologen und kundige Biologen derartige Fragen: Was geschieht, wenn der Menschen die Evolution selbst in die Hand nimmt? Wie kann die Gesellschaft die Entwicklung zur Genmanipulation stoppen? Mit welchem Recht dürfen wir Kindern ein verbessertes Erbgut verweigern?

Der jüngste Versuch, die medizinische und soziale Landschaft der Zukunft auszumalen, stammt von dem kalifornischen Biophysiker Gregory Stock (*Redesigning Humans: Our Inevitable Genetic Future*). Für den Direktor des Programms für Medizin, Technologie und Gesellschaft der *University of California* in Los Angeles (UCLA) wird keine Religion und keine Regierung den Griff ins Erbgut aufhalten können. Dabei gilt das Gleiche wie für alle bisherigen Techniken der Reproduktionsmedizin: Nicht verrückte oder größenwahnsinnige Wissenschaftler werden die Keimbahnmanipulation durchsetzen. »Sie wird vielmehr«, schreibt Stock, »ein Abfallprodukt der allgemein akzeptierten biomedizinischen Forschung sein.« In winzigen Schritten wird sich die Welt dem Ziel des genverbesserten Menschen nähern.

Noch türmen sich scheinbar unbezwingbare wissenschaftliche Hindernisse zwischen derartigen Zukunftsvisionen und der Realität auf. Außerdem sind die USA nicht Europa, geschweige denn Deutschland. Während amerikanische Fertilitätsforscher kaum Beschränkungen kennen, regulieren zum Glück Gesetze und Vorschriften die Arbeit in hiesigen Laboren. Das Konzept der so genannten reproduktiven Freiheit (*reproductive freedom*) ist in Deutschland nicht verbreitet. Dieses quasi Grundrecht eines Menschen, sich mit allen ihm zur Verfügung stehenden Mitteln zu vermehren, rechtfertigt in den USA den Einsatz jeder neuen Technik, um zu Nachwuchs zu kommen. Einer der Cheftheoretiker des Konzepts, der Bioethiker und Jurist John A. Robertson, umreißt sein Credo so: »Der beste Weg, mit den neuen reprogenetischen Methoden umzugehen, ist eine Politik, die Ärzten und Patienten die Hauptkontrolle verleiht, ohne direkte legale oder gesellschaftliche Beschränkungen.« Selbst gegen die Zeugung eines Kindes als bezahlte Auftragsproduktion für ein anderes Paar hat Robertson nichts einzuwenden, vorausgesetzt die Abmachungen sind rechtlich klar und verbindlich. Dabei ist der Professor aus Texas nicht irgendwer, sondern immerhin Vorsitzender des *Ethikkomitees der Amerikanischen Gesellschaft für Reproduktionsmedizin* (ASRM), der wichtigsten Standesorganisation amerikanischer Fertilitätsspezialisten.

Das neue Fortpflanzungsmedizingesetz

In Deutschland unterscheidet man dagegen zwischen künstlicher Befruchtung und natürlicher Zeugung. Während Letzterer keine Grenzen gesetzt werden – ein Elternführerschein existiert nicht –, ist die andere streng reguliert. Die Beweislast liegt auf Seiten der Patienten und Ärzte: Sie müssen belegen, dass eine neue Reproduktionstechnik sinnvoll und ungefährlich ist sowie keine ethischen Schranken überschreitet. Statt Euphorie über ein weiteres Menü auf der Speisekarte der Fortpflanzungsmedizin herrscht zunächst einmal Skepsis, wenn Wissenschaftler von einem neuen Durchbruch bei den Reproduktionstechniken künden. Noch plädieren in Politik und Gesellschaft erfreulicherweise nur wenige dafür, die biomedizinische Forschung und Anwendung weitgehend sich selbst zu überlassen.

Trotz heftigen Streits über die Zukunft von künstlicher Befruchtung und Embryonenforschung besteht bis heute ein Grundkonsens, wo die Grenzen der Manipulation der Natur liegen sollten. Klonen, Eingriffe in die Keimbahn, Geschlechtsselektion, die Mutterschaft jenseits der Menopause werden weitgehend abgelehnt. Kündigt man diesen Grundkonsens auf, wird es über kurz oder lang keine Grenzen mehr geben.

In der Auseinandersetzung zwischen den persönlichen Bedürfnissen und dem Wertekanon der Allgemeinheit, der individuellen Sehnsucht nach einem (gesunden) Kind und der übergeordneten Moral wiegt das Interesse der Gesellschaft schwerer, ein bestimmtes Verständnis von Menschenwürde aufrechtzuerhalten. Gemeinschaftsethik schlägt Betroffenenethik, auch wenn das selten so formuliert wird. »Man wünschte sich, bei der Debatte um ein deutsches Fortpflanzungsmedizingesetz würde diese Alternative klar und unmissverständlich genannt«, schreibt zu Recht der Philosoph und Publizist Andreas Kuhlmann.

Gerade Betroffenen gegenüber wird dieser Widerspruch immer noch kaschiert. Kein Paar, das wegen mehrerer Fehlgeburten eine Präimplantationsdiagnostik wünscht, versteht zum Beispiel, warum diese nicht erlaubt ist, die Abtreibung eines lebensfähigen Kindes dagegen schon. Die Erklärung, es handele sich um zwei völlig verschiedene Konflikte, wird auch dann nicht einsichtiger, wenn sie ständig wiederholt wird. Ehrlicher wäre es, diesen Paaren zu sagen: Den Widerspruch zwischen dem strengen Embryonenschutz und dem weniger strengen Schutz des Fötus gibt es, doch wir müssen ihn um höherer Werte willen hinnehmen. Wir verweigern euch die segensreiche Behandlungstechnik, weil wir Angst haben, dass wir die Folgen der Technik nicht kontrollieren können. Es gibt Wünsche, deren Erfüllung langfristig so hohe Kosten hat, dass man sie besser unerfüllt lässt.

Eine wasserdichte Moral wird es in der Reproduktionsmedizin niemals mehr geben. Will man nicht alles verbieten, was heute erlaubt ist, und nicht alles erlauben, was in Zukunft möglich sein wird, muss man Widersprüche hinnehmen. Diese gilt es zu akzeptieren und gegenüber den Betroffenen offensiv zu erklären. Beispiel PID: Wenn es tatsächlich nur so wenige Paare sind, denen mit der PID zu einem gesunden Kind verholfen werden kann, sollte man sie nicht zulassen. Die Interessen der Betroffenen wiegen die Gefahren, die mit der PID verbunden sind, nicht auf. Wenn der Kreis der potenziellen Nutznießer der Technik jedoch sehr viel größer wäre – wofür vieles spricht –, wäre dies erst recht ein Grund, sie weiterhin zu verbieten, denn die PID ist das Einfallstor für sehr viel weitreichendere Eingriffe ins beginnende menschliche Leben.

Ungewollte Kinderlosigkeit wird irgendwann weitgehend ein Problem der Vergangenheit sein. Die Medizin wird dann fast allen Paaren helfen können, die sich Nachwuchs wünschen. Die Frage wird dann lauten: Wie weit gehen wir für ein gesundes Kind? Wie weit gehen wir für ein Kind, das diese oder jene Eigenschaften erfüllt? Wer eine derartige Eugenik verhindern möchte, ist gut beraten, sehr frühzeitig Dämme zu errichten. Die Embryonenselektion nach einer Phase des Ausprobierens wieder einzuschränken oder gar rückgängig zu machen, wird – ein GAU der Reproduktionsmedizin einmal ausgenommen – nicht funktionieren. Alle Erfahrungen mit der Pränataldiagnostik belegen dies.

Eine Frage ist, ob man die PID beschränken will, eine andere, ob man es kann. Schon heute holen sich jedes Jahr Hunderte deutscher Paare im Ausland, was ihnen in Deutschland verwehrt wird. Nicht nur die PID, auch die Eizellspende, der Blastozystentransfer und wahrscheinlich auch die Möglichkeit der Leihmutterschaft ziehen sie in europäische Nachbarländer und in die USA. Dieser Fortpflanzungstourismus wird sich in den kommenden Jahren noch verstärken und den Druck auf hiesige Regelungen erhöhen. Doch der Gesetzgeber sollte sich davon nicht unbedingt beeindrucken lassen. Würde der internationale Vergleich zur alleinigen Richtschnur gesetzgeberischen Handelns, hieße das, sich auf die Minimalstandards zu einigen. Das kann jedoch nicht das Ziel sein. Andererseits lässt sich ein wirksamer Schutz vor dem viel zitierten Menschen nach Maß langfristig nur mit internationalen Bestimmungen erreichen. Ein weltumspannendes Verbot des reproduktiven Klonens und jedes Eingriffs in das menschliche Erbgut wäre ein wichtiger Schritt dazu.

Bis dahin wird Zeit vergehen, in der das deutsche Embryonenschutzgesetz erneuert werden muss. Es ist unvollständig und widersprüchlich, weil es die Samenspende nur implizit erlaubt und die Eizellspende ganz verbietet. Es haftet einem veralteten Gesellschaftsverständnis an, da es unverheiratete Paare von der künstlichen Befruchtung ausschließt. Und es verhindert, was eigentlich sinnvoll ist: die Adoption verwaister Embryonen. Ein neues Fortpflanzungsmedizingesetz sollte diese Punkte ändern.

Ohne Widersprüche und Willkür wird auch die neue Regelung nicht auskommen. Das Gesetz zum Schwangerschaftsabbruch ist allerdings auch ein einziger Widerspruch – und dennoch hat die Gesellschaft bislang einigermaßen damit leben können. Eine Botschaft sollte das neue Regelwerk zur Reproduktionsmedizin jedoch übernehmen: Der Embryo ist im höchsten Maße schützenswert. Fällt dieser Grundsatz weg, fallen alle Beschränkungen und lassen sich langfristig auch genetische Manipulationen am werdenden Leben nicht verhindern.

Die Entfesselung der Atomkraft, schrieb Aldous Huxley kurz nach der Explosion der Bombe in Hiroshima, bedeute wohl eine große Revolution in der Menschheitsgeschichte, nicht aber die letzte und tiefgreifendste Revolution: »Diese wirklich revolutionäre Revolution lässt sich nicht in der äußeren Welt bewirken, sondern nur in den Seelen und Körpern der Menschen.« Heute werden Entscheidungen über diese Revolution getroffen. Sie sind für die Zukunft der Menschheit wahrscheinlich wichtiger als die meisten anderen Entscheidungen zuvor. Mag sein, dass wir die Folgen dieser Weichenstellung – die Veränderung der menschlichen Natur – erst in zehn oder 30 Jahren spüren werden. Ihre Bedeutung jedoch verlangt schon heute Weitsicht und Prinzipienstrenge, Skepsis und Zurückhaltung. Die Biomedizin lehrt uns eine neue Lektion: im Zweifelsfall gegen den Fortschritt.

Wie sich der frühe menschliche Embryo entwickelt

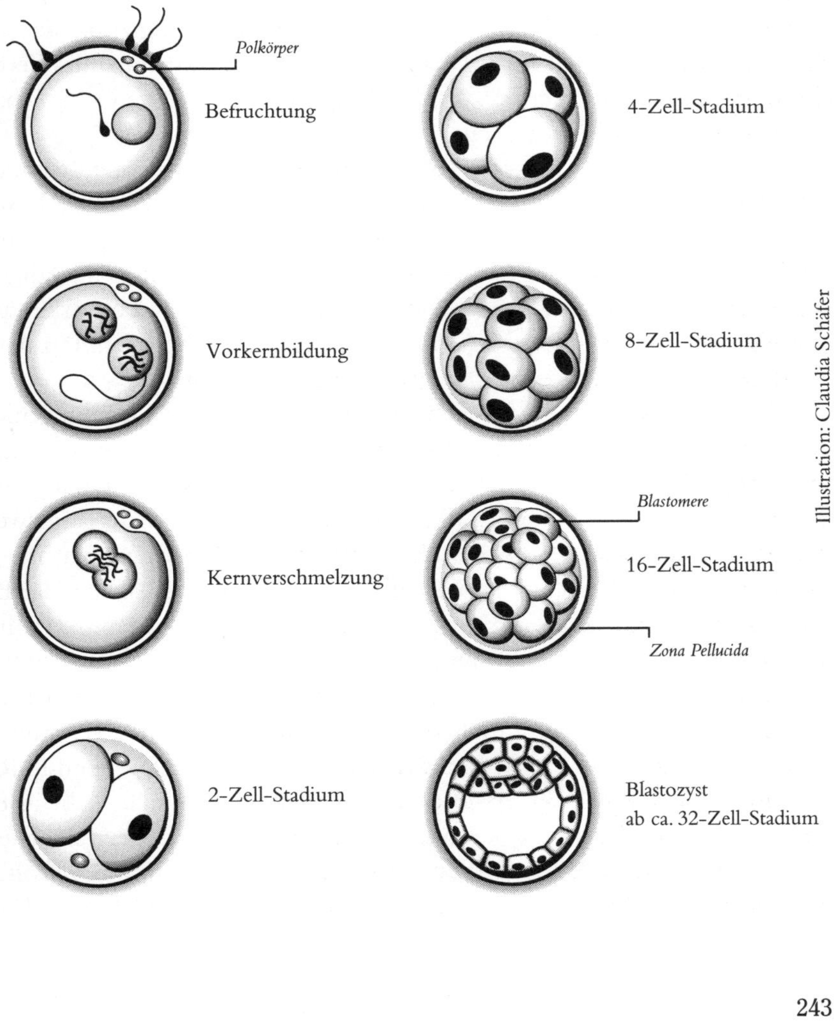

Illustration: Claudia Schäfer

Glossar

Abort: Fehlgeburt. Vorzeitiges Ende einer Schwangerschaft, bevor der *Fötus* lebensfähig ist. Danach wird von einer Totgeburt gesprochen.

Abtreibung: Medizinisch eingeleiteter Schwangerschaftsabbruch. Obwohl in Deutschland verboten, wird die Abtreibung bis zur 12. Schwangerschaftswoche nicht bestraft. Aus medizinischen Gründen ist die Abtreibung bis zur Geburt erlaubt.

Agonist: Chemische Verbindungen, welche die Produktion von *Gonadotropinen* blockieren. Sie dienen dazu, den natürlichen Zyklus der Frau auszuschalten (Downregulierung), um ihn dann künstlich besser stimulieren zu können.

Akrosom: Teil des Kopfes des Spermiums, in dem sich Stoffe (Enzyme) befinden, die ein Eindringen in die Eizelle ermöglichen.

Amniozentese (Fruchtwasseruntersuchung): Vorgeburtlicher Test des ungeborenen Kindes, um Erbkrankheiten *(Downsyndrom)* festzustellen. Mit einer Nadel wird zwischen der 14. und der 18. Schwangerschaftswoche Fruchtwasser abgenommen. Darin befindliche Zellen des *Fötus* werden auf *Chromosomenaberrationen* untersucht.

Aneuploidie: Chromosomenfehler, der vorliegt, wenn ein Chromosom über einen Strang zu wenig oder zu viel verfügt. Bei einer Trisomie 21 *(Downsyndrom)* etwa liegt das Chromosom 21 in drei- statt in zweifacher Version vor.

Anovulation: Ausbleiben des Eisprungs. Ohne Eisprung kann keine *Befruchtung* stattfinden.

Antagonist: Chemische Verbindungen, welche die Produktion von *Gonadotropinen (FSH* und *LH)* in der Hirnanhangsdrüse blockieren. Präparat, das eine bessere Kontrolle der Eierstockstimulation verspricht als *Agonist.*

***Assisted hatching*:** Einritzen der Eihaut *(zona pellucida)* einer bereits befruchteten Eizelle mit Laser oder Messer. Der Eingriff soll dem Embryo helfen zu »schlüpfen« und sich in der Gebärmutter einzunisten. Wirkung ist umstritten.

Aspermie: Kein Ejakulat trotz Orgasmus.

Asthenospermie: Geringe Beweglichkeit der Spermien.

Azoospermie: Fehlen von Spermien im Ejakulat.

Baby-take-home-rate: Siehe *Lebendgeburtenrate.*

Bauchspiegelung: Verfahren, bei dem mit einer Kamera die inneren Organe betrachtet werden. Dafür wird unter Narkose ein kleiner Schnitt im Bereich des Bauchnabels durchgeführt.

Befruchtung (Konzeption/Fertilisation): Verschmelzung der Zellkerne von Ei- und Samenzelle mit Bildung eines neuen Zellkerns.
Beta-Thalassämie: Mangel an gesunden roten Blutkörperchen, sodass das Blut nicht in der Lage ist, genügend Sauerstoff zu binden.
Biopsie: Gewinnung einer Gewebeprobe zur Diagnose.
Blastozyste: Stadium des Embryos vier bis fünf Tage nach der Befruchtung. Ein Transfer zu diesem Zeitpunkt hat gewisse Vorteile gegenüber dem Transfer nach zwei bis drei Tagen. In Deutschland wegen des *Embryonenschutzgesetzes* nicht üblich.
Bundesverband Reproduktionsmedizinischer Zentren (BRZ): Zusammenschluss der IVF-Zentren und -praxen in Deutschland.
Biochemische Schwangerschaft: Kurzzeitige Schwangerschaft, die sich nur aufgrund veränderter Hormonwerte feststellen lässt.
Chlamydien: Bakterienähnliche Mikroben, die bei Frauen zu Beckenentzündungen führen. Dadurch können Eileiter geschädigt werden, was mitunter zu Unfruchtbarkeit führt.
Chorionzottenbiopsie: Vorgeburtlicher Test circa in der 10. Schwangerschaftswoche, bei dem aus der Plazenta eine Gewebeprobe entnommen wird, um diese auf *Chromosomenanomalien* hin zu untersuchen.
Chromosom: Träger der Erbsubstanz im Zellkern. Der Mensch hat 46 Chromosomen. Zwei sind Geschlechtschromosomen, beim Mann X und Y, bei der Frau zweimal X.
Chromosomenaberrationen: Fehler der Chromosomenzahl oder -struktur.
Clomifen: Hormonpräparat zur Stimulation der Eierstöcke. Es stimuliert die FSH-Produktion und damit den Eisprung.
Co-Kultivierung: Zugabe menschlicher oder tierischer Zellen oder Gewebeteile ins *Kulturmedium*, um die *Befruchtung* zu erleichtern.
DNA: Träger der genetischen Erbinformation in den Chromosomen des Zellkerns.
Deutsches IVF-Register (DIR): Jährliche von den IVF-Zentren gemeldete Zusammenstellung der Behandlungsergebnisse der künstlichen Befruchtung.
Downregulation: Mit einer *GnRH* wird die *Hirnanhangsdrüse* »runterreguliert« und die Patientin in künstliche Wechseljahre versetzt, um die künstliche Stimulation der Eierstöcke zu erleichtern.
Downsyndrom (Trisomie 21): Chromosomenkrankheit, siehe *Aneuploidie.*
***Egg-sharing*:** Abtreten von gewonnenen Eizellen an eine andere Frau, meist in Form einer Eizellspende.

Eierstock (Ovar): Organ, in dem die Eizellen heranreifen.

Eileiter: Organ, welches den Eierstock mit der Gebärmutter verbindet. Hier findet die *Befruchtung* statt.

Eileiterschwangerschaft (Tubengravidität): *Einnistung* des Embryos außerhalb der Gebärmutterhöhle, im *Eileiter*.

Eisprung: *Ovulation*.

Eizelle: Rund 400.000 Eizellen befinden sich bei Geburt in den Eierstöcken. Die Eizellen wachsen in Eibläschen (Follikeln) heran, die zum Zeitpunkt des Eisprungs einen Durchmesser von 20–25 mm erreichen.

Eizellspende: Therapiemöglichkeit bei Frauen, die keine eigenen Eizellen bilden. Hierbei spendet eine gesunde Frau nach hormoneller Stimulation Eizellen, die mit dem Samen des Mannes der Empfängerin befruchtet werden. Die entstehenden Embryonen werden der Empfängerin transferiert. Nach deutschem *Embryonenschutzgesetz* verboten.

Ejakulation: Männlicher Orgasmus, ausgestoßene Flüssigkeit (Ejakulat), enthält das Sperma und die Samenflüssigkeit.

Embryo: Resultat der *Befruchtung*. Verbindung einer Ei- mit einer Samenzelle.

Embryonenbiopsie: Abtrennung einer Zelle des Embryos für eine genetische Untersuchung, siehe *Präimplantationsdiagnostik* (PID).

Embryonenschutzgesetz (ESchG): 1991 vom Deutschen Bundestag erlassenes Gesetz, welches die künstliche Befruchtung und den Umgang mit menschlichen Embryonen regelt.

Embryonenspende: Eine Art reproduktionsmedizinische Adoptionsmethode, bei der ein unfruchtbares Paar überzählige Embryonen einem anderen unfruchtbaren Paar überläßt. In Deutschland verboten.

Embryotransfer: Übertragung der in vitro erzeugten Embryonen in die Gebärmutterhöhle oder den *Eileiter* mit Hilfe eines feinen Schlauches (Katheter).

embryo-splitting: Siehe *Klonen*.

Endokrinologie: Lehre von den Hormonen.

Endometriose: Erkrankung, bei der die Gebärmutterschleimhaut *(Endometrium)* sich in der Bauchhöhle verteilt. Typisches Symptom ist eine schmerzhafte Regelblutung. Die Endometriose kann zu einer Einschränkung der Fruchtbarkeit führen.

Endometrium (Gebärmutterschleimhaut): Während des Zyklus bauen weibliche Sexualhormone das Endometrium auf, um es für die Einnistung *(Implantation)* vorzubereiten. Findet keine Einnistung statt, wird es durch die Regelblutung (Menstruation) abgestoßen.

Endoskopie: Minimal-invasiver chirurgischer Eingriff zur Betrachtung des Inneren des Körpers mit einem medizinischen Instrument, dem Endoskop. Eine Endoskopie des Bauchraums wird Bauchspiegelung oder *Laparoskopie* genannt. Sie erfolgt meist durch den Bauchnabel und dient der Untersuchung von Eierstöcken, Gebärmutter und Eileitern bzw. der Durchlässigkeit der Eileiter.
European Society of Human Reproduction and Embryology (ESHRE): Wichtigster Zusammenschluss der europäischen Reproduktionsmediziner.
Fertilisation: Siehe *Befruchtung.*
Fertilität (Fruchtbarkeit): Fähigkeit sich fortzupflanzen.
Fötus: Embryo nach abgeschlossener Organentwicklung (ab dem dritten Monat).
FISH-Methode: Untersuchungsmethode, um Chromosomenstörungen zu finden. Bei der »Fluoreszenz-in-situ-Hybridisierung« wird der Kern einer Zelle auseinander gefaltet und einzelne Chromosomen mit leuchtenden Sonden markiert.
Follikel (Eibläschen): In jedem Zyklus wächst im *Eierstock* normalerweise ein Follikel heran, in dem sich die *Eizelle* entwickelt. Bei der künstlichen Befruchtung sind es wegen der *hormonellen Stimulation* mehrere.
Follikelpunktion: Gewinnung der *Follikel* durch *Punktion* mit einer Hohlnadel.
Fruchtwasseruntersuchung: Siehe *Amniozentese.*
FSH (follikelstimulierendes Hormon): Ein *Gonadotropin*, welches als Medikament zur Stimulation der Eierstöcke gespritzt wird. Entspricht dem natürlichen Hormon der Hirnanhangsdrüse.
Gameten: Oberbegriff für männliche und weibliche Keimzellen, also Spermien und Eizellen.
Gebärmutterschleimhaut: Siehe *Endometrium.*
Gen: Träger der Erbinformation; eine Kette von Genen bildet ein Chromosom.
Genom: Das gesamte genetische Material eines Individuums.
GIFT (Gamete intrafallopian Transfer): Behandlungsmethode der assistierten Reproduktion, bei der die Eizellen zusammen mit den Spermien in den *Eileiter* transferiert werden. Im Gegensatz zur IVF findet die Befruchtung nicht im Labor, sondern im Körper der Frau statt. Wird nur noch selten angewandt.
Globozoospermie: Den Spermien fehlt das *Akrosom.* Dadurch ist die Befruchtung einer Eizelle nur mit einer *ICSI* möglich.

GnRH (Gonadotropin-releasing-Hormon): Hormon mit stimulierender Wirkung auf die Bildung und Ausschüttung der *Gonadotropine* der Hirnanhangsdrüse.
GnRH-Analoga: vom natürlichen *GnRH* chemisch abgeleitete Substanzen, die als Agonisten oder Antagonisten wirken können.
Gonaden: Oberbegriff für die Keimdrüsen, d. h. Eierstöcke und Hoden.
Gonadotropine: Hormone der Hirnanhangsdrüse, welche die Eierstöcke anregen. Zu ihnen gehören das *follikelstimulierende Hormon FSH* sowie das *luteinisierende Hormon (LH)*. Beide Hormone wirken bei der Bildung von Ei- und Samenzellen in Eierstock bzw. Hoden zusammen. Bei der künstlichen Befruchtung werden der Frau zusätzliche Gonadotropine verabreicht. Entweder sie stammen aus dem Urin von Frauen nach den Wechseljahren, das so genannte humane *Menopausen-Gonadotropin* (HMG), oder sie werden gentechnisch hergestellt, wie das Präparat Gonal F der Firma Serono.
Human Fertilization and Embryology Authority (HFEA): Englische Behörde, die die reproduktionsmedizinischen Zentren im Land kontrolliert und über die Einführung neuer Techniken mitentscheidet. Sie gilt als unabhängig. An ihrer Spitze darf kein Mediziner stehen.
Heterologe Insemination: *Insemination* mit dem Samen eines Spenders, der meist anonym bleibt.
Hirnanhangsdrüse: Siehe *Hypophyse*.
Hodenbiopsie: Entnahme von Gewebe aus dem Hoden, meist zur Gewinnung von Spermien *(TESE)*.
Homologe Insemination: *Insemination* mit dem Samen des Partners.
Hormone: Chemische Substanzen, die im Körper als Botenstoffe dienen und unter anderem die Fortpflanzungsfunktion steuern. Von den Drüsen gebildet.
Humangenetik: Erblehre des Menschen.
Hypophyse (Hirnanhangsdrüse): Drüse, in der zahlreiche Hormone produziert werden, unter anderem das follikelstimulierende *FSH* und das eisprungauslösende Hormon *LH*.
ICSI (Intra-Cytoplasmatische Spermieninjektion): Behandlungsform der künstlichen Befruchtung. Direktes Einspritzen eines einzelnen Samenfadens in die Eizelle.
Idiopathische Sterilität: medizinisch nicht erklärbare Unfruchtbarkeit.
Implantation: Einnistung des Embryos in die Gebärmutter.
Infertilität: Unfähigkeit *eine Schwangerschaft auszutragen* bzw. überhaupt schwanger zu werden.

Insemination (Besamung): Einbringen des durch Masturbation gewonnenen und aufbereiteten Samens in die Gebärmutter mit einem Schlauch.
In-vitro-Fertilisation (IVF): Wörtlich Befruchtung im Glas, Befruchtung von Eizellen und Spermien außerhalb des weiblichen Körpers, meist in einer flachen Schale (Petrischale). Auch Reagenzglas- oder Retortenzeugung genannt. Im allgemeinen Sprachgebrauch umfasst die IVF auch die Gewinnung von Ei- und Samenzellen sowie den Transfer der Embryonen.
Karenzzeit: Zeit ohne *Ejakulation*, um für ein *Spermiogramm* oder die Samengewinnung zur *Insemination* eine optimale Menge an Spermien zu haben (Dauer: 3–5 Tage).
Keimzelle (Gameten): Oberbegriff für Ei- und Samenzelle.
Kerntransfer: Methode des *Klonens*, bei der ein Zellkern in eine zuvor entkernte Eizelle gegeben wird. So kann eine genetisch identische Kopie eines Menschen entstehen.
Klimakterium: Siehe *Menopause.*
Klonen: Herstellen einer genetisch identischen Kopie eines Lebewesens. Es gibt zwei Möglichkeiten: Die einfachere besteht darin, einen Embryo im Frühstadium zu teilen *(embryo-splitting)*. Dann hat man künstlich geschaffene eineiige Zwillinge. Beim anderen (Dolly-)Verfahren entkernt man eine Eizelle, fügt den Zellkern eines anderen Lebewesens hinzu und lässt diesen (»unbefruchteten«) Embryo heranwachsen.
Konzeption: Siehe *Befruchtung.*
Kryokonservierung: Lagerung (von Samenzellen, Embryonen und befruchteten Eizellen) in flüssigem Stickstoff bei minus 196 °C.
Kulturmedium: Nährflüssigkeiten, in der Ei und Samenzelle für die Befruchtung zusammengebracht werden. Soll der natürlichen Umgebung im Körper der Frau ähneln.
Laparoskopie (Bauchspiegelung): Siehe *Endoskopie.*
Lebendgeburtenrate: Prozentsatz lebend geborener Kinder je IVF-Zyklus.
Leihmutterschaft: Austragung einer Schwangerschaft durch eine andere Frau. Mitunter stammen auch die Eizellen von ihr. In Deutschland verboten.
LH (luteinisierendes Hormon): Hormon der *Hirnanhangsdrüse*, das den Eisprung bei einem reifen Eibläschen bewirkt.
Menopause (Wechseljahre): Ausbleiben der Monatsblutung; erfolgt normalerweise zwischen dem 45. und dem 50. Lebensjahr einer Frau. Klimakterium heißt die Übergangsphase mit noch vorhandener, aber unregelmä-

ßiger Menstruation. Vorzeitige Wechseljahre sind eine Indikation für eine *Eizellspende.*

MESA (microsurgical epididymal sperm aspiration): Operative Gewinnung von Spermien aus dem Nebenhoden.

Motilität: Beweglichkeit der Spermien, Prüfmerkmal des *Spermiogramms.*

Mukoviszidose: Genetische Erkrankung. Typisches Merkmal ist die Bildung eines zähen Schleimes in der Lunge, der Bauchspeicheldrüse und der Leber, der die Funktion der Organe beeinträchtigt. Auch zystische Fibrose genannt.

Myom: Gutartiges Geschwulst der Gebärmutter.

Nackenfaltenscreening: Systematisches Suchen beim Fötus nach Anzeichen für ein Downsyndrom anhand einer verdickten Nackenfalte, erfolgt durch Ultraschall.

Nidation: Siehe *Implantation.*

OAT-Syndrom (Oligo-Astheno-Teratozoospermie): Zu wenige, fehlgeformte und schlecht bewegliche Spermien.

Oligozoospermie: Zu niedrige Anzahl von Spermien in der Samenflüssigkeit.

Oozyte: Eizelle, weibliche Keimzelle.

Ovar: Siehe *Eierstock.*

Ovulation (Eisprung): Platzen des Follikels in der Mitte des Zyklus. Wird bei der IVF mit einer Hormoninjektion künstlich ausgelöst.

PCR: Siehe *Polymerase chain reaction.*

PID: Siehe *Präimplantationsdiagnostik.*

Plazenta (Mutterkuchen): Verbindung zwischen Embryo und Gebärmutter. Die Plazenta sorgt für den Gas- und Stoffwechselaustausch zwischen Mutter und Ungeborenem. Sie produziert selbst Hormone, die die Schwangerschaft erhalten.

PCO (Syndrom polyzystischer Ovarien): Sammelbegriff für eine Sterilitätsursache, bei der es an den Eierstöcken zu einer Ansammlung von verkümmerten Eibläschen kommt. Im Ultraschall sehen diese aus wie viele Zysten. Ursache ist meist ein erhöhter Spiegel männlicher Hormone.

Polymerase chain reaction (PCR): Untersuchungsmethode, um genetische Abweichungen und Erbkrankheiten zu finden. Bei der PCR werden bestimmte Gene vermehrt und mit einem Farbstoff oder einer radioaktiven Substanz markiert. So kann festgestellt werden, ob das kontrollierte Gen im Vergleich zu einem gesunden Kontrollgen eine Veränderung aufweist.

Polkörperdiagnostik: Untersuchung der Eizelle auf chromosomale und genetische Veränderungen. Der Polkörper entsteht bei der Entwicklung der Eizelle und besteht aus einem einfachen Chromosomensatz, der beim Eisprung abgestoßen wird. Anders als die Präimplantationsdiagnostik ist die Methode in Deutschland erlaubt, da keine Embryonen getestet werden.

Postkoitaltest: Test des Gebärmutterhalssekrets nach Geschlechtsverkehr (kurz vor dem Eisprung). Man sucht dabei unter dem Mikroskop nach beweglichen Spermien und erhofft sich Rückschlüsse auf die Ursache für Unfruchtbarkeit. Aussagekraft umstritten.

Präembryo: Im angloamerikanischen Raum verwendeter Begriff für einen Embryo bis zum 14. Tag seiner Entwicklung.

Präimplantationsdiagnostik (PID): Untersuchung der Embryonen auf chromosomale und genetische Veränderungen vor dem Transfer in die Gebärmutter; englisch PGD *(preimplantation genetic diagnosis).*

Präkonzeptionelle Diagnostik: Siehe *Polkörperdiagnostik.*

Pränataldiagnostik (PND): Oberbegriff für verschiedene Methoden vorgeburtlicher Untersuchungen, wie die *Amniozentese*, *Chorionzottenbiopsie*, Ultraschall oder *Triple-Test.*

Primordialfollikel: Früheste Entwicklungsstufe der Eizellen, unter dem Einfluss der Hormone können sie zu Eizellen bzw. Follikeln heranreifen.

Prostata (Vorsteherdrüse): Produziert ein Sekret, welches neben Spermien Bestandteil des *Ejakulats* ist.

Punktion: Entnahme einer Gewebeprobe oder Flüssigkeitsgewinnung durch Einstechen in ein Organ, erfolgt mit einer Hohlnadel.

Reagenzglasbefruchtung: Siehe *In-vitro-Fertilisation.*

Rekombinante Medikamente: Gentechnisch hergestellte Medikamente.

Reproduktion: Fortpflanzung, eigentlich Vervielfältigung.

Serono: Schweizerische Biotechnologiefirma, die Medikamente zur künstlichen Befruchtung herstellt.

Spermatozoon: Samenfaden.

Spermatogenese: Entstehung von Spermien.

Spermienaufbereitung: Methoden, bei der bewegliche Spermien aus dem *Ejakulat* herausgefiltert werden, um die Befruchtungschance zu erhöhen. Die verbreitetste ist die *Swim-up-Methode.*

Spermiogramm: Laboruntersuchung des *Ejakulats* zur Ermittlung der Spermaqualität. Wichtige Kennzeichen der Samenanalyse sind *Motilität,* Form und Zahl der Spermien.

Sterilität: Unfruchtbarkeit, im weiteren Sinn Unfähigkeit Kinder zu bekommen.

Stimulation: Anregen der Eierstöcke durch die *Hormone LH* und *FSH.*
Subfertilität: Eingeschränkte Zeugungsfähigkeit.
Superovulation: Supereisprung. *Stimulation* der Eierstöcke, um mehr als eine Eizelle zu produzieren.
Swim-up: Technik zur *Spermienaufbereitung.*
Temperaturkurve: Messung der Körpertemperatur vor dem Aufstehen, um den Zeitpunkt des Eisprungs zu erkennen.
Teratozoospermie: Spermiendefekt, bei dem zu viele Spermien krankhaft geformt sind.
TESE (testicular sperm extraction): Operative Entnahme von Spermien direkt aus dem Hoden für die *ICSI.*
Testosteron: Männliches Sexualhormon, das im Hoden und der Nebennierenrinde entsteht.
Totipotenz: Früher Zustand einer Zelle, in dem sich aus ihr noch ein Embryo entwickeln kann (wahrscheinlich bis zum Acht-Zell-Stadium).
Triple-Test: Bluttest zwischen der 15. und der 18. Schwangerschaftswoche. Dabei werden drei *Hormone* bestimmt, die einen Hinweis geben sollen, ob ein erhöhtes Risiko für ein *Downsyndrom* vorliegt.
Trisomie 21 (auch Downsyndrom, veraltet Mongolismus): Erbleiden, das mit geistigen und körperlichen Behinderungen einhergeht. Ursache ist, dass das Chromosom 21 in drei- statt in zweifacher Version vorliegt.
Tubenverschluss: Nicht durchgängiger *Eileiter,* Grund für *Infertilität.*
Überstimulationssyndrom: Medizinische Komplikation als Folge der Hormonbehandlung. Hauptprobleme sind stark vergrößerte Eierstöcke, Wasseransammlungen im Bauch sowie die Gefahr einer Thrombose.
Varikozelen: Krampfadern am Hoden. Es ist umstritten, ob sie die männliche Unfruchtbarkeit verursachen können.
Vorkern: Entwicklungsstufe der befruchteten Eizelle, bei der die Kerne von Eizelle und Spermium noch nicht verschmolzen sind. Im Vorkern- oder Pronucleus-Stadium gilt das Embryonenschutzgesetz noch nicht.
Zervikalschleim: Schleim des Gebärmutterhalses. Vor dem Eisprung wird er dünnflüssig (spinnbar), um den Spermien ihren Weg zu erleichtern.
***Zona pellucida*:** Membran, welche die Eizelle umhüllt.
Zygote: Befruchtete Eizelle, frühes Stadium der Embryonalentwicklung.
Zyste: Hohlraum, der mit Flüssigkeit gefüllt ist.
Zystische Fibrose: Siehe *Mukoviszidose.*

Internetlinks

Die folgenden Internet-Adressen und weitere Links finden sich gesammelt auf der Website des Eichborn Verlages unter: www.ungewolltekinderlosigkeit.de.

Allgemein
www.wunschkinder.de
Die beste und umfassendste Adresse für ungewollt Kinderlose mit vielen Foren für Betroffene.
www.babyhilfe.de
Ebenfalls gute umfangreiche Webseite für kinderlose Paare.
www.rund-ums-baby.de
Seite zum Thema Schwangerschaft mit Informationen und Expertenforum zur Kinderlosigkeit.
www.familienplanung.de/kinderwunsch
Sehr gute Basis-Info zum Thema Kinderlosigkeit und künstliche Befruchtung der Bundeszentrale für gesundheitliche Aufklärung.
www.repromed.de
Reproduktionsmedizinische Zentren in Deutschland.
www.profamilia.de
Infos der bekannten Beratungsorganisation.

Selbsthilfegruppen
www.wunschkind.de
Zusammenschluss deutscher Selbsthilfegruppen ungewollt kinderloser Paare mit Adressen.

Beratung
www.bkid.de
Netzwerk der Berater und Psychologen für Paare mit Kinderwunsch.
www.bvmedgen.de
Adressen und Richtlinien für die humangenetische Beratung.

Samenspende
www.donogene-insemination.de
Praxen, die Behandlung mit Spendersamen anbieten.

Präimplantationsdiagnostik
www.entos-projekt.de/PID
Information zur PID eines betroffenen Paares.

Eizellspende
www.eizellspende.de
Information und Forum zur Eizellspende.

Homosexuelle
www.lsvd.de/bund/family
Informationen für Homosexuelle mit Kinderwunsch.

Mehrlinge
www.abc-club.de
Initiative für Eltern von Drillingen und mehr Kindern.

Adoption
www.adoption.de
Umfassende Seite zu allen Aspekten der Adoption.
www.moses-online.de
Weitere Seite zu allen Aspekten von Adoption und Pflegschaften.

Forschung
www.ferti.net
Große von der Firma Serono unterstützte Seite mit Neuigkeiten aus der Reproduktionsmedizin.

Gesetze und Richtlinien
www.baek.de/30/Richtlinien/Richtidx/kuenstbefrucht.html
Richtlinien der Bundesärztekammer zur Pränataldiagnostik, künstlichen Befruchtung und PID.
www.ethikrat.org
Stellungnahmen des Nationalen Ethikrates.

Fehlgeburt
www.initiative-regenbogen.de
Seite für Eltern nach Fehlgeburt oder Totgeburt.
www.schmetterlingskinder.de
Für Eltern nach Fehlgeburt oder Totgeburt.

Pränataldiagnostik
www.praenataldiagnostik-info.de
Gute Broschüre zu allen Fragen vorgeburtlicher Diagnostik zum Herunterladen.
www.infopd.de
«Forum Pränataldiagnostik« Berlin mit Informationen für ganz Deutschland.

www.rahel-ev.de
Selbsthilfegruppen für Frauen, die nach Pränataldiagnostik abgetrieben haben.

Internationale Adressen
www.ifconline.org/download.htm
Originelle Comics und Gebete zum Thema künstliche Befruchtung.
www.theafa.org
US-Betroffenen-Organisation.
www.resolve.org
Britische Betroffenen-Organisation.
www.moretolife.co.uk
Webseite für Paare nach gescheiterter Kinderwunschtherapie.

Literatur

Folgende Bücher vermitteln Rat, Informationen und Stoff zum Nachdenken zu Unfruchtbarkeit und Fortpflanzungsmedizin. Weitere wissenschaftliche Literatur findet sich im Internet unter: www.ungewolltekinderlosigkeit.de.

Allgemeines

Sabine Riewenherm: *Die Wunschkindergeneration. Basiswissen zur Fortpflanzungsmedizin.* Berlin 2001. – Aktueller Überblick.

Monika Fränznick, Karin Wieners: *Ungewollte Kinderlosigkeit.* Weinheim 2001. – Erfahrungen von Frauen mit künstlicher Befruchtung.

Vivien Marx: *Das Samenbuch. Alles über Spermien, Sex und Fruchtbarkeit.* Frankfurt 1997. – Umfassende Informationen über die männliche Fortpflanzung.

Lori B. Andrews: *The Clone Age. Adventures in the New World of Reproductive Technology.* New York 2000. – Kritischer Überblick der Fortpflanzungsmedizin in den USA (auf Deutsch nicht mehr lieferbar).

Gina Maranto: *Designer-Babys. Träume vom Menschen nach Maß.* Stuttgart 1998. – Historischer Überblick.

Politik

Andreas Kuhlmann: *Politik des Lebens – Politik des Sterbens. Biomedizin in der liberalen Demokratie.* Berlin 2001. – Nachdenkliche Essays zum Thema.

Francis Fukuyama: *Das Ende des Menschen.* Stuttgart 2002. – Warnung vor dem Durchmarsch der Biomedizin.

Regine Kollek: *Präimplantationsdiagnostik: Embryonenselektion, weibliche Autonomie und Recht.* Tübingen 2000. – Umfassende Übersicht einer PID-Kritikerin.

Erlebnisberichte

Judith Uyterlinde: *Eisprung. Eine Geschichte über die Liebe und den Wunsch nach einem Kind.* München 2001. – Einfühlsam erzählter Erlebnisbericht.

Barbara Brassel: *Alles wird gut … sagt ein kinderloses Paar.* Gummersbach 2002 (zu beziehen: www.alles-wird-gut.info). – Eine Betroffene erzählt ihre Geschichte.

Birgit Schork, Manuela Runge: *Alles für ein Kind.* Bergisch-Gladbach 2005. – Weiterer Erfahrungsbericht mit positivem Ausgang.

Ben Elton: *Seitensprünge.* München 2001. – Tagebuchroman zum Thema eines der bekanntesten britischen Comedy-Autoren.

Ratgeber

Heike Stammer, Tewes Wischmann: *Der Traum vom eigenen Kind. Psychologische Hilfen bei unerfülltem Kinderwunsch.* Stuttgart 2001. – Sehr nützlich für betroffene Paare.

Petra Thorn: *Psychologischer Ratgeber bei unerfülltem Kinderwunsch* sowie: *Behandlung mit Spendersamen.* Beide hilfreichen und kompetenten Ratgeber sind zu beziehen über: Thorn64546@aol.com.

Bundeszentrale für gesundheitliche Aufklärung: *Ungewollte Kinderlosigkeit.* Gute Basis-Info mit Video (zu bestellen unter Fax: 0221/8992-300).

Vivian Weigert: *Bekommen wir ein gesundes Kind? Was vorgeburtliche Untersuchungen nutzen.* Hamburg 2001. – Umfassende Informationen zur Pränataldiagnostik.

Klaus Diedrich, Simone Kunz: *Endlich ein Baby!* München 2005. – Der aktuellste Ratgeber.

Uta König: *Wir wollen ein Baby. Von Mönchspfeffer bis In-vitro.* Hamburg 2003. – Ein Ratgeber für naturheilkundliche Behandlungsmethoden und Ernährungstipps.

Susie Reinhardt: *Frauen-Leben ohne Kinder,* München 2003. – Plädoyer für ein bewusstes Leben ohne Kinder.

Ute Auhagen-Stephanos: *Wenn die Seele nein sagt,* München 2002 (Neuaufl.). – Überholte Sichtweise psychischer Ursachen von Kinderlosigkeit.

Zukunft

Gregory Stock: *Redesigning Humans: Our Inevitable Genetic Future.* Boston 2002. – Szenario, was passieren könnte, wenn wir unsere Gene aussuchen dürften.

Robin Baker: *Sex im 21. Jahrhundert. Der Urtrieb und die moderne Technik.* München 2000. Anschauliche, mitunter abstoßende Einblicke in die schöne neue Zukunftswelt der Fortpflanzung.

Lee M. Silver: *Das geklonte Paradies. Künstliche Zeugung und Lebensdesign im neuen Jahrtausend.* München 1998. – Lesenswerte Zukunftsvision eines Propheten reproduktiver Freiheit.

Wissenschaft

Thomas Steck: *Praxis der Fortpflanzungsmedizin. Manual für Praxis, Klinik und Labor.* Stuttgart 2001. – Umfassender aktueller Überblick für Ärzte.
Bundesministerium für Gesundheit: *Fortpflanzungsmedizin in Deutschland. Wissenschaftliches Symposium.* Berlin 2001. Alle wichtigen Aspekte kontrovers dargestellt und diskutiert.
Peter T. Ellison: *On fertile ground. A natural history of human reproduction.* Cambridge 2001. Alles zu Natur und Kultur der Fortpflanzung bei Mensch und Tier.